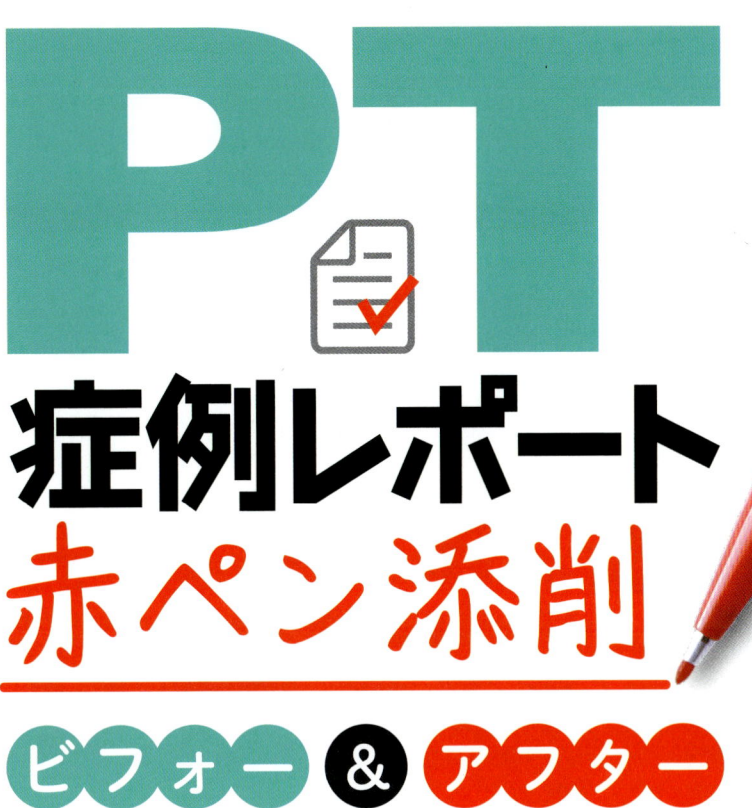

PT症例レポート
赤ペン添削
ビフォー & アフター

編集

相澤純也, 美﨑定也, 石黒幸治

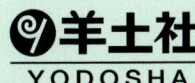

謹告

　本書に記載されている診断法・治療法に関しては，発行時点における最新の情報に基づき，正確を期するよう，著者ならびに出版社はそれぞれ最善の努力を払っております．しかし，医学，医療の進歩により，記載された内容が正確かつ完全ではなくなる場合もございます．

　したがって，実際の診断法・治療法で，熟知していない，あるいは汎用されていない新薬をはじめとする医薬品の使用，検査の実施および判読にあたっては，まず医薬品添付文書や機器および試薬の説明書で確認され，また診療技術に関しては十分考慮されたうえで，常に細心の注意を払われるようお願いいたします．

　本書記載の診断法・治療法・医薬品・検査法・疾患への適応などが，その後の医学研究ならびに医療の進歩により本書発行後に変更された場合，その診断法・治療法・医薬品・検査法・疾患への適応などによる不測の事故に対して，著者ならびに出版社はその責を負いかねますのでご了承ください．

序

　理学療法士養成大学・専門学校の学生は臨床実習において、症例についてのレポートを作成することになります。資格を取得し臨床現場に出てからも部門内外のカンファレンス・セミナーや、学会発表などで症例検討・報告を行う機会も多いかと思います。

　症例レポートは一度提出すればおしまいではなく、指導を受けながら何度となく書き直しを行い、完成させていくものです。私も20年弱前になりますが学生時代に非常に苦労した記憶が鮮明にあります。

　レポート作成では、内容はもちろんですが、読み手にわかりやすく書くということが大切であり、とても難しい点です。一生懸命に書いても相手に伝わらなければ、意見交換が進まず、結果として良い治療やアプローチに結びつきにくいでしょう。学生や新人セラピストが「わかりやすいレポート」を書くことが難しい理由としては、症例についての知識や理解、経験が不十分なこともありますが、書き方のコツを知らないことも多いように思います。極端かもしれませんが、患者さんやその家族が読んでもある程度理解できるようなレポートがよいのではと思うぐらいです。

　そこで、「どうすれば第3者からみて読みやすくなるのか」、「なぜその書き方ではダメなのか」という観点から、実際の症例レポートを赤ペン添削するという書籍が企画されました。

　本書の主な特徴は下記のとおりです。
① 臨床実習指導、理学療法治療、教育・研究に実際に携わっている理学療法士が各専門分野の疾患について執筆
② 学生のレポートでよくある間違いに対して、「第3者がレポートを読んだ場合に、読みやすく、かつ正しく理解できるようにするための書き方」という観点から赤ペンで添削
③ レポートに添削部分を示し、添削前（Before）・添削後（After）の比較ができる
　● 学生にとって：どこが良くなかったのか、指導を直接受けているような臨場感をもちながら読み進められる
　● 臨床実習指導者にとって：どう指導したらよいか悩んでいるスーパーバイザーにとって、添削のコツをつかめる
④ 臨床実習だけでなく、現場に出てからの院内カンファレンスや学会報告でも役立つ

章立てについては、今後みなさんが臨床で出会う、もしくは指導に当たるさまざまな症例に応用できることを目指して疾患を選びました。臨床実習で1症例しか経験できない学生が増えてきたという背景もあり、その体験を補うためにも本書をご活用いただけるように工夫しました。

　取り上げた疾患は下記の基準を満たすものに絞りました。いずれの章も学生や新人セラピスト、指導者にとって目を通す価値がある内容であると思います。

① 学生が臨床実習で遭遇することが多いもの
② セラピストが病院や整形外科クリニックで担当することが多いもの
③ 学生や新人セラピストの指導症例になることが多いもの
④ 過去の理学療法士国家試験の出題対象となったもの
⑤ 国内外の類似の書籍で取り上げられているもの
⑥ 診断名が明らかでリハビリテーション料として診療報酬の算定が可能と思われるもの

　本書が1人でも多くの学生、新人セラピスト、臨床実習指導者、養成校・大学教員の方々の目に触れ、日々の臨床・教育活動に一役買い、ひいては患者様に貢献できれば幸いです。

　最後に、素晴らしい企画を小生に提案し、貴重な執筆・編集の機会を与えていただいた鈴木様をはじめとする羊土社の皆様と、編集を分担していただいた美﨑定也先生、石黒幸治先生、ご執筆いただいた先生方に改めてお礼を申し上げます。

2016年1月

編者を代表して
相澤純也

目 次

PT症例レポート 赤ペン添削 ビフォー&アフター

- ◆ 序 .... 相澤純也 ... 3
- ◆ 本書の使い方 8

序 章

- **1. 症例レポートのお作法** .... 相澤純也 ... 12
- **2. 症例レポート作成に役立つツール** .... 相澤純也 ... 19
  - ◆ 付録1 症例報告書の書き方例 22
  - ◆ 付録2 症例報告を含む医学論文及び学会研究会発表における患者プライバシー保護に関する指針 24

第1章 骨関節系疾患の症例レポート

- **1. 変形性膝関節症** .... 美﨑定也 ... 26
  - ● Before 27
    - +α知識 ①膝OAグレード／②問診は「OPQRST」で！／③膝の屈曲に伴う膝蓋骨の運動／④ラテラルスラスト／⑤患者立脚型・疾患特異的尺度／⑥臨床的に重要とされる最小の変化量（Minimally Clinically Important Difference：MCID）
  - ● After 37

- **2. 変形性膝関節症（人工膝関節全置換術前後）** .... 田中友也 ... 41
  - ● Before 42
    - +α知識 ①TKA術後に生じる合併症／②膝外側の感覚障害／③TKA術後患者におけるADL中の膝関節可動域／④Thomas（トーマス）テスト変法の方法／⑤バランス検査のカットオフ値／⑥knee-in動作／⑦二重膝作用とは？／⑧炎症期と軟部組織の回復過程／⑨炎症症状の5徴候／⑩統合と解釈
  - ● After 54

- **3. 変形性股関節症（人工股関節全置換術前後）** .... 古谷英孝 ... 59
  - ● Before 60
    - +α知識 ①脱臼肢位／②臍果長／③Functional Balance Scale／④Timed Up and Go Test／⑤TKA術後の跛行
  - ● After 70

- **4. 大腿骨頸部骨折（人工骨頭置換術後）** .... 大見武弘 ... 74
  - ● Before 75
    - +α知識 ①Garden（ガーデン）分類と手術適応／②手術アプローチ法による切離筋／③深部静脈血栓症の評価／④転倒予防のための評価／⑤歩行能力のための評価

● After ... 86

5. 腰部脊柱管狭窄症（除圧固定術後） 伊藤貴史 90

● Before ... 91
+α知識 ①MRIによるLCSの画像診断／②TLIF施行による侵襲方法／③神経根性疼痛を鑑別するポイント／④腰痛特異的なADL・QOL評価／⑤痛みに対する心理面の評価／⑥脊椎術後のリスク管理

● After ... 101

6. 膝前十字靭帯損傷（再建術後） 廣幡健二 106

● Before ... 107
+α知識 ①ACL再建術までに求められる機能回復／②MRIによるACL損傷膝の画像診断／③再建靭帯のリモデリングと骨孔内の治癒／④ACL損傷患者に生じる膝くずれ（giving way）／⑤Strokeテスト／⑥Heel Height Difference（HHD）／⑦Star Excursion Balance Test（SEBT）

● After ... 119

7. 足関節捻挫 中丸宏二 123

● Before ... 124
+α知識 ①足関節外側靭帯損傷に対する関節鏡視下靭帯縫合術／②Lower Extremity Functional Scale（LEFS）／③立位（荷重位）での距骨下関節中間位検査（舟状骨落下検査）／④Thomas（トーマス）テスト変法

● After ... 133

第2章 神経系疾患の症例レポート

1. 脳梗塞（右半球、急性期） 榊原加奈 138

● Before ... 139
+α知識 ①急性期脳梗塞における血圧管理／②運動中止の基準／③随意性検査の評価ポイント／④Modified Ashworth Scale（MAS）／⑤麻痺側肩関節の管理

● After ... 151

2. 脳梗塞（左半球、回復期） 中村 学 157

● Before ... 158
+α知識 ①大脳動脈の支配領域／②発症からの経過に伴い用いられる撮像方法の違い／③筋緊張評価と統合・解釈／④立脚相におけるロッカー機能と短下肢装具の働き

● After ... 170

3. 脳出血（小脳、急性期） 三森由香子 174

● Before ... 175
+α知識 ①構音障害についての評価／②体幹失調の評価／③座位評価

● After ... 186

4. パーキンソン病　　　　　　　　　　　　　　　　　　　　　　　　岡安　健　191

- **Before** ……………………………………………………………………………………… 192
  - +α知識　①Hoehn & Yahr（ホーン・ヤール）分類／②パーキンソン病治療薬／③UPDRS概要／④パーキンソン病患者にみられる固縮の特徴／⑤パーキンソン症状ノートの活用
- **After** ………………………………………………………………………………………… 204

5. 多発性硬化症　　　　　　　　　　　　　　　　　　　　　　　　　石黒幸治　210

- **Before** ……………………………………………………………………………………… 211
  - +α知識　①MSにおいて中枢神経のみが侵される理由／②Lhermitte（レルミッテ）徴候／③水の入ったコップを持たせる試験／④6分間歩行試験の基準値／⑤各パフォーマンスにおける基準値／⑥Uhthoff（ウートフ）徴候
- **After** ………………………………………………………………………………………… 222

6. 不全脊髄損傷　　　　　　　　　　　　　　　　　　　　　　　　　廣島拓也　226

- **Before** ……………………………………………………………………………………… 227
  - +α知識　①ASIAの評価基準／②痛覚検査／③International Stoke Mandeville Games（ISMG）／④ティルト・リクライニング機構のついた車椅子／⑤体重免荷式トレッドミル
- **After** ………………………………………………………………………………………… 238

第3章　呼吸循環系疾患の症例レポート

1. 慢性閉塞性肺疾患（COPD）　　　　　　　　　　　　　　　　　　中島隆興　244

- **Before** ……………………………………………………………………………………… 245
  - +α知識　①COPDの画像診断／②COPDで用いられる主な検査項目／③肺気量による呼吸障害区分とCOPD重症度区分／④息切れ評価の間接的・直接的評価法／⑤千住らのADL評価法／⑥抑うつ・不安の評価
- **After** ………………………………………………………………………………………… 256

2. 急性心筋梗塞　　　　　　　　　　　　　　　　　　　　　　　　　吉岡　了　259

- **Before** ……………………………………………………………………………………… 260
  - +α知識　①心疾患に対する運動療法のエビデンスについて／②AMIの梗塞部位と合併症について／③NYHA心機能分類について／④心電図の経時的変化について／⑤心筋梗塞部位と心電図変化のみられる誘導／⑥二次予防に関する目標値／⑦胸部X線画像の見かた／⑧心筋梗塞の標準的なプロトコル／⑨心不全徴候について／⑩心室期外収縮（PVC）の評価について／⑪身体活動とMETs／⑫リハビリプログラムの中止基準
- **After** ………………………………………………………………………………………… 272

◆ 略語一覧 ……………………………………………………………………………………… 276

◆ 索引 …………………………………………………………………………………………… 279

本書の使い方

添削前・添削後のレポートを見比べることで修正すべき点がわかります

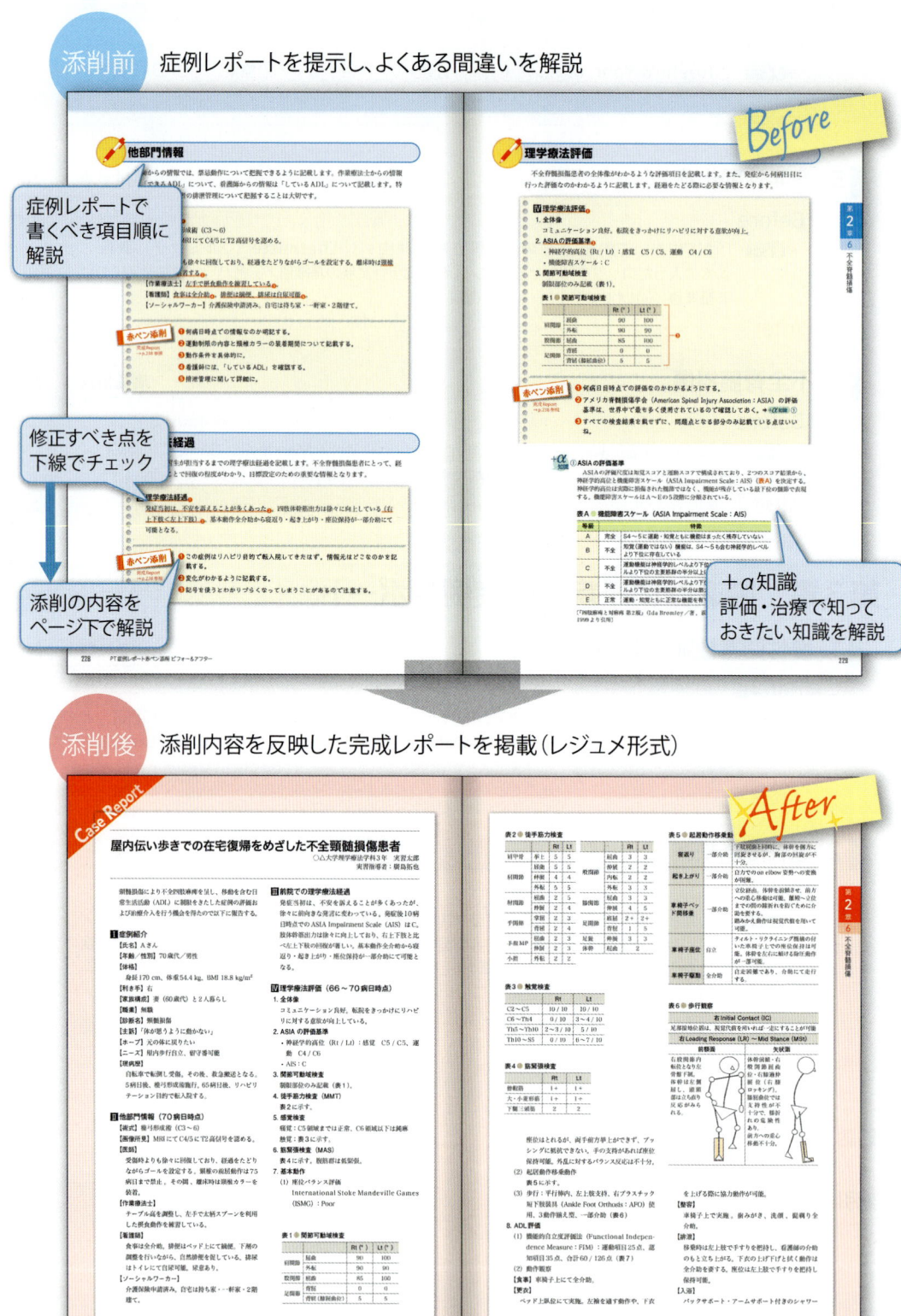

購入者特典

レポート用素材ダウンロードのご案内

症例レポートを作成する際に役立つ素材のデータを
小社の本書特典ページからダウンロードすることができます。
ぜひご活用ください。

ダウンロードいただけるもの

1) そのまま使えるレポートのテンプレート
   (Mirosoft® Word)

2) Stick Picture
   (Mirosoft® Word／PowerPoint®)

3) 反射検査
   (Mirosoft® Word／PowerPoint®)

4) Body Chart
   (Mirosoft® Word／PowerPoint®)

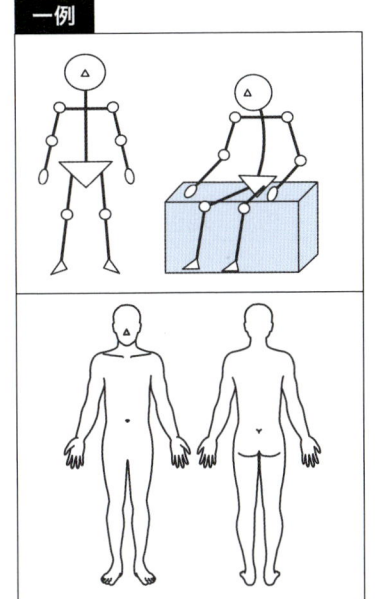

一例

特典ページへのアクセス方法

1　**羊土社ホームページ** にアクセス（下記URL入力または「羊土社」で検索）
   http://www.yodosha.co.jp/

2　[羊土社 書籍・雑誌　特典・付録] ページに移動
   羊土社ホームページのトップページに入り口がございます

3　**コード入力欄**に下記コードをご入力ください

   コード： **euv** - **xuoj** - **ddhn** 　※すべて半角アルファベット小文字

4　本書特典ページへのリンクが表示されます
   ※ 羊土社HP会員にご登録いただきますと，2回目以降のご利用の際はコード入力は不要です
   ※ 羊土社HP会員の詳細につきましては，羊土社HPをご覧ください

執筆者一覧

◆ 編　集

相澤　純也　　東京医科歯科大学スポーツ医歯学診療センター

美﨑　定也　　苑田会人工関節センター病院リハビリテーション科

石黒　幸治　　富山大学附属病院リハビリテーション部

◆ 執筆者 (掲載順)

相澤　純也　　東京医科歯科大学スポーツ医歯学診療センター

美﨑　定也　　苑田会人工関節センター病院リハビリテーション科

田中　友也　　苑田会人工関節センター病院リハビリテーション科

古谷　英孝　　苑田会人工関節センター病院リハビリテーション科

大見　武弘　　東京医科歯科大学スポーツ医歯学診療センター

伊藤　貴史　　苑田第三病院リハビリテーション科

廣幡　健二　　東京医科歯科大学スポーツ医歯学診療センター

中丸　宏二　　寺嶋整形外科医院リハビリテーション科

榊原　加奈　　江戸川病院リハビリテーション科

中村　　学　　竹の塚脳神経リハビリテーション病院リハビリテーション科

三森由香子　　慶應義塾大学病院リハビリテーション科

岡安　　健　　東京医科歯科大学医学部附属病院リハビリテーション部

石黒　幸治　　富山大学附属病院リハビリテーション部

廣島　拓也　　埼玉県総合リハビリテーションセンター

中島　隆興　　富山県立中央病院リハビリテーション科

吉岡　　了　　関東労災病院中央リハビリテーション部

PT症例レポート赤ペン添削
ビフォー&アフター

序章

第1章
骨関節系疾患の
症例レポート

第2章
神経系疾患の
症例レポート

第3章
呼吸循環系疾患の
症例レポート

序章 1. 症例レポートのお作法

相澤純也

はじめに

　この書籍を手にとられたということは、症例レポートの作成もしくは指導をうまく進めるためのヒントやアドバイスを得たいということでしょうか。それは一言でいうと、**「読み手にわかりやすく書く（書いてもらう）」**ということです。

　一見多くの情報が盛り込まれており、充実した内容にみえるレポートであっても、**相手に伝わらなければ、指導される側と指導する側との議論がうまく進まず、結果として良い測定・評価や治療に結び付きにくい**でしょう。私の指導経験では、このようなレポートは書いた本人がよく理解しておらず情報を統合できていないことが少なくありません。反対に、情報量に不足があっても、相手の理解を深めるための工夫がなされていれば、不足部分について自ら気付くことも多く、議論がスムースに進み的確なアドバイスを得ることができるでしょう。

　また、レポートを書くうえでの**「一般的な約束ごと」が守られていないために、読み手の理解を妨げてしまっている**ことも少なくありません。文法・用語、タイトルの付けかた、情報記載などに問題があり、統一性に欠けると読む側に不要なストレスを与えることになります。約束ごとを守りながらレポートを作成するだけで、内容の本質についての議論が進みやすくなるでしょう。

　レポートの作成・提出では、指導者の視点に立つということも大切なポイントです。一般的に実習指導者は、臨床・カルテ記載、書類・管理業務、教育、研究などの忙しい時間を調整しながら実習生の指導にあたっています。指導者に不要な負担をかけずに必要十分なアドバイスを受けるには、「自分が指導者だったらどうだろう？」と考えるようにするとよいでしょう。反対に指導者が学生の立場に立つことも大切です。学生の立場に立てば「とにかくもっといろいろ考えよう」などのあいまいな指導に終始することはしないでしょうし、提出日時を決めずに漠然と作成を指示することもありません。

　本稿では、レポートを作成するにあたって理解しておきたいポイントについて自らの実習や実習指導でのほろ苦い経験を踏まえて述べたいと思います。もちろん、書き方のコツだけではレポートを完成させることはできず、疾患ごとの特徴をうまく表現することが欠かせません。これについては、次章からの各疾患の専門家による「赤ペン添削」から学ぶことができます。

Point 1　レポートの目的は？

レポートを作成する目的は実習を無事に終えることでしょうか？違います。これは学生本位の考えであり、患者さんやその家族、指導者には受け入れられません。もし、あなたや、あなたの大切な人にかかわる実習生が自分本位の考えや行動をとっていたら不安で悲しいですよね。実習の施設や担当症例によらず、**レポートを作成する目的は、指導者から良いアドバイスを得て、患者さんや利用者さんにより良い治療やサービスを提供する**ことだといえます。この目的をしっかりと認識するだけで、レポート作成にとどまらず実習全体に取り組む姿勢が良くなるでしょう。

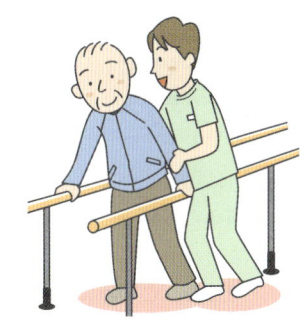

Point 2　読み手は誰？

レポートは誰かに報告するために作成するものであり、必ず「読み手」がいるはずです。**レポートを作成する前に読み手が誰なのかをはっきりと認識しましょう**。実習生がレポートを読んでもらう相手は理学療法士、リハビリテーション医師、整形外科医師、作業療法士、言語聴覚士、介護福祉士、ソーシャルワーカーなど複数いるでしょう。もちろん、彼らは一定以上の知識はありますが、同じレポートを読んでも専門知識・用語や内容の理解度には差が生じます。また同じ資格であっても専門領域や経験によって理解に差が出ると思います。

大切なことは、**読み手を決めたら、その人が理解しやすいような用語や表現を使うこと**です。徹底的に「reader friendly（読み手に優しい）」レポートをめざすべきです。他の職種が理解できないいわゆる専門職ジャーゴンや、勝手な略語は何の意味ももちません。正式な専門用語であっても、相手に理解してもらえるか心配であれば口頭での補足説明を用意しておきたいものです。

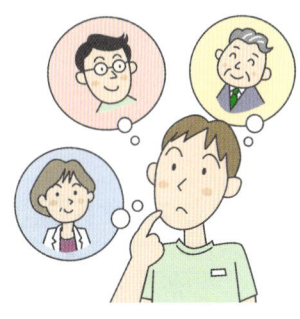

年齢からみて読み手の視力が高くなさそうであれば、情報を厳選して文字のサイズを大きくすることも大切です。読みにくいと思った時点で熟読しようとする意欲は減ることもあるでしょう。私も実習で「字が小さくて読みにくい」と何度も指摘を受けました。

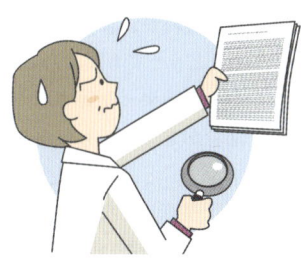

Point 3　1人だけで完成させることは難しい

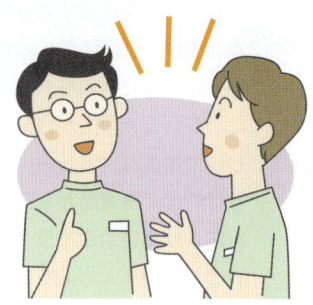

　学生は「できない学生だと思われたくない」と余計なプレッシャーを感じ1人で考えすぎて、積極的に行動に移せないことが少なくありません。安心してください。大半の実習指導者は学生がアドバイスなしでレポートを完成させ無事に発表を終えられるとは思っていません。しかし、大学や専門学校内とは異なり、指導をただ待っていてはレポートを効率的に作成させることはできません。大切なことは「ここまではわかりますが、ここがわかりません。この点についてアドバイスをいただきたいです」と、**こまめに報告・相談する**ことです。これによって、指導者は「ここがわかっていないのか。ではどのように指導すべきか」と考えて、アドバイスや議論へと進めやすくなると思います。

　レポートを作成しながら、特にアドバイスがほしい点をマーキングなどで強調して効率的に指導を仰ぐ工夫をしてもよいでしょう。1回の指導で理解できなくても勇気をもって「もう一度教えていただけますか？」と言ってみましょう。私も実習ではこまめな報告相談ができずに、レポートを出してから「全然できていない」「どこがわからないのかわかっていない！」と何度も指摘を受けました。

Point 4　レポート提出の段階と日時を確認しよう

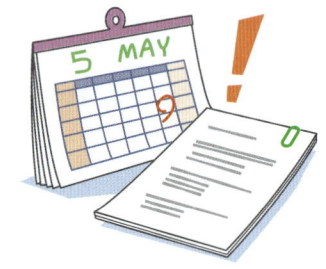

　臨床実習では学内とは異なりレポート提出の段階（例えば、評価結果まで）や日時をはっきりと指定されない場合もあります。このような場合には、自分から「評価結果までのレポートを明日の13時に提出すればよろしいでしょうか？」などと確認しましょう。**提出日時が決まったら、よほどの理由がない限り期日を守りましょう。**どうしても間に合いそうもなければ事前に相談しましょう。努力した結果、指定された段階まで終わらなかったとしても「この部分がどうしてもわかりませんでした。アドバイスをいただけますか？」と言って提出しましょう。そうすれば、ほとんどの指導者は理解して次の指示をくれると思います。前にも述べたように、学生が1人で何でもできるとは思っていないのですから。指導者にとっても提出段階・日時を指定することで「なぜこんなにできていないのか?!」と困惑することも減るでしょう。

　私も実習で「しっかり書いたのですが、プリンターが壊れて提出できません」と苦し紛れに言い訳しようかと魔が差した記憶があります。また、「何で今日レポートを出さないの？」と指摘されて心臓が鳴ったこともあります。

Point 5　レポートのタイトルは具体的に

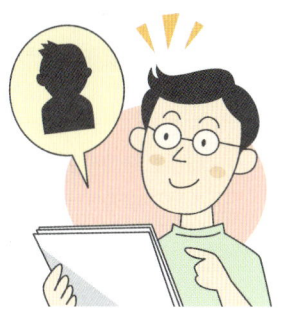

「変形性股関節症の症例」と見ただけで、レポートの内容を推察できるでしょうか。ある程度はできますが、症例の特徴までは推察しにくいでしょう。**読み手にレポートの内容を理解してもらうためにはタイトルがとても重要です。**「変形性股関節症に対して人工股関節全置換術を施行された52歳の女性〜術後の歩容修正と脱臼回避動作獲得に向けて〜」などのように副題を用いて具体的なタイトルにすることで、読み手が症例の特徴やアプローチのポイントを推察しやすくなり、その後の内容の理解を促すことにもつながるでしょう。レポートが一通り完成したら、タイトルを再考しましょう。

Point 6　大項目、小項目を使って見やすく

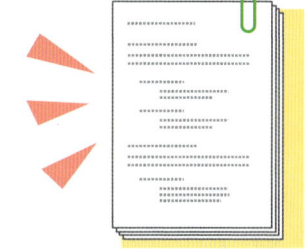

　レポートの本文は**患者情報・評価・問題点・治療・経過・考察などの項目立てを工夫する**と読み手がスムースにレポートを読み進めることができ、情報を再確認しやすくもなります。文字の字体や大きさ、スペース・改行、番号振りなどで情報を整理しましょう。長い考察では行番号や段落番号をつけるなどの工夫があってもよいかもしれません。

　そうすると「何行目のこの記載の意味をもう一度説明してくれる？」など指導者が質問しやすくなるでしょう。発表においても、「1-aにある筋力値については…」と補足説明する際などに役立ち、「どの部分について説明しているの？」と確認されることも減るでしょう。

Point 7　基本的な文法を守ろう

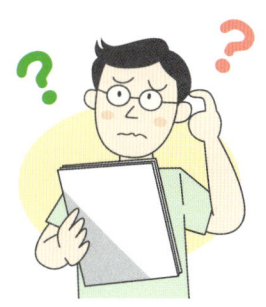

　学生の症例レポートをみると基本的な文法が守られていない（意識していない）ことが多いです。自分自身もそうでした。表1のよくある誤りを意識して修正するだけで、内容の本質を読み手により理解してもらえるでしょう。

表1 ● 症例レポートでよくある誤り

- 主語と述語が不明
- 句読点が統一されていない
- 過去形、現在進行形、未来形などの時制がしっかり使い分けられていない
- 能動態と受動態が混在している
- 不要もしくは不適切な接続詞が多い
- 勝手な略語の使用
- 考察でのスペースや改行の使用が不適切

Point 8 図表の表記ルールを確かめよう！

　図表のタイトルの位置には約束があります。一般的には**図は下、表は上。キャプション（説明文）は図表の下**です。図表にある記号、略語、単位などはキャプションで説明しておき、「このデータはどういう意味なの？」という不要な質問を回避しましょう。

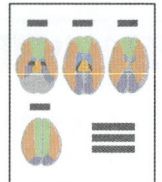
図タイトル
キャプション

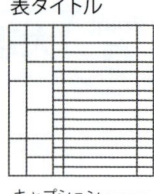
表タイトル
キャプション

Point 9 ポジティブに！

　特に評価実習における学生のケースレポートをみると問題点ばかりが列挙され、「患者さんやその家族が読んだら絶望するのでは？」とも思える内容が目立ちます。ボトムアップ評価で問題点を把握することが実習の目的の1つですからやむをえない部分もあります。しかし、**環境や身体の構造、機能のポジティブな部分を読み手に理解させる工夫**も必要ではないでしょうか。もしくは、**複数ある問題点のなかでこれについては改善の見込みが期待できるという前向きな考察**を加えてはどうでしょうか。そうすれば、指導者からも前向きなアドバイスを得やすいでしょう。

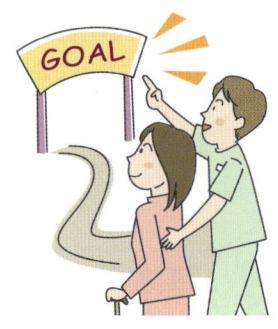

Point 10　完成したら声を出して3回読もう

どんなに集中して一生懸命にレポートを作成しても、後で冷静になって読み返すと誤字脱字や意味の通らない表現があるはずです。**自分なりにレポートを完成させたら、一呼吸おいて声に出しながら読み返しましょう**。聴衆の前での発表を控えている場合にはプレゼンテイション練習を兼ねて3回は読み返しましょう。きっと、「これでは聞いている人が理解するのは難しいな」という点に気が付き、レポートのブラッシュアップにつながると思います。

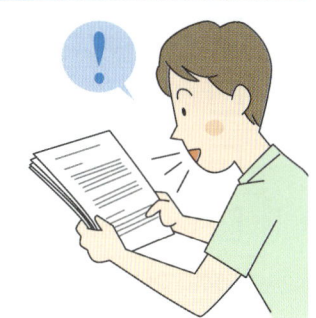

Point 11　頭が混乱してきたら少しリフレッシュ！

レポート提出の締め切りが迫り、焦っていると普段の思考が混乱する場合も多いでしょう。私自身も頭が沸騰しそうになり、冷や汗をかきつつ夜遅くまでレポートを作成した記憶が鮮明にあります。そういうときには深呼吸や、体操をしてみましょう。混乱していた思考が少しクリアになるかもしれません。

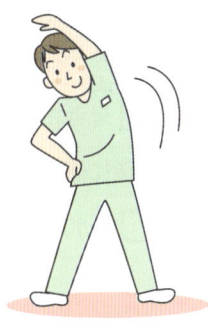

Point 12　指導者はレポートだけ見て評価することはない

学生は「臨床実習の評価＝レポートの出来具合」と思っていることが多いように思います。実際はそうではなく、指導者はレポートの出来だけで学生を評価することはありません。**患者さんとのやりとりや気配り、普段の報告・連絡・相談がとても重要**です。これらに配慮できる学生へのレポート作成・指導はスムースに進みやすいと思います。

好ましくない典型的な例としては、指導者に指摘された評価項目を埋めるために必死に計測するあまり患者さんの苦痛やリスクへの配慮を忘れてしまうことなどです。これではレポートができたとしても学生の評価につながりにくいでしょう。

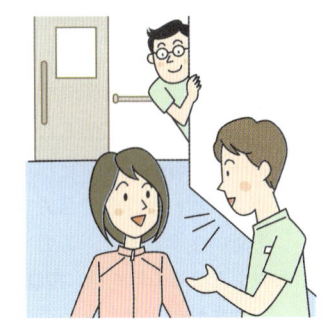

【症例レポート セルフチェックシート】
レポートを作成する前に確認し、できあがった後にもう一度チェックしてみましょう

レポート全体について
☐ レポートを書く目的を確認したか？
☐ 読み手が誰であるかを確認したか？ 読み手に合った内容になっているか？
☐ レポート提出の期日は確認したか？
本文について
☐ レポートのタイトルは読み手に内容が伝わるものになっているか？
☐ 項目立てや見出しなどで全体に読みやすく整理されているか？
☐ 図表のタイトルやキャプションはルールに則った形になっているか？
☐ 基本的な文法が守られているか？
☐ 患者さんのプライバシーに配慮しているか？
最後に確認しよう
☐ レポートを読み返したか？

おわりに

　臨床実習という不慣れな環境のなかで、症例のさまざまな問題について実際に解釈し、行動しながらレポートを作成することは大変な作業です。臨床実習生や新人理学療法士のときに症例レポートの作成で苦労しない（しなかった）という人はいないでしょう。私自身も臨床実習で「レポートの森」に迷ったり、「レポートの海」に溺れ、指導者に助けてもらったことが多々ありました。**レポート作成で苦労するのは自分だけではない**ことを理解しておくと、前向きに取り組めると思います。また、苦労するなかで忘れてほしくないことはレポート作成の主目的です。前述したようにその**目的は、指導者から良いアドバイスを得ながら患者さんや利用者さんにより良いサービスを提供すること**です。これを理解して取り組んでいれば、指導者は適切なタイミングで羅針盤を出して、あなたを導いてくれると思います。次章からの実際の赤ペン添削も、患者さんに役立つ評価・治療に向けた羅針盤となってくれることでしょう。

序章 2. 症例レポート作成に役立つツール

相澤純也

はじめに

症例レポートの作成では、薬剤や、理学療法評価・治療の根拠に関する正しい情報が不可欠です。これらの情報を入手して整理するのに役立つ代表的なツールをその特徴とともに紹介します。レポート作成のための時間は限られています。適切な情報源から信用できる情報を効率的に入手しましょう。

薬剤の調べ方・書き方

1) 薬剤の調べ方

- カルテには患者さんに処方されたさまざまな薬剤が記されています。各薬剤の主な作用・副作用や、服用にあたっての諸注意をきちんと調べて、理学療法中のリスク管理に役立てましょう。
- 下記に、薬剤情報を調べるときに役立つ書籍とWebサイトを紹介します。

《書籍》

	書名（出版社）	特 徴
1	今日の治療薬 （南江堂）	薬剤の適応や用法、副作用など、臨床で必要な情報が端的に記載されている。情報が表でまとまっており、検索しやすい。治療薬の種類ごとの解説も充実している。
2	治療薬マニュアル （医学書院）	適応や用法、副作用などのほか、添付文書に記載されている情報が盛り込まれおり、情報量が多い。作用機序や臨床での具体的な使い方も掲載されている。

《Webサイト》

	サイト名（URL）	特 徴
1	医薬品医療機器総合機構 （http://www.pmda.go.jp/）	医療従事者向けのページがあり、薬剤名を入力・検索すると薬剤添付文書や健康被害情報などが確認できる。
2	医薬品情報データベース （http://database.japic.or.jp/is/top/index.jsp）	薬剤添付文書のほかに、薬剤に関連した文献や学会演題を検索できる。

2) 薬剤情報の書き方

- 薬剤には化学物質として名称である一般名と、製薬会社が名付けた商品名の2つがあります。症例レポートではどちらを記載してもかまいませんが、商品名の場合は®をつけると明確になります。

- 症例レポートには、スペースに応じて薬剤名だけでなく主な作用も合わせて書くとより良いでしょう。

《記載例》プレドニン®（炎症抑制）、イムセラ®（多発性硬化症の再発予防）、カルバマゼピン（有痛性筋痙攣改善）

文献の調べ方・書き方

1）文献の調べ方

- 患者さんの評価・治療を行う際、現在までに刊行されている論文・書籍などの文献も参考にしましょう。考察を行う際もその内容の根拠となる文献を参照しつつ検討する必要があります。
- 文献を探すときに役立つ検索サイトを下記に紹介します。

《日本語の論文・書籍》

	サイト名（URL）	特　徴
1	J-STAGE (https://www.jstage.jst.go.jp/browse/-char/ja/)	国内で発行された学術論文を読むことができる総合サイト。日本語論文も充実している。
2	CiNii Articles (http://ci.nii.ac.jp)	学術論文だけでなく、日本の大学図書館の蔵書も検索できる。
3	医中誌Web (http://www.jamas.or.jp)	原著論文、総説、学会抄録を検索できる。契約によってページ上でダウンロードできる。他の検索エンジンとのリンクも充実。利用には会員登録が必要。

《英語の論文》

	サイト名（URL）	特　徴
1	PubMed (http://www.ncbi.nlm.nih.gov/pubmed)	英語論文の検索に用いる最もポピュラーなサイト。検索用語を登録しておけば、新しい文献が追加されるとメールで通知してくれる機能がある。
2	日本理学療法士協会 解説付き英語論文サイト (http://jspt.japanpt.or.jp/eibun/)	質の高い英語論文が紹介されており、日本語訳・解説までついている。

《ガイドライン》

	サイト名（URL）	特　徴
1	日本理学療法士学会 診療ガイドライン (http://jspt.japanpt.or.jp/guideline/)	日本理学療法士協会が策定した診療ガイドライン。ACL損傷、脳卒中、COPDなど16の疾患・領域について記されている。
2	Minds (https://minds.jcqhc.or.jp/n/)	日本の診療ガイドラインの情報がまとまっている総合サイト。ガイドライン中の引用文献を一覧で見ることもできる。
3	日本整形外科学会 (http://www.joa.or.jp/jp/edu/publication/)	整形外科疾患の診療ガイドラインがまとめられている（ACL損傷、大腿骨頸部骨折など）。
4	日本神経学会 (http://www.neurology-jp.org/guidelinem/index.html)	神経疾患の診療ガイドラインがまとめられている（パーキンソン病、多発性硬化症など）。

（次ページに続く）

(前ページの続き)

	サイト名（URL）	特　徴
5	日本脳卒中学会 (http://www.jsts.gr.jp)	最新の脳卒中診療ガイドラインは書籍として発行されている（『脳卒中診療ガイドライン2015』協和企画，2015）。 学会のサイトでは2009年版を無料で閲覧することができる。
6	日本呼吸器学会 (http://www.jrs.or.jp/modules/guidelines/index.php?content_id=1)	呼吸器疾患の診療ガイドラインがまとめられている（COPD、特発性間質性肺炎など）。
7	日本循環器学会 (http://www.j-circ.or.jp/guideline/index.htm)	循環器疾患の診療ガイドラインをすべて無料で公開している（心血管疾患におけるリハビリ、虚血性心疾患、不整脈など）。

2）文献情報の書き方

- 引用したい文献がある場合、文献ごとに番号をつけて末尾にまとめます。本文中では引用箇所へ上付きで番号をつけます。
- 記載すべき情報は次のとおりです。

　　［学術論文］著者氏名，論文題目，雑誌名，巻，ページ（最初-最終），西暦年号
　　［単行本］　著者氏名，論文題目，書名，編集者名，発行所名，ページ，西暦年号

《記載例》
［学術論文の場合］1）Aizawa J, et al: Three-dimensional motion of the upper extremity joints during various activities of daily living. Journal of Biomechanics, 43（15）：2915-2922, 2010

［単行本の場合］2）美﨑定也：腰椎椎間板ヘルニア．「整形外科リハビリテーション」（神野哲也／監，相澤純也，中丸宏二／編），pp.417-426, 羊土社, 2012

Stick Picture、Body Chart

- 反射検査は、表とStick Pictureで記載します。パワーポイントなどを使用すると書きやすいでしょう。肩、肘、股、膝などの大関節を○などで表してアライメントや角度を表現しましょう。骨盤は▽や台形として、傾きや回旋の角度を表現しましょう。鼻は△などでシンプルに描き、頭部の向きを表現しましょう。
- 疼痛の範囲などは、Body Chartで示すとわかりやすくなります。解剖や運動学のテキストにある体表図を参考に書きましょう。あまりに簡素化されたシェーマではチャートで示す意味がありません。

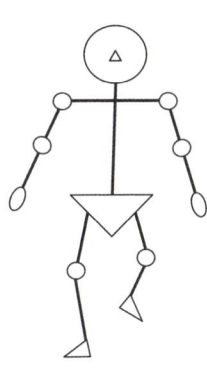

※本書の購入者特典として、評価で頻繁に使用するStick PictureやBody Chartの基本形をwebからダウンロードすることができます。詳しくは「レポート用素材ダウンロードのご案内（p.9）」をご覧ください。

付録1　症例報告書の書き方例

日本理学療法士協会「臨床実習教育の手引き 第5版」より

1. **はじめに**：この報告の目的や症例選択理由を中心に簡潔に記載する。
2. **症例紹介**：症例の情報を一般的情報、医学的情報、社会的情報に分け記載する。
   ① **一般的情報**
      性別・年齢を記載する。＊患者氏名、生年月日は個人情報として記載しない。
   ② **医学的情報**
      診断名、障害名、合併症、主訴（要望）、現病歴、障害歴、既往歴、家族歴、その他の医学的情報（主科の病態把握と治療方針・投薬治療・手術侵襲・禁忌事項・注意事項・主たる検査結果・その他）、他部門からの情報（リハビリテーションチームとしての目標・看護師・作業療法士・言語聴覚士・MSWなどからの情報）
      ＊病歴については経過・治療歴・現状の状態については検査データも含め記載する。
   ③ **社会的情報**
      家族構成、主たる介護者（key person）、経済状況（現在の状態と今後の予定）、職業歴（仕事の内容・配置転換を含めて復職の可能性・通勤方法・その他）、居住環境（特に日常生活活動上問題となりやすいトイレ・浴室・段差などの情報や改造の可否について）、野外環境、その他（身障者手帳の有無・等級・保険・学歴・趣味・性格・嗜好など）
3. **理学療法における検査・測定**
   ① **全体像（各項目に触れながら4〜5行で簡潔に記載する）**
      疾患の現状（発症後期間・術後期間・注意事項）、精神状態・コミュニケーションの状態・全身状態・障害の全体像・粗大移動能力・印象
   ② **検査・測定（各項目において特に正確性・再現性に留意する）**
      ＊機能障害について
      精神状態、高次脳機能、心肺機能・末梢循環機能、神経学的所見、形態測定、皮膚・軟部組織状態、筋緊張、痛みの状態、感覚、関節可動域、筋力、運動機能、運動発達・姿勢反射、その他
      ＊活動制限について
      姿勢・歩行・床上動作・起居動作・移乗動作・移動動作・車椅子動作・セルフケア・生活関連動作・その他について量的評価（介助量・時間・回数など）と質的評価（動作パターンなど）を行う。静的評価と動的評価を行う。
4. **統合と解釈**
   ① **障害の予後**
      疾病、障害の一般的経過および予後を調べる。次いでそれと症例の病態と経過を比較し、合併症やその他の予後に影響を及ぼすと思われることを考え合わせ、症例の予後を考察する。
   ② **障害の把握**
      機能障害の原因・誘因・また機能障害相互間の関係を考える。動作分析を通して、機能障害と活動制限の因果関係を考える。参加制約についても考察を加える。
   ③ **ニーズの把握**
      患者の生活場面を具体的にイメージし、病態や予後を含め障害像を理解し、治療効果を考慮し

たうえで症例より聴取したニーズの妥当性を考え決定する。この際、到達不可能な症例の願望・要求や希望と混同しないように区別することに注意する。

5. **問題点抽出**※

障害の把握で考えた問題点について統合し、ICF分類に従い問題点を整理し記載する。

＊問題点は、PTに解決できる問題点、解決できない問題点に分けることができる。PTに解決できない問題点には、PTを実施するうえでの阻害因子（認知症など）、医療サイドで解決できる医療内問題（各種合併症など）、医療サイドで解決できない医療外問題（経済的問題など）、リスク管理上考慮しておく問題（肺梗塞、不整脈など）などがある。解決できない問題は、リスク管理だけでなくチーム医療遂行において重要であり、確実に把握しておく必要がある。

6. **目標設定**

短期目標（2～3週間前後を目標）および長期目標（6カ月前後を目標）ともに具体的に示す。

7. **治療計画**

治療種目・部位・量（回数・時間など）を治療手技別・実施順に列記する。その際、抽出した問題に対応して治療目的を明確にする。

8. **経過の要約**

①訓練経過と再評価結果（中間および最終）をまとめて書く。目標が達成されれば、新しい目標を立てる。
②訓練中にみられた変化や日々の変化は必ず記載する。
③患者さんの訴えや治療の方法、内容に変更があればその理由とともに記載する。

9. **最終評価**

①最終評価を記載する（初期評価と変化のない検査結果は「変化なし」だけでよい）
②変化したものは検査結果だけでなく、初期評価との比較を行い、わかりやすく記載する。特に活動制限の変化においては、その変化の原因（機能障害の改善・増悪など）を可及的に追及する。

10. **考察**

①検証：初期と最終評価の比較により実施した治療の妥当性について検証する。症例から得た結果の解釈および結論を導いた経過、根拠を示す。
②申し送り事項：現在もなお残っている問題点を列記し、今後の治療の方針・内容を記載する。

11. **まとめ・反省・感想**

患者さんの概略、PT治療・経過・結果・考察と結論・反省を簡潔にまとめる。

12. **謝辞**

症例報告作成にあたり協力、指導いただいた方々に対してお礼を述べる。

13. **参考・引用文献**

症例報告において学習したことを明らかにするため考察で引用した、参考にした文献などは引用文献、参考文献として最後に記載する。引用文献は引用順に、参考文献は著者名でABC順に配列する。ジャーナルなどの執筆規定に準じる。文献ナンバーは文中にも記載する。

※本書においては、症例に合わせてICIDH分類を用いているものもある。

「臨床実習教育の手引き 第5版」公益社団法人 日本理学療法士協会, 2009 より転載

付録2　症例報告を含む医学論文及び学会研究会発表における患者プライバシー保護に関する指針

外科関連学会協議会

　医療を実施するに際して患者のプライバシー保護は医療者に求められる重要な責務である。一方、医学研究において症例報告は医学・医療の進歩に貢献してきており、国民の健康、福祉の向上に重要な役割を果たしている。医学論文あるいは学会・研究会において発表される症例報告では、特定の患者の疾患や治療内容に関する情報が記載されることが多い。その際、プライバシー保護に配慮し、患者が特定されないよう留意しなければならない。

　以下は外科関連学会協議会において採択された、症例報告を含む医学論文・学会研究会における学術発表においての患者プライバシー保護に関する指針である。

1) 患者個人の特定可能な氏名、入院番号、イニシャルまたは「呼び名」は記載しない。
2) 患者の住所は記載しない。但し、疾患の発生場所が病態等に関与する場合は区域までに限定して記載することを可とする（神奈川県、横浜市など）。
3) 日付は、臨床経過を知る上で必要となることが多いので、個人が特定できないと判断される場合は年月までを記載してよい。
4) 他の情報と診療科名を照合することにより患者が特定され得る場合、診療科名は記載しない。
5) 既に他院などで診断・治療を受けている場合、その施設名ならびに所在地を記載しない。但し、救急医療などで搬送元の記載が不可欠の場合はこの限りではない。
6) 顔写真を提示する際には目を隠す。眼疾患の場合は、顔全体が分からないよう眼球のみの拡大写真とする。
7) 症例を特定できる生検、剖検、画像情報に含まれる番号などは削除する。
8) 以上の配慮をしても個人が特定化される可能性のある場合は、発表に関する同意を患者自身（または遺族か代理人、小児では保護者）から得るか、倫理委員会の承認を得る。
9) 遺伝性疾患やヒトゲノム・遺伝子解析を伴う症例報告では「ヒトゲノム・遺伝子解析研究に関する倫理指針」（文部科学省、厚生労働省及び経済産業省）（平成13年3月29日、平成16年12月28日全部改正、平成17年6月29日一部改正、平成20年12月1日一部改正）による規定を遵守する。

平成16年4月6日（平成21年12月2日一部改正）

外科関連学会協議会　加盟学会
日本外科学会、日本気管食道科学会、日本救急医学会、日本胸部外科学会、日本形成外科学会、日本呼吸器外科学会、日本消化器外科学会、日本小児外科学会、日本心臓血管外科学会、日本大腸肛門病学会、日本内分泌外科学会、日本麻酔科学会
本指針に賛同している学会
日本肝胆膵外科学会、日本血管外科学会、日本喉頭科学会、日本呼吸器内視鏡学会、日本乳癌学会、日本腹部救急医学会
日本胃癌学会（平成16年6月4日付）、日本食道学会（6月24日付）、日本整形外科学会（9月21日付）、日本手の外科学会（平成17年8月1日付）、日本整形外科スポーツ医学会（8月20日付）、日本外傷学会（9月7日付）、日本熱傷学会、日本美容皮膚科学会（共に12月14日付）、日本頭蓋顎顔面外科学会（12月16日付）、日本股関節学会（12月19日付）、日本皮膚アレルギー学会（12月28日付）、日本肘関節学会（平成18年1月27日付）、日本皮膚科学会西部支部（3月24日付）、中部日本整形外科災害外科学会（5月15日付）、日本胆道学会（7月21日付）、日本関節鏡学会（8月3日付）、東日本整形災害外科学会（8月25日付）、日本集中治療医学会（9月6日付）、日本ヘリコバクター学会（11月13日付）、日本外科代謝栄養学会（12月8日付）、日本腰痛学会（平成19年5月11日付）、日本肺癌学会（7月9日付）、日本膵臓学会（12月4日付）、日本臨床外科学会（12月20日付）、日本消化器病学会（平成21年9月15日付）、日本消化器がん検診学会（11月12日付）、日本門脈圧亢進症学会（12月25日付）、日本皮膚科学会東海地方会（平成22年1月5日付）、日本静脈経腸栄養学会（5月11日付）、西日本整形・災害外科学会（6月5日付）、日本関節病学会（7月9日付）、日本臨床皮膚外科学会（7月20日付）、日本放射線腫瘍学会（9月10日付）、日本口腔腫瘍学会（平成23年3月30日付）、日本消化器内視鏡学会（平成24年2月13日付）、日本頭頸部外科学会（7月10日付）、日本消化管学会（9月2日付）、日本女性心身医学会（9月5日付）、日本運動器科学会（9月10日付）

「症例報告を含む医学論文及び学会研究会発表における患者プライバシー保護に関する指針」一般社団法人日本外科学会ホームページより転載（https://www.jssoc.or.jp/other/info/privacy.html）

第 1 章

骨関節系疾患の症例レポート

第1章　骨関節系疾患の症例レポート

1 変形性膝関節症

美﨑定也

はじめに　～変形性膝関節症患者に対する理学療法～

　変形性膝関節症（Knee Osteoarthritis：膝OA）は、膝の関節軟骨だけでなく、軟骨下骨・半月板・靭帯・関節包・滑膜などを含めた関節組織全体が障害される疾患です（図A）。わが国の有症患者数は約800万人と推定されており、臨床で出合う頻度が高い疾患の1つです。女性の有病率は男性の約2倍であり、60歳代の女性の約60％が発症しているといわれています。

　膝OAの原因は、加齢・性別・肥満・遺伝・重労働・膝関節の外傷の既往などが考えられています。初期の症状は、起床時のこわばり、歩行時や階段昇降時の痛みです。症状が進行すると、安静時や夜間にも痛みを生じ、関節可動域が制限され、ADLの障害をきたします。局所的には、関節運動時の軋轢音、関節変形（わが国では膝内反変形が90％）、関節動揺性、関節水腫、大腿四頭筋の筋萎縮などが認められます。

　膝OAの治療は、第一に保存療法が選択されます。『理学療法診療ガイドライン』の膝OAの項（→おすすめ書籍Ⅰ）によると、理学療法・薬物療法・装具療法などの有効性が示されています。そのため、膝OA患者に対する理学療法においては、ガイドラインを参考にしながら、各症例に応じた個別プログラムを立てることが重要です。また、膝OA患者は、外来通院による治療がほとんどですので、ホームエクササイズや日常生活指導など、患者教育が必要となります。保存療法によって症状が改善しない場合は、手術療法が適応となります。手術を望まない症例も少なくありませんが、保存療法を延々と続けることは避けなければなりません。疾患の特徴と理学療法の役割を理解し、現在の症状と予後を見極めて治療することが肝心です。

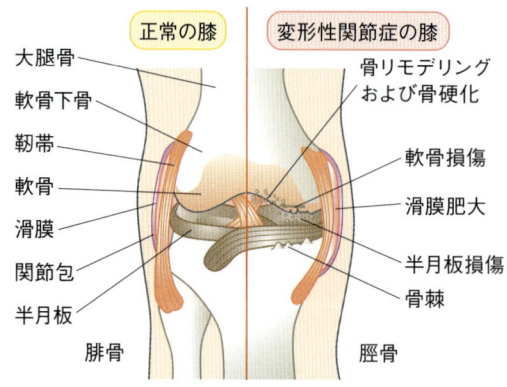

図A　変形性膝関節症の病理的特徴
変形性関節症は、軟骨損傷だけでなく、半月板損傷・滑膜肥大や骨棘形成などを伴った、関節組織全体の病変である。
(Hunter DJ & Felson DT：Osteoarthritis. BMJ, 332：639-642, 2006を参考に作成)

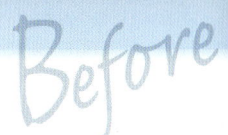

タイトル・導入

　膝OAは、痛みを主症状とし、ADLに障害をきたすのが特徴です。痛みの部位や痛みによって障害されている動作をタイトルに含むことによって、読み手は症例の全体像を捉えやすくなります。導入においても、着目した点を明らかにすることが大切です。

【タイトル】
変形性膝関節症により膝関節痛を呈した一症例 ①

【導入】
今回、右変形性膝関節症により膝関節痛を生じた症例の理学療法を行う機会を得たので、ここに報告する ②。

赤ペン添削
完成Report
→p.37 参照

① レポートの内容を具体的にイメージできるよう、もう少し詳しいタイトルに。着目した点をサブタイトルにすることも有効。

② 何に着目して、評価・治療を進めたのか、簡潔に記載すること。

症例紹介

　膝OAの原因、特有の症状を念頭におき、関連する情報を記載しましょう。セカンドライフを楽しむ世代にとって、膝OAによって中止を余儀なくされた趣味や活動なども、全体像を捉えるための大切な情報となります。

Ⅰ 症例紹介
【患者氏名】A様、東京都足立区 ①
【年齢／性別】60歳代／女性
【体格】身長150 cm、体重58 kg、BMI 25.8 kg/m² ②
【職業、趣味】主婦、ウォーキングツアー
【生活状況・活動性】
　若い頃より活発に動いており、外出することが多い。1日1時間のウォーキングが日課（現在は控えている）。隔月の頻度でウォーキングツアー ③ に参加していた。
【主訴】「膝の内側が痛い ④」
【ニーズ】膝の痛みの寛解
【ホープ】「ウォーキングツアーに参加できるようになりたい」
【診断名】右変形性膝関節症
【現病歴】
　1カ月前に参加したウォーキングツアー後に膝痛が出現。以前も同様の症状あり ⑤。痛みが治まらないため、当院受診。
【既往歴】特記事項なし
【併存症】高血圧

赤ペン添削
完成Report
→p.37参照

❶ 住所は個人情報にあたる。症例の特殊な地域性がなければ、記載しないように。
❷ 肥満度の分類は？
❸ どれくらいの距離・起伏のところを歩くのか？
❹ 具体的な動作はあるか？
❺ 現病歴は病態を把握するために重要。もう少し詳細に聴取しよう。

他部門情報

　膝OAにおいて、X線やMRI画像、血液生化学検査などの所見は、治療（理学療法含む）方針の決定、予後予測に重要な役割を果たします。医師の診療、処方内容を必ず確認し、簡潔に記載しましょう。

II 他部門情報

【医師からの情報】
　内側の変形性膝関節症。初診時JOAスコア❶60点。変形の程度は軽度であるため、当面は関節内注射と消炎鎮痛薬、理学療法による保存療法にて経過をみる。本症例は手術を希望していない。

【X線所見】
　右膝関節内側裂隙の狭小化、骨棘の形成、骨硬化像が認められる（図1～3）。FTA右180°、左177°❷。膝OAグレードはⅡ❸。

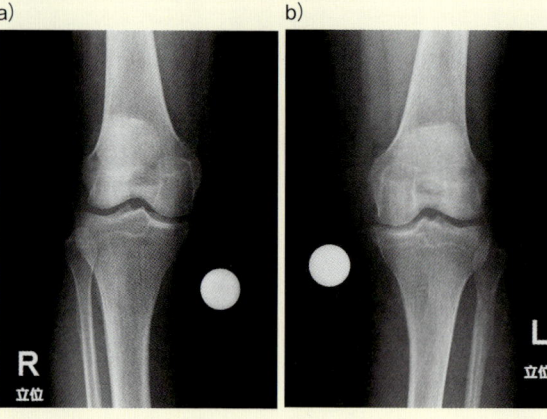

図1 ● X線正面像（a：右、b：左）

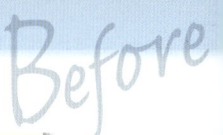

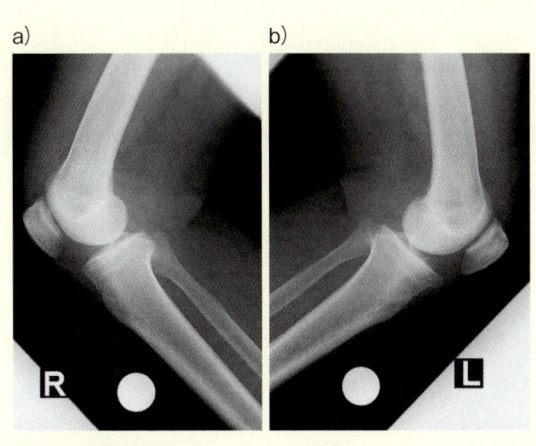

図2 ● X線側面像（a：右、b：左）

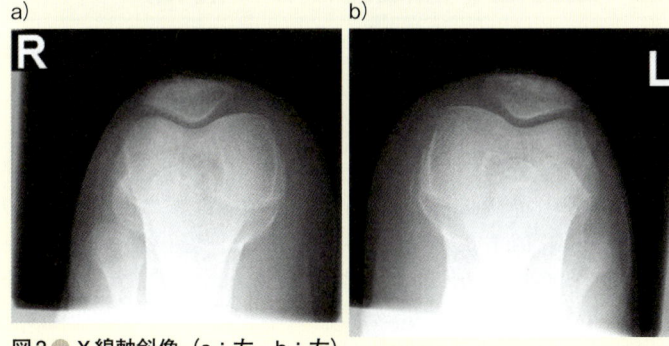

図3 ● X線軸斜像（a：右、b：左）

【内服状況】
アルツ®（関節内注射、副作用：注射部位の痛み・腫脹、蕁麻疹など）
ロキソニン®（消炎鎮痛薬、副作用：胃部不快感、腹痛、悪心・嘔吐など）❹

赤ペン添削
完成Report
→p.37参照

❶ 正式名称を記載すること。

❷ FTAの正常範囲は覚えている？

❸ 膝OAグレードⅡの判断基準を確認して、変形の進行の程度を把握しよう。
　➡ +α 知識 ①

❹ 処方されている薬剤の作用と副作用は必ず把握すること。➡おすすめ書籍Ⅱ
　また、痛みに対して薬物療法が行われている場合、理学療法の効果と誤って解釈しないよう、注意が必要。

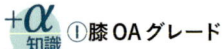①膝OAグレード

　膝OAのグレード分類は一般的にKellgren-Lawrence（ケルグレン・ローレンス）分類（**表A**）が用いられる。

表A● Kellgren-Lawrence分類

グレード	診断基準
グレード0	正常
グレードⅠ	わずかな骨棘形成、関節裂隙狭小化なし
グレードⅡ	軽度の骨棘形成、関節裂隙狭小化
グレードⅢ	中等度の骨棘形成および関節裂隙狭小化、わずかな軟骨下骨硬化
グレードⅣ	重度の骨棘形成および関節裂隙狭小化、明らかな軟骨下骨硬化および骨欠損

理学療法経過（担当理学療法士からの情報）

　ここでは、実習生が担当するまでの間、患者さんが受けた理学療法の経過について記載しましょう。

> **Ⅲ 理学療法経過**
> 　治療開始時、膝の痛みは、安静時Numeric Rating Scale（NRS）3／10、歩行・階段昇降時6／10。膝関節可動域（屈曲130°、伸展−5°）に制限あり、大腿四頭筋の筋萎縮を認めた。10分程度の歩行にて痛みのため休息を要した。理学療法は、<u>経皮的電気刺激療法、大腿四頭筋セッティング、膝関節および股関節の関節モビライゼイション、股関節および足関節の筋力トレーニング</u>❶より開始した。<u>治療後4週</u>❷、安静時痛はほぼ消失し、歩行・階段昇降時痛は3／10となった。連続歩行は20分程度可能となった。<u>なお、この期間中、症例は消炎鎮痛薬を内服し、隔週にて関節内注射（ヒアルロン酸）が施行されていた</u>❸。

完成Report
→p.37 参照

❶ なぜこの治療プログラムを実施したのか、目的も理解しておこう。
❷ もう少し詳細な経過を記載しよう。
❸ 理学療法の効果か、薬物療法の効果か…頭の片隅においておこう。

理学療法評価

　ここでも膝OAに特有の症状を念頭におきつつ、問診および検査測定した内容について、着目した点を強調して記載しましょう。

> **Ⅳ 理学療法評価**
> **1. 全体像**
> 　性格は朗らか。理学療法に対する意欲が高い。問診および検査測定に協力的である。

2. 視診・触診
   右膝関節にわずかに水腫あり。熱感、発赤なし。大腿四頭筋の萎縮がみられる。
3. 疼痛
   安静時0／10、膝関節屈曲時（最終域）3／10、歩行・階段昇降時4／10 ❶
4. 感覚検査
   正常
5. 形態測定

	右	左
大腿周径膝蓋骨直上	32.5	31.5
上縁 5 cm	34 ❷	35.5
10 cm	39 ❷	40.5
15 cm	44.5	45.5
下腿周径最大	32.5	33 ❷

（単位：cm）

6. 関節可動域検査

	右	左
股関節屈曲	120	120
伸展	15	15
外転	45	45
内転	15	20
外旋	45	40
内旋	40	45
膝関節屈曲 ❸	135	145
伸展 ❸	0	0
足関節 ❹ 底屈	45	45
背屈	20	20

（単位：°）

7. 筋力検査
   【徒手筋力検査】

	右	左
股関節屈曲	5	5
伸展	4	5
外転	3	4
内転	4	4
外旋	4	4
内旋	4	4
膝関節屈曲	5	5
伸展 ❺	4	5
足関節底屈	4	4
背屈	5	5

赤ペン添削

完成Report
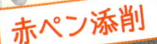
→ p.38 参照

❶ 評価は何で行った？（NRSか？）部位も明確にしよう。ほかに聴取することはないか？ ➡ +α 知識 ②

❷ 小数桁を揃えよう。

❸ 膝屈曲・伸展自動運動時の膝蓋骨の動きを観察してみた？ ➡ +α 知識 ③

❹ 足関節は底背屈だけでいい？

❺ 可能であれば、筋力測定機器による評価も加えよう。

8. 整形外科的徒手検査❻

　Oberテスト：右陽性

9. 姿勢・動作観察

【静止立位】（図4）

　前額面：右膝O脚変形あり（3横指）。重心が左側に偏位している。

　矢状面：円背を呈する❼。重心は後方に偏位している❽。

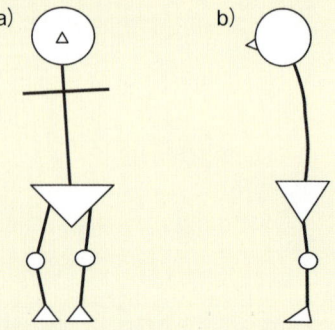

図4 ● 静止立位姿勢（a：前額面、b：矢状面）

【歩行】

左と比較し、右立脚相の時間が短縮している。右立脚期において、Trendelenburg徴候を呈し、膝の外側への動揺（ラテラルスラスト）がみられる❾。右遊脚相では下肢全体がこわばりを呈しており、膝の屈曲角度が減少している。

【階段昇降】

手すり使用。1足1段にて昇降可能であるが、手すりを強く把持し、上肢の力で引き上げて昇段する。降段では、手すりに体重をあずけている。降段時のほうがより強い痛みを生じる。

赤ペン添削

完成Report
→p.39参照

❻ 膝の前後・内側・外側・回旋など、関節不安定性の検査をしておくと、痛みや動作とのつながりがより理解しやすくなる。

❼ では、体幹の可動域に制限はないか？ 検査が必要では？

❽ 頭部・肩・骨盤の位置関係を記載すること。

❾「立脚期」のいつ？ ラテラルスラストについても知識を確認しておこう。
　➡ +α知識 ④

 +α知識 ②問診は「OPQRST」で！

　問診によって、痛み（症状）のOPQRSTを明確にする。「OPQRST」とはOnset（発症契機）、Provoking and alleviating factors（症状を軽減させる因子）、Quality（性質）、Radiation（放散痛の有無）、Severity（重症度）、Timing（時期・期間）の頭文字である。

10. バランス検査
   片脚立位時間：右5秒⑩、左60秒
11. 10 m歩行速度
   快適1.04 m/秒、最大1.30 m/秒⑪
12. 6分間歩行試験
   384 m
13. ADL評価
   Barthel Index：100点⑫

赤ペン添削

完成Report
→p.39 参照

⑩ 右側が短いね。何回か測定した？
⑪ 歩行速度は分時あたりの距離（m）で表すと、イメージしやすい。
⑫ Barthel Indexが妥当？ 膝OA患者のADLを把握しきれないのでは？ 患者立脚型・疾患特異的尺度を用いてみよう。→+α知識 ⑤

+α知識 ③膝の屈曲に伴う膝蓋骨の運動

膝が伸展から屈曲する際、正常では膝蓋骨は曲がった軌道をたどる（図B）。この動きが円滑か、あるいは過剰となっていないか観察しよう。

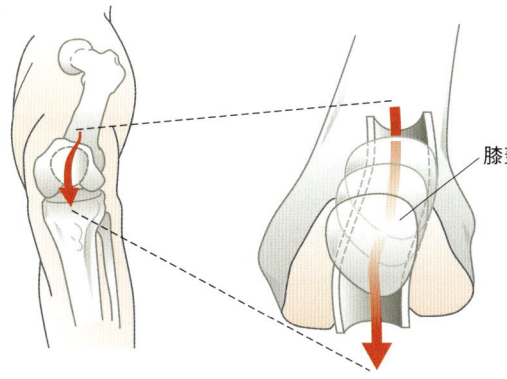

図B ● 膝屈曲中の膝蓋骨の軌道

〔『Pediatric and Adolescent Spotrs Medicine』（Stanitski CL, et al），p307, WB Saunders, 1994を参考に作成〕

+α知識 ④ラテラルスラスト（図C）

歩行立脚初期より生じ、立脚期を通して膝関節の外側への移動（内反角度）が増加する現象のこと。膝OAグレードが進行するにしたがってラテラルスラストは増大する。

+α知識 ⑤患者立脚型・疾患特異的尺度

患者さんの視点に立った尺度であり、ある特定の疾患グループに対して、特有の症状や疾患によるQOLへの影響を評価することができる。膝OAにおいては準WOMACがある。

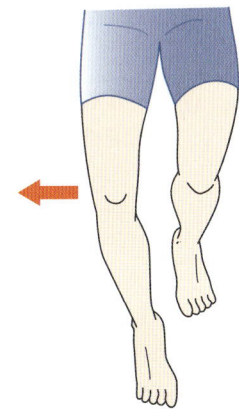

図C ● 立脚期における膝関節外側動揺（ラテラルスラスト）

問題点

Ⅴ 問題点

Impairment
　#1 歩行および階段昇降時の右膝内側の痛み
　#2 右大腿四頭筋筋力低下
　#3 右股関節周囲筋の筋力低下❶
　#4 右膝屈曲可動域制限❷
　#5 関節水腫
　#6 O脚変形

Disability
　#7 ADL能力低下
　#8 歩容不良❸
　#9 歩行速度の低下
　#10 歩行持久力の低下

Handicap
　#11 生活範囲の狭小化
　#12 趣味活動の制限❹

完成Report
→p.39 参照

❶「股関節周囲筋」とはどこ？ 具体的に記載しよう。
❷ 制限だけ？ もし関節動揺性があればそれも問題点にあがる。
❸ こちらも具体的にどんな不良がある？
❹ 趣味活動の制限とは、社会参加の機会が減少するということ。生きがいづくりの視点ではとても重要だね！

ゴール設定

Ⅵ ゴール設定

【短期目標：1カ月】
　・疼痛軽減
　・関節可動域改善
　・ADLの改善

【長期目標：3カ月】
　・疼痛軽減
　・関節可動域改善
　・筋力向上
　・ADLの改善❷
　・ウォーキングツアーへの参加❸

❶

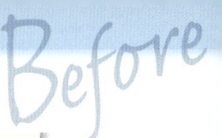

赤ペン添削
完成 Report
→p.40 参照

❶ 具体的な動作や数値も記載！
❷ 数値の目標があれば、よりゴールが明確になる。例えば、パフォーマンステストや患者立脚型・疾患特異的尺度などの臨床的に重要とされる最小の変化量など。➡ +α知識 ⑥
❸ 医師とのコンセンサスは得られているか？ 確認しておこう。

+α知識 ⑥**臨床的に重要とされる最小の変化量（Minimally Clinically Important Difference：MCID）**
　治療前後において、臨床的に有効であると判断できる変化量のこと。ゴール設定の根拠、治療プログラムの吟味の参考にできる。

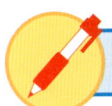

治療プログラム

「理学療法診療ガイドライン」の膝OAの項などを参考にしながら、症例に応じた個別治療プログラムを立案しましょう。第三者が実施できるように、実施頻度、時間、負荷、部位、肢位など、詳細に記載することが大切です。

Ⅶ 治療プログラム
　ⅰ．温熱療法：ホットパック、10〜15分❶
　ⅱ．軟部組織モビライゼイション：腸脛靱帯❷
　ⅲ．膝伸展挙上トレーニング❸　　　　　❹
　ⅳ．股関節・足関節周囲筋トレーニング
　ⅴ．バランストレーニング：不安定板を使用
　ⅵ．自転車エルゴメーター：10〜15分❺
　ⅶ．ホームエクササイズ：上記ⅲおよびⅳ

赤ペン添削
完成 Report
→p.40 参照

❶ 適応と禁忌、実施手順などを理解している？ ➡おすすめ書籍Ⅲ
❷ 腸脛靱帯が短縮した理由を十分考察した？ 短縮しているからモビライゼイションをするのは短絡的。
❸ このトレーニングを選択した理由は？ ガイドラインを確認しておこう。
　➡おすすめ書籍Ⅰ
❹ 具体的なトレーニング内容まで記載しよう。
❺ 運動負荷を明確にしよう。例えば、Borgスケールなどの主観的運動強度は、臨床でもよく使われている。

考察

Ⅷ 考察

　本症例は、変形性膝関節症による歩行時痛が増悪したため当院を受診し、約1カ月前より理学療法を開始した。開始当初より疼痛は軽減しており、ホープであるウォーキングの再開を目標に理学療法を継続している。今回、理学療法初期評価を行った結果、歩行および階段昇降時痛、膝関節の屈曲可動域制限、大腿四頭筋および股関節周囲筋の筋力低下が認められた。また、それに伴うADL能力低下、歩容不良を呈している。膝関節の関節水腫は、反射的に大腿四頭筋の収縮不全を招き、それに伴う筋力低下を助長するため、痛みの悪循環を生じていた可能性がある。しかし、安静時痛、熱感および発赤はないため、炎症急性期ではないと考える❶。不良歩容については、中殿筋および大殿筋の筋力低下のため、歩行立脚時のTrendelenburg徴候が生じ、膝関節のラテラルスラストが引き起こされたと考える❷。そのため、大腿四頭筋だけでなく、中殿筋および大殿筋の筋力強化も行う必要がある❸。足関節および足趾の筋力トレーニング、バランストレーニングは、変形性膝関節症の運動療法として有効であるとされていることから、タオルギャザーや不安定板を用いたバランストレーニングを治療プログラムに組み込む。

　本症例のホープは、趣味のウォーキングツアーへの参加である。現在は参加できていないため、痛みの改善をみながら、徐々に自宅でのウォーキングを再開するようアドバイスする。本症例は手術を希望していないため、できる限り理学療法によって改善できるよう努めたいと考える❺。❹

赤ペン添削
完成Report
→p.40 参照

❶ 筋力・関節可動域・姿勢・動作などは相互に関連している。評価結果ごとの解釈は避け、主要な問題点に影響を与える結果を総括して考察しよう。

❷ この場合、Trendelenburg徴候とラテラルスラストの因果関係は明確ではないだろう。「引き起こされる」は因果関係が明らかな場合に使う。

❸ 筋力低下があるから筋力トレーニングをする、というのは短絡的。筋力トレーニングによってどのような問題を改善したいのか考察しよう。

❹ 具体的なアドバイスの内容は？ 歩行補助具の使用や減量などを検討してもよいかもしれないね。

❺ 良い志だが、他の保存療法も併用しながら、患者さんのニーズおよびホープを達成するのがチーム医療。理学療法には限界もあることを覚えておこう。

おすすめ書籍

Ⅰ）変形性膝関節症．『理学療法診療ガイドライン 第1版』（ガイドライン特別委員会 理学療法診療ガイドライン部会／編），pp278-379, 日本理学療法士協会, 2011（http://jspt.japanpt.or.jp/guideline/）
　→ 膝OAのリスクファクター・画像診断・理学療法評価・運動療法・物理療法・患者指導など、多岐にわたり述べられている。ゴール設定、治療プログラム立案の参考になる。

Ⅱ）『今日の治療薬2016』（浦部晶夫, 他／編），南江堂, 2016
　→ 治療薬マニュアル（医学書院）と並ぶ、薬物療法の適用・効能・副作用を調べる際に役立つ書籍のスタンダード。

Ⅲ）『EBM物理療法』（Cameron MH／著, 渡部一郎／翻訳），医歯薬出版, 2010
　→ PTが使用する物理療法が網羅されている。適応・禁忌がEBMに基づいて詳細に記載されている。実際の症例が紹介されているため、適応の参考になる。

完成後の症例レポート

歩行立脚期にラテラルスラストおよび膝関節内側の痛みを生じた変形性膝関節症の一症例
～ウォーキングツアーへの参加を目標とした理学療法プログラム～

○○医療大学理学療法学科3年　臨床花子
実習指導者：美﨑定也

今回、変形性膝関節症を発症し、歩行立脚期のラテラルスラストおよび膝関節内側に痛みを生じた症例を担当する機会をいただいた。本症例の目標であるウォーキングツアーへの参加に焦点を当てた理学療法プログラムを設定したので、ここに報告する。

Ⅰ 症例紹介
【患者氏名】A様
【年齢／性別】60歳代／女性
【体格】
　身長150 cm、体重58 kg　BMI 25.8 kg/m²（肥満Ⅱ度）
【職業、趣味】主婦、ウォーキングツアー
【生活状況・活動性】
　若い頃より活発に動いており、外出することが多い。1日1時間のウォーキングが日課（現在は控えている）。隔月の頻度でウォーキングツアー（1泊2日、計15～20 km）に参加していた。
【主訴】
　「歩いているときに膝の内側が痛い」「長い時間歩けない」
【ニーズ】膝の痛みの寛解
【ホープ】
　「ウォーキングツアーに参加できるようになりたい」
【診断名】右変形性膝関節症
【現病歴】
　約1年前より、長時間のウォーキングツアー後に膝の痛みが出現していた。通常、数日のうちに痛みが治まっていたため、治療せずに様子をみていた。痛みの出現と同時期よりO脚になってきたことを自覚。徐々に正座もできなくなってきていた。1カ月前に参加したウォーキングツアーでも同様に痛みが出現したが、以前のように治まらないため、当院を受診した。
【既往歴】特記事項なし
【併存症】高血圧

Ⅱ 他部門情報
【医師からの情報】
　内側の変形性膝関節症。初診時、変形性膝関節症治療成績判定基準60点。変形の程度は軽度であるため、当面は関節内注射と消炎鎮痛薬、理学療法による保存療法にて経過をみる。本症例は手術を希望していない。痛みに応じてウォーキングを実施してもよいが、ツアーは短距離に限定したほうがよい。
【X線所見】
　右膝関節内側裂隙の狭小化、骨棘の形成、骨硬化像が認められる。FTA 右180°、左177°。膝OAグレードⅡ（図1～3）。
【内服状況】
　アルツ®（関節内注射、副作用：注射部位の痛み・腫脹、蕁麻疹など）
　ロキソニン®（消炎鎮痛薬、副作用：胃部不快感、腹痛、悪心・嘔吐など）

Ⅲ 理学療法経過
　治療開始時、膝の痛みは、安静時Numeric Rating Scale（NRS）3／10、歩行・階段昇降時6／10。膝関節可動域（屈曲130°、伸展−5°）に制限あり、大腿四頭筋の筋萎縮を認めた。10分程度の歩行にて痛みのため休息を要した。理学療法は、経皮的電気刺激療法、大腿四頭筋セッティング、膝関節および股関節の関節モビライゼイション、股関節および足関節の筋力トレーニングより開始した。治療後2週、膝の痛みは安静時NRS 2／10、歩行・階段昇降時4／10に改善した。膝伸展挙上エクササイズが追加された。治療後4週、安静時痛はほぼ消失し、歩行・階段昇降時痛は3／10となった。連続歩行は20分程度可能となった。なお、この期間中、症例は消炎鎮痛薬を内服し、隔週にて関節内注射（ヒ

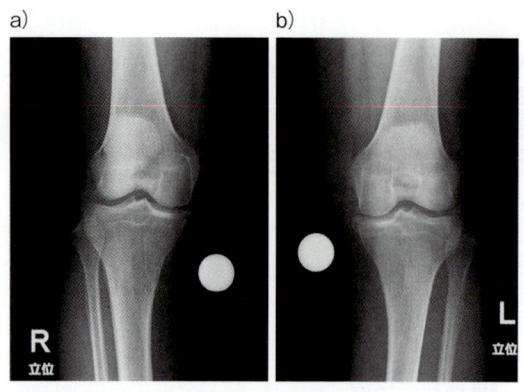

図1 ● X線正面像（a：右、b：左）

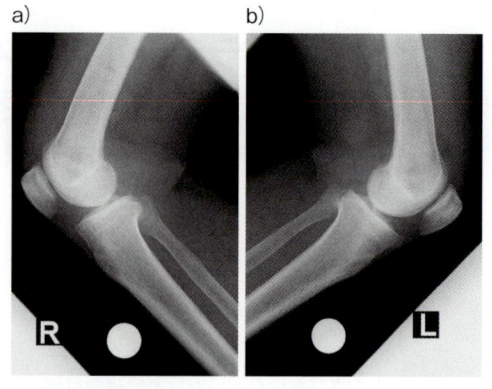

図2 ● X線側面像（a：右、b：左）

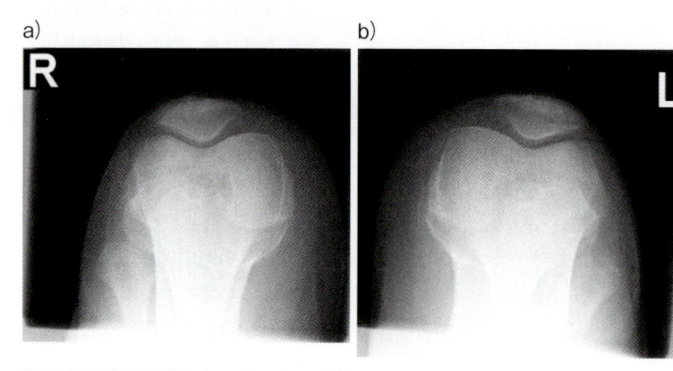

図3 ● X線軸斜像（a：右、b：左）

アルロン酸）が施行されていた。

IV 理学療法評価

1. 全体像
性格は朗らか。理学療法に対する意欲が高い。問診および検査測定に協力的である。

2. 視診・触診
右膝関節にわずかに水腫あり。熱感、発赤なし。大腿四頭筋の萎縮がみられる。右膝の屈伸時、クリック音を認める。

3. 疼痛
安静時および夜間NRS 0 / 10、膝関節屈曲時（最終域にて前内側部）3 / 10、歩行・階段昇降時（内側）4 / 10。歩き始めと10分ほど歩いたときにズキズキした痛みを感じる。鎮痛薬を内服してから、痛みは軽減している。

4. 感覚検査
正常

5. 形態測定

	右	左
大腿周径膝蓋骨直上	32.5	31.5
上縁 5 cm	34.0	35.5
10 cm	39.0	40.5
15 cm	44.5	45.5
下腿周径最大	32.5	33.0

（単位：cm）

6. 関節可動域検査

	右	左
体幹（胸腰部）屈曲	40	
伸展	20	
回旋	35	35
側屈	45	45
股関節屈曲	120	120
伸展	15	15
外転	45	45
内転	15	20
外旋	45	40
内旋	40	45
膝関節屈曲	135	145
伸展	0	0
足関節底屈	45	45
背屈	20	20
外反	25	20
内反	35	30

（単位：°）

7. 筋力検査

【徒手筋力検査】

	右	左
股関節屈曲	5	5
伸展	4	5
外転	3	4
内転	4	4
外旋	4	4
内旋	4	4
膝関節屈曲	5	5
伸展	4	5
足関節底屈	4	4
背屈	5	5
外反	4	5
内反	4	5

【等尺性膝伸展筋力体重比】

	右	左
大腿四頭筋筋力	20 kg	31 kg
体重比	34 %	53 %

8. 整形外科的徒手検査

Oberテスト：右陽性
前方引き出しテスト・内反ストレステスト・後外側回旋不安定性テスト：右陽性

9. 姿勢・動作観察

【静止立位】

前額面（図4a）：右膝O脚変形あり（3横指）。重心が左側に偏位している。
矢状面（図4b）：円背を呈する。頸部は前方位。骨盤は後傾し、前方位。重心は後方に偏位している。

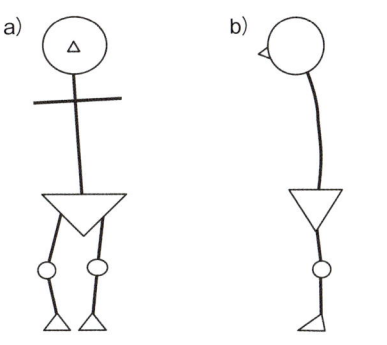

図4● 静止立位姿勢（a：前額面、b：矢状面）

【歩行】

左と比較し、右立脚相の時間が短縮している。右立脚初期において、膝の外側への動揺（ラテラルスラスト）が出現し、その後、立脚中期にかけてTrendelenburg徴候がみられる。右遊脚相では下肢全体がこわばりを呈しており、膝の屈曲角度が減少している。

【階段昇降】

手すり使用。1足1段にて昇降可能であるが、手すりを強く把持し、上肢の力で引き上げて昇段する。降段では、手すりに体重をあずけている。降段時のほうがより強い痛みを生じる。

10. バランス検査

片脚立位時間：右25秒、左60秒

11. 10 m歩行速度

快適62.4 m/分、最大78.0 m/分

12. 6分間歩行試験

384 m

13. ADL評価

準WOMAC：痛み84点、身体機能90点

V 問題点

Impairment

#1 歩行および階段昇降時の右膝内側の痛み
#2 右大腿四頭筋筋力低下
#3 右大殿筋および中殿筋の筋力低下
#4 右膝屈曲可動域制限
#5 右膝関節不安定性（内反、前方・後外側回旋）
#6 関節水腫
#7 O脚変形

Disability

#8 ADL能力低下

＃9 歩容不良（ラテラルスラスト、Trendelenburg
　　徴候）
　＃10 歩行速度の低下
　＃11 歩行持久力の低下
Handicap
　＃12 生活範囲の狭小化
　＃13 趣味活動の制限

Ⅵ ゴール設定

【短期目標：1カ月】
- 疼痛軽減：NRS 4／10→2／10
- 関節可動域改善：膝屈曲135°→140°
- ADL（歩行および階段昇降）の改善

【長期目標：3カ月】
- 疼痛軽減：NRS 0／10または一時的に認めるのみ
- 関節可動域改善：左右差なし
- 筋力向上：等尺性筋力体重比の左右差10％
- 6分間歩行距離の延長：440 m（同年代の健常女性高齢者550 m）
- ADLの改善：痛み95点、身体機能96点
- ウォーキングツアーへの参加：1時間程度の連続歩行より再開

Ⅶ 治療プログラム

ⅰ．温熱療法：ホットパック、10〜15分
ⅱ．膝伸展挙上トレーニング：背臥位、10回×3〜5セット
ⅲ．大殿筋（ブリッジング）・中殿筋（CLAM）トレーニング：10回×3〜5セット
ⅳ．足関節・足部筋トレーニング：カーフレイズ、10回×3〜5セット、タオルギャザー、100回握り
ⅴ．バランストレーニング：不安定板を使用
ⅵ．自転車エルゴメーター：10〜15分、「ややきつい」と感じるレベルの負荷
ⅶ．ホームエクササイズ：上記ⅱ〜ⅳ

Ⅷ 考察

　本症例は、変形性膝関節症による歩行時痛が増悪したため当院を受診し、約1カ月前より理学療法を開始した。今回、理学療法初期評価を行った結果、歩行および階段昇降時痛、膝関節の屈曲可動域制限、大腿四頭筋および股関節周囲筋の筋力低下が認められた。また、それに伴うADL能力低下、歩容不良を呈している。膝関節の関節水腫は、反射的に大腿四頭筋の収縮不全を招き、それに伴う筋力低下を助長するため、痛みの悪循環を生じていた可能性がある。また、関節不安定性、中殿筋および大殿筋の筋力低下により、ラテラルスラストおよびTrendelenburg徴候が生じたものと考える。これらの歩容不良は、膝内側の機械的ストレスを増加させるため、変形性膝関節症を進行させる恐れがあると考える。そのため、大腿四頭筋を中心とした下肢の筋力トレーニング、バランストレーニングなどにより、下肢の支持性を高めるための運動療法を治療プログラムに設定した。炎症急性期は過ぎているため、ホットパックによって運動の準備を行い、自転車エルゴメーターにより、持久力と同時に神経・筋協調性を促すことを狙った。

　本症例のホープは、趣味のウォーキングツアーへの参加である。短距離からはじめ、徐々に距離を延ばすよう勧める。また、杖や足底板の使用、減量を促し、膝への負担を軽減させることもアドバイスしたい。保存療法の適応範囲を理解し、薬物療法、装具療法を併用しながら、ホープの達成に取り組みたいと考える。

第1章 骨関節系疾患の症例レポート

2 変形性膝関節症（人工膝関節全置換術前後）

田中友也

はじめに

　人工膝関節全置換術（Total Knee Arthroplasty：TKA）は、末期の変形性膝関節症（Osteoarthritis of the Knee：膝OA）に対する1つの観血的治療であり、保存療法によって膝痛が改善しない場合に選択されます。近年、わが国ではTKAの施行数が増加傾向にあるため、手術前後の理学療法の処方が多く出されます。TKAが適応となる膝OA患者は多くが高齢者のため、筋力低下やADL制限が術前から存在します。また併存症（高血圧・糖尿病・心疾患）や肥満など、術後合併症の危険因子をもっています。

　急性期は、手術侵襲による循環動態の不良（貧血・嘔吐・めまいなど）、炎症症状（疼痛・腫脹・発赤・熱感・二次的な機能障害）によって動作制限を生じます。また、さまざまな合併症（深部静脈血栓症・肺塞栓症・感染など）の危険性が伴います。そして近年、急性期医療では早期退院を目標に各病院でクリニカルパスを作成しているため、これらを考慮し、理学療法プログラムを立案します。

　また、術後2週経過すると炎症期が終わり、早期の問題点や侵襲による疼痛が改善するため、次の段階として、さらなる筋力増強や歩容の改善、自宅退院に必要な動作の獲得を目標にします。そのため、患者さんの自宅環境・仕事・役割・趣味などを詳細に聴取し、必要な身体機能や動作・環境を考え、理学療法プログラムを立案します。また退院時においては、禁忌事項や注意点、自主トレーニングの指導を行う必要があります。

　上記の特徴を考慮し、TKA術後症例のレポートを作成しましょう。今回のレポートでは症例を全般的にまとめたものとなりますが、症例の特徴をみつけ、それについてまとめる方法もあります。指導者の指導のもと判断するとよいでしょう。

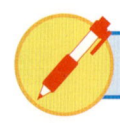

タイトル・導入

タイトルと導入部には、症例に生じる特異的な問題点や特別な目標を記載し、レポートにまとめた理学療法の全体像を示しましょう。

【タイトル】
　右人工膝関節全置換術後に早期回復・退院を目標とした症例
　〜退院後の独居生活をめざして〜

【導入】
　今回、人工膝関節全置換術❶（Total Knee Arthroplasty：TKA）を施行した症例の評価・治療にかかわる機会をいただいたため報告する❷

赤ペン添削

❶ 必ず左右または両側を記載する。以下からの記載も同様。
❷ レポートの全体を通した概要を記載する。

完成Report
→p.54参照

症例紹介

症例について詳細な情報を聴取しましょう。特に術前生活、家族構成（同居人の有無など）や住宅環境（階段また段差の高さ、ベッドの有無など）、主訴、ニーズ、ホープなどは、理学療法目標を考える1つの材料となります。

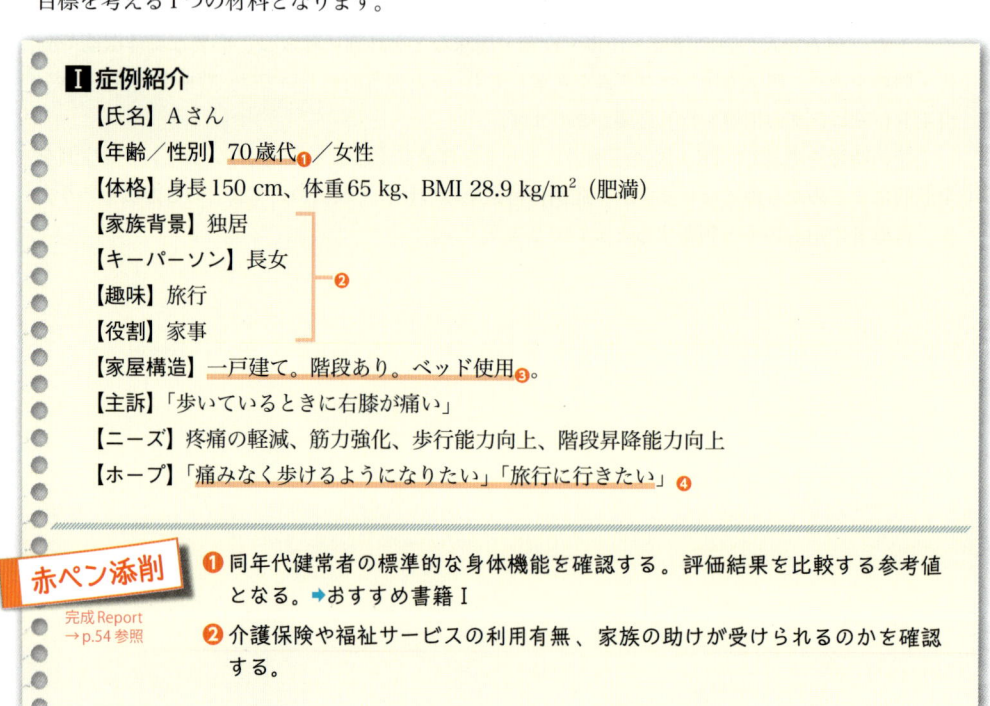

I 症例紹介
　【氏名】Aさん
　【年齢／性別】70歳代❶／女性
　【体格】身長150 cm、体重65 kg、BMI 28.9 kg/m²（肥満）
　【家族背景】独居
　【キーパーソン】長女
　【趣味】旅行　❷
　【役割】家事
　【家屋構造】一戸建て。階段あり。ベッド使用❸。
　【主訴】「歩いているときに右膝が痛い」
　【ニーズ】疼痛の軽減、筋力強化、歩行能力向上、階段昇降能力向上
　【ホープ】「痛みなく歩けるようになりたい」「旅行に行きたい」❹

赤ペン添削

❶ 同年代健常者の標準的な身体機能を確認する。評価結果を比較する参考値となる。➡おすすめ書籍I
❷ 介護保険や福祉サービスの利用有無、家族の助けが受けられるのかを確認する。

完成Report
→p.54参照

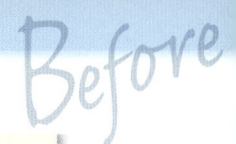

❸ 家屋状況は詳細に聴取し、記載しよう（例：階段の段数、手すりの有無など）。

❹ 目標となるホープは詳細に確認する。また術前生活を聴取し、日常生活や趣味活動に必要な能力を把握する。

医学的情報

カルテ・画像から症例の状態や、手術までの経緯などの情報を得ましょう。特に術前から術後の変化（血液データ・下肢アライメント・服薬など）を捉えることが重要です。

II 医学的情報

【診断名】右変形性膝関節症（Osteoarthritis of the Knee：膝OA）

【現病歴】
　4年前❶より右膝痛が出現し、近医で膝OAと診断され保存療法を行ったが、症状改善せず右TKA施行となる。

【既往歴】L4/5腰部脊柱管狭窄症❷

【併存症】高血圧、糖尿病❸

【術式】右TKA❹

【術後スケジュール】クリニカルパスに準ずる❺

【経過】
　クリニカルパスから外れることなく経過し、現在は歩行器歩行にて病棟内移動自立している。

【術後合併症】右下腿部に深部静脈血栓症❻

赤ペン添削
完成Report
→p.54 参照

❶ 長期間の症状に耐えて手術を行う症例ほど身体機能が低下している可能性が高い。また、術前の状態は術後回復に影響するため、術前評価を行うことが望ましい。術前評価が困難であれば、担当セラピストまたは診療録から情報を得る（**III** 他部門情報参照）。

❷ 腰痛や神経症状の理学療法評価を行う。また、過去の治療を確認する。

❸ 併存症の管理は適切に行えているのかを確認する。また、リスク管理のため高血圧であればリハビリ中止基準、糖尿病であれば低血糖症状の頻度などを確認する。

❹ 手術時の機種（拘束型、半拘束型）や進入方法、膝蓋骨置換の有無を把握し記載する。また、一般的な手術方法やTKAの機種について把握しておく。
➡ おすすめ書籍 II

❺ リハビリに関する詳細な情報を記載する。

❻ 深部静脈血栓症やその他の合併症について調べよう。➡ +α知識 ①

【服薬情報】ロキソニン®、ムコスタ®、フロモックス®、リクシアナ® ❼

【血液データ】CRP値 2.05 mg/dL ❽

【画像所見】❾

図1にX線画像を示す。

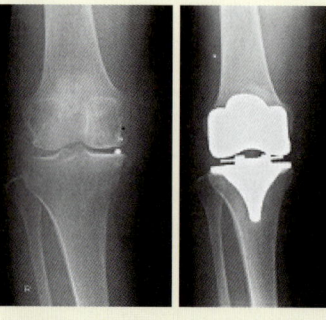

正面像　　　　　　　　　側面像

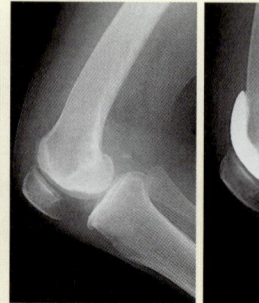

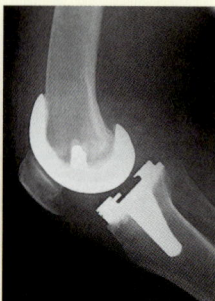

軸斜像

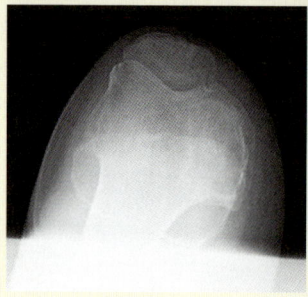

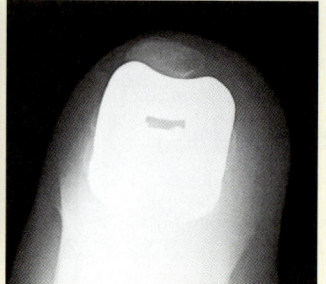

図1 ● X線画像

赤ペン添削

完成Report
→p.54参照

❼ 薬効や副作用について調べる。

❽ 評価日（例：術後○日）も記す。また炎症を示すCRP値だけではなく、循環動態に関連するデータも記載する。

❾ 画像から得られる情報（例：膝OAグレード、大腿脛骨角）を記載する。また、画像の撮影日も明記する。

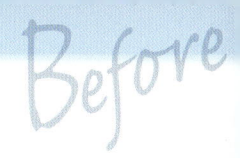

+α知識 ①**TKA術後に生じる合併症**

TKA術後特有の合併症を**表A**に示す。症状を把握し、毎日の治療のなかで観察する。症状があれば、すぐにスーパーバイザーに報告する。

表A ● TKA術後特有の合併症

合併症	症状	発生率
深部静脈血栓症（Deep Vein Thrombosis：DVT）	血流遅延・血液凝固能亢進などの原因により静脈内に血栓が生じることで、下肢浮腫・下腿疼痛を生じさせる	50％
肺塞栓症（Pulmonary Embolism：PE）	DVTが右心系を通って肺動脈に塞栓を形成することで、呼吸困難・胸痛・頻呼吸を生じさせる	DVT発症者：10〜20％ 死亡率：未治療30％、治療済2〜8％
感染症	何らかの原因により関節内が細菌感染を起こすことで、発熱、局所の疼痛・腫脹・熱感、関節液の貯留、関節可動域制限などの症状がみられる	0.39〜2.0％
人工関節のゆるみ	感染症・ポリエチレンの摩耗・人工関節周囲の骨折などが生じることで、関節液の貯留、関節不安定性、歩行・動作時痛などの症状がみられる	―

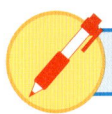

他部門情報

医師からは術中の情報や併存症への対応、看護師からは病棟内での生活・バイタルサイン・自己管理の状況（アイシング・自主トレーニング）などを聴取します。

Ⅲ 他部門情報
【医師からの情報】
　術中の問題は特になし❶。併存症や合併症に注意して運動療法を行う❷。
【看護師からの情報】患者は術部や服薬に関して自己管理が行えている。

赤ペン添削
❶ 術中の右膝関節の可動域を必ず聴取する。今後の関節可動域の目標となる。
❷ リハビリ中止基準（Anderson・土肥の基準）を確認しておこう。

完成Report
→p.54 参照

理学療法評価

各評価の関連性を考える必要があります。歩行能力・バランス能力・ADLなどの動作能力の低下は、多くの問題点が重なり合い生じていることが多いです。

Ⅳ 理学療法評価❶

1. 全体像
術後回復への意識が高く、運動療法に対して真面目に取り組んでいる。

2. 視診、触診
右膝周囲に炎症所見あり。右大腿直筋とハムストリングスの筋スパズムが亢進。

3. 疼痛検査
NRS❷を使用。
(1) 安静時痛
　　右膝3 / 10
(2) 運動時痛
　　T字杖歩行5 / 10、立ち上がり4 / 10
　　右膝屈曲6 / 10
　　右膝伸展筋収縮時3 / 10 ❸

4. 触覚検査
非術側を10に設定。
創部周囲：内側10 / 10、外側2 / 10❹
下肢（L1〜S1レベル）：左右差なし

5. 形態測定❺（四肢長、周径）

棘果長、転子果長	左右差なし
周径（右 / 左）	膝蓋骨直上(38 / 36.5)、膝蓋骨〜5 cm (39 / 37)、膝蓋骨〜10 cm (41 / 39) 下腿周径（最大29 / 27、最小19 / 18.5）

6. 関節可動域検査❻（右 / 左）（単位：°）

股関節	伸展 (10 / 20)、内転 (15 / 20)、外旋 (30 / 40)
膝関節	屈曲 (90P / 140)、伸展 (−10 / 0)
足関節	膝伸展位での背屈 (10 / 30)

P＝疼痛、※可動域制限のみ記載。

7. 筋力検査（右 / 左）

股関節	伸展 (2 / 4)、外転 (2 / 4)、内転 (3 / 4)、外旋 (2 / 4)
膝関節	屈曲 (3 / 4)、伸展 (2 / 4)
足関節	底屈 (2＋/ 4)

❼
左右差がある部位のみ記載。

赤ペン添削

完成Report
→ p.55 参照

❶ 評価期間、各評価の実施日を必ず記載する（例：術後○日）。
❷ 正式名を記載する。これ以降に出てくる略語も含む。
❸ 部位、日内変動、疼痛が軽減する姿勢なども記載する。
❹ なぜ、膝外側に感覚鈍麻が生じるのか？→ +α知識 ②
❺ 単位を必ず記載する。
❻ ADLに必要な関節可動域を調べておこう。→ +α知識 ③
❼ 代償動作や疼痛の出現があれば記載する。

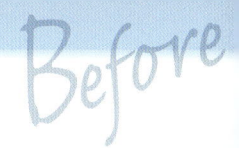

8. 整形外科的検査（右/左）
   Thomasテスト❽：膝屈曲位（陽性/陰性）、膝伸展位（陰性/陰性）
   Oberテスト（陽性/陰性）、膝蓋跳動試験（陽性/陰性）
9. バランス検査
   FBS❷：36点/56点❾
   減点項目：前方リーチ、床から物を拾う、360°方向転換、段差踏み、継ぎ脚立位保持、片脚立位保持 ❿
   Timed Up and Go Test（TUG）❾：16.6秒
10. 姿勢評価⓫
    座位：左重心偏位、骨盤後傾、腰椎後彎、右骨盤挙上、体幹右側屈、右膝は左膝に比べて伸展位
    立位：左重心偏位、骨盤後傾、腰椎後彎、骨盤左挙上・右後方回旋、体幹右側屈、右膝軽度屈曲位
11. 歩行評価（T字杖歩行近位見守りレベル、快適歩行）
    10m歩行検査：18.3秒
12. 動作観察⓬
    (1) 立ち上がり動作⓬
        離殿時に重心は左偏位し、体幹屈曲時の骨盤前傾が不足のまま非術側下肢の代償で立ち上がる。術側下肢は股関節内転、内旋し、knee-in動作⓭となる。
    (2) 歩行（T字杖歩行近位見守り、快適歩行で実施）
        右立脚相では右膝屈曲位でイニシャルコンタクトを行い、ローディングレスポンスでは初期の二重膝作用⓮が出現せず、体幹右側屈、骨盤の右後方回旋により、前方推進を代償させミッドスタンスからターミナルスタンスに移行する。右遊脚相では足関節の蹴り出しが弱く、骨盤挙上と股関節外転の代償を行い、後期の二重膝作用が不足した状態で右下肢を振り出す。
13. ADL評価
    FIM❷：107/126点
    減点項目：清拭、更衣（下半身）、トイレ移乗、浴槽・シャワー移乗、歩行、階段 ❿

赤ペン添削

完成Report → p.56参照

❽ 膝屈曲制限がある場合、Elyテストは行えないため、Thomasテスト変法で腸腰筋と大腿直筋を鑑別する。➡+α知識 ④
❾ 各評価のカットオフ値を確認しておこう。➡+α知識 ⑤
❿ 項目だけではなく、実測値や実際の方法を記載する。
⓫ 図を用いて表す。
⓬ 動作時の条件を記載する。
⓭ knee-inとはどのような動作なのか？確認しておこう。➡+α知識 ⑥
⓮ 二重膝作用とは？確認しておこう。➡+α知識 ⑦

+α知識 ②膝外側の感覚障害
伏在神経の枝が手術侵襲により損傷してしまうため、膝外側の感覚障害が生じる。全員に生じるわけではない。術後25週間から少しずつ改善してくる。

+α知識 ③ TKA術後患者におけるADL中の膝関節可動域

TKA術後患者ではADL中の膝屈曲角度が小さくなる。表Bに示した関節可動域は最低限必要な膝屈曲角度であり、膝関節可動域制限がADLにどうかかわるか把握しておきたい。

表B 片側TKA術後患者のADL中の膝屈曲角度（単位：°）

	TKA	健常者
歩行	53.8	67.4
昇り坂（傾斜5°）	53.2	64.5
降り坂（傾斜5°）	57.3	72.1
階段昇り（16.5 cm）	69.2	98.5
階段降り（16.5 cm）	66.8	97.3
椅子への着座（46 cm）	67.8	99.0
椅子からの立ち上がり（46 cm）	71.2	99.3
浴槽へ入る（59 cm）	67.3	131.0
浴槽から出る（59 cm）	68.5	138.1
自動運動での膝屈曲	92.5	135.5

（Myles CM, et al：Gait Posture, 16：46-54, 2002を参考に作成）

+α知識 ④ Thomas（トーマス）テスト変法の方法

Thomasテストの際に、膝伸展位と膝屈曲位で検査側下肢の下がる程度を比較する。膝屈曲位では下がらず、膝伸展位で下がった場合、大腿直筋の短縮と判断する。

+α知識 ⑤ バランス検査のカットオフ値

患者さんの転倒リスクを把握するためにカットオフ値を知っておきたい（表C）。

表C 臨床的バランス検査の転倒リスクのカットオフ値

検査項目	カットオフ値
Timed Up and Go Test	13.5秒以上
Functional Reach Test	15.2 cm以下
Functional Balance Scale	45点以下 ※36点以下で転倒率増加

（身体的虚弱（高齢者）理学療法診療ガイドライン．『理学療法診療ガイドライン 第1版（2011）』，日本理学療法士協会，pp1008-1009, 2011を参考に作成）

+α知識 ⑥ knee-in動作

この動作は過度な膝外旋と外反によって生じ（図A）、膝関節に剪断ストレスや膝蓋骨のトラッキングを起こし、膝内側に疼痛を発生させる原因となる。そのため、検査時は注意して観察する。

+α知識 ⑦ 二重膝作用とは？

二重膝作用（Double Knee Action）とは、歩行中に起こる2回の膝屈曲-伸展運動のことをいう（図B）。正常であれば二峰性となるが、TKA術後の歩行では一峰性または関節運動が生じない問題が多くみられる。

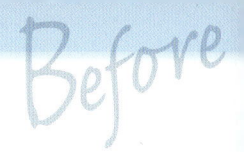

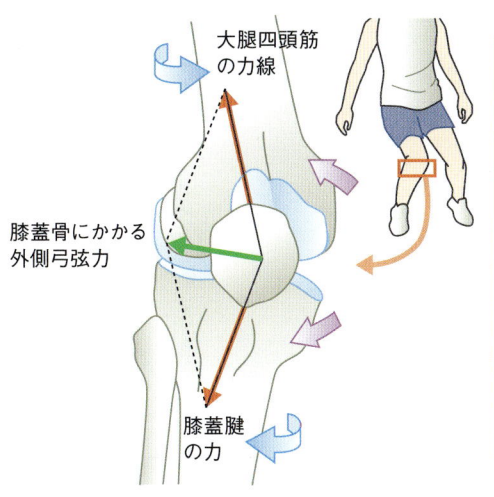

設置アライメント不良	膝外反設置
	大腿骨コンポーネントの外旋設置
	脛骨コンポーネントの外旋設置
関節周囲結合組織の過度のゆるみ	内側膝蓋大腿靭帯のゆるみ
	膝関節の内側側副靭帯のゆるみ
	足部内側縦アーチのゆるみや減少した高さ（距骨下関節の過回内と関連）
関節周囲結合組織や筋の過度の膠着または過緊張	外側膝蓋支帯線維や腸脛靭帯の増加した緊張
	股関節内旋筋や内転筋の増加した緊張
筋力弱化	股関節外旋筋と外転筋
	内側広筋（斜頭）
	後脛骨筋（足部の過回内と関連）

図A　過度な膝外旋と外反

〔『筋骨格系のキネシオロジー 原著第2版』(Neumann DA／著，嶋田智明，有馬慶美／監訳)，p602, 603, 医歯薬出版，2012を改変して転載〕

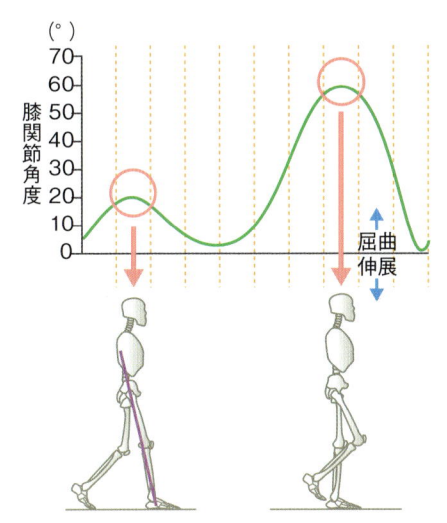

図B　1歩行周期における膝関節運動（正常時）

〔『筋骨格系のキネシオロジー 原著第2版』(Neumann DA／著，嶋田智明，有馬慶美／監訳)，p602, 603, 医歯薬出版，2012，『観察による歩行分析』(Götz-Neumann G／著，月城慶一，他／訳)，医学書院，2005を参考に作成〕

初期　ローディングレスポンス　目的：衝撃吸収、体重支持

後期　イニシャルスイング　目的：下肢のクリアランス

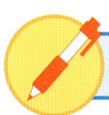

ゴール設定

　今まで聴取した内容・理学療法評価・クリニカルパスから妥当性のある目標を掲げる必要があります。自宅退院に最低限必要なADLに対して優先順位を付けましょう。

　また、先に目標を掲げることで、問題点の優先順位が付けやすくなると考えられます。

Ⅴ ゴール設定

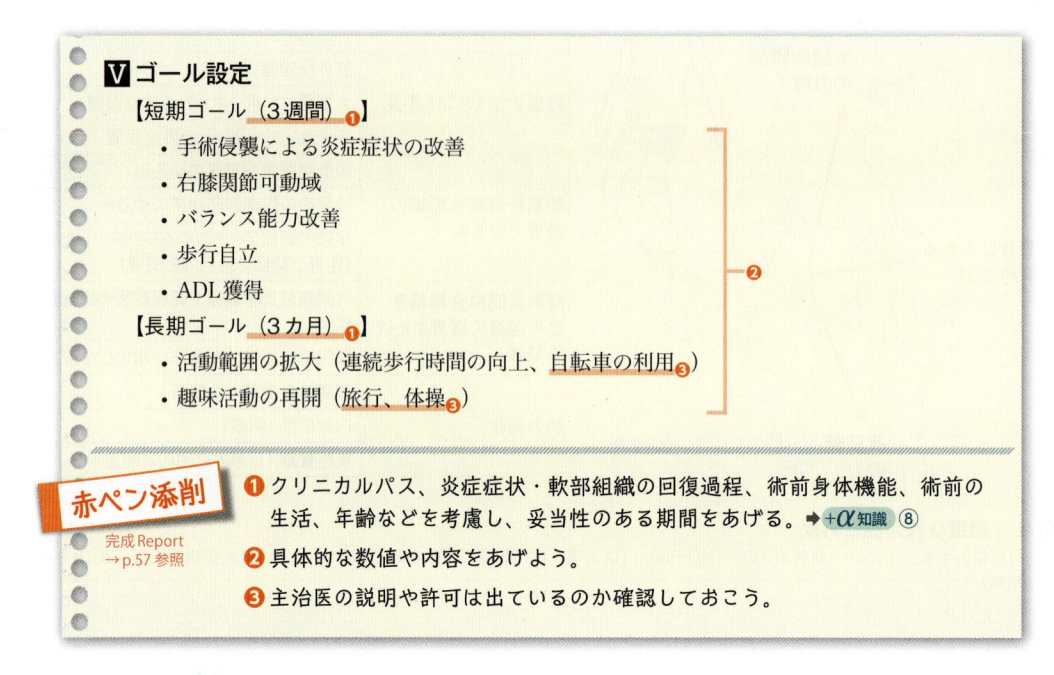

【短期ゴール（3週間）❶】
- 手術侵襲による炎症症状の改善
- 右膝関節可動域
- バランス能力改善
- 歩行自立
- ADL獲得　❷

【長期ゴール（3カ月）❶】
- 活動範囲の拡大（連続歩行時間の向上、自転車の利用❸）
- 趣味活動の再開（旅行、体操❸）

赤ペン添削
完成Report
→p.57参照

❶ クリニカルパス、炎症症状・軟部組織の回復過程、術前身体機能、術前の生活、年齢などを考慮し、妥当性のある期間をあげる。 → +α知識 ⑧

❷ 具体的な数値や内容をあげよう。

❸ 主治医の説明や許可は出ているのか確認しておこう。

+α知識 ⑧ 炎症期と軟部組織の回復過程

手術侵襲により切創と術部の炎症症状は必ず生じる。これらの回復過程と修復時期を事前に調べ、確認しておくこと。修復時期による患者状態を把握し、目標や理学療法プログラムを立案する際に参考にする。

問題点

早期回復・早期退院を目標に掲げ、それを達成するために解決しなければならない問題点に対して優先順位を付けましょう。また、各問題点の関連性を考慮しましょう。

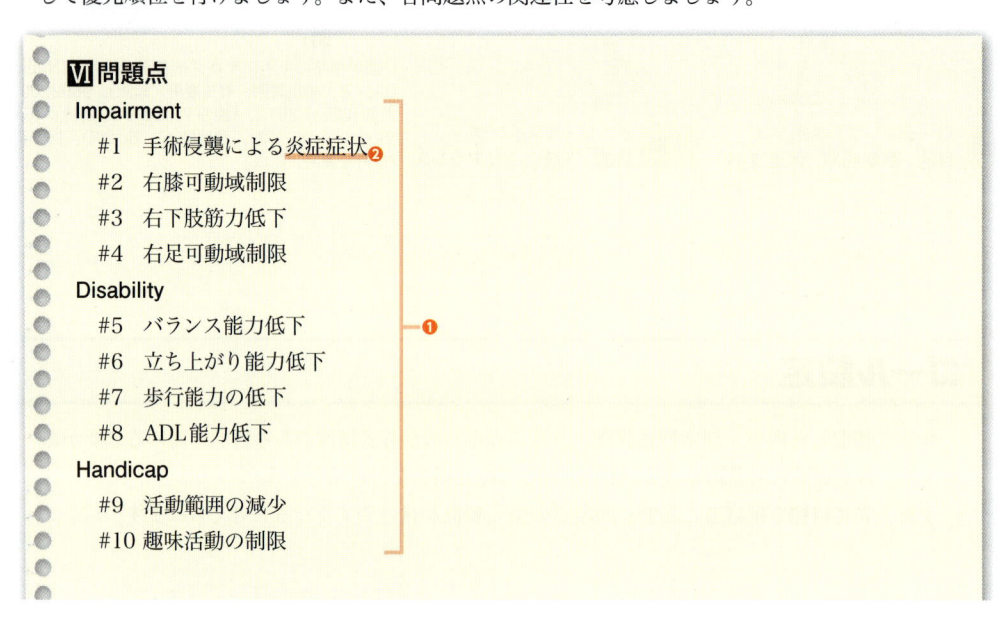

Ⅵ 問題点

Impairment
- #1 手術侵襲による炎症症状 ❷
- #2 右膝可動域制限
- #3 右下肢筋力低下
- #4 右足可動域制限

Disability
- #5 バランス能力低下
- #6 立ち上がり能力低下　❶
- #7 歩行能力の低下
- #8 ADL能力低下

Handicap
- #9 活動範囲の減少
- #10 趣味活動の制限

赤ペン添削
完成Report
→p.57参照

❶ すべての問題点において、筋の部位や評価の数値などを具体的に記載する。
❷ 炎症症状によって起こる問題点を確認しておこう。 ➡ +α知識 ⑨

+α知識 ⑨炎症症状の5徴候

炎症症状は、疼痛・腫脹・発赤・熱感のほかに、5徴候めとして"二次的機能障害"がある。二次的機能障害とは、疼痛や腫脹により反射的に筋出力が低下することと、疼痛からの逃避反射として生じる筋性防御による関節可動域制限のことをさす（図C）。対処を怠ると悪化し、症状を強める可能性がある。

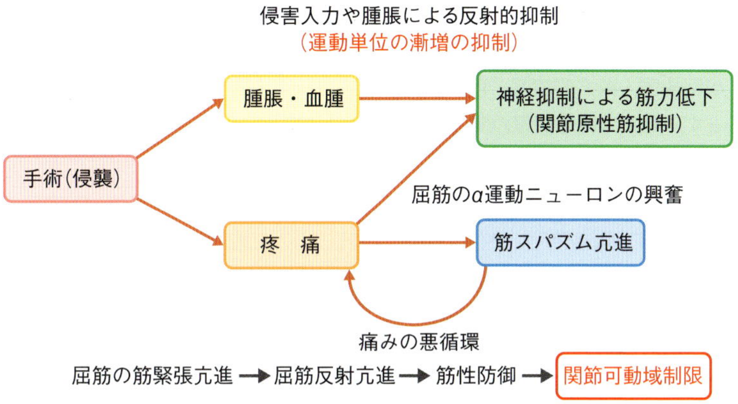

```
                   侵害入力や腫脹による反射的抑制
                   （運動単位の漸増の抑制）
          ┌→ 腫脹・血腫 ──→ 神経抑制による筋力低下
          │                  （関節原性筋抑制）
手術(侵襲) ─┤
          │              屈筋のα運動ニューロンの興奮
          └→ 疼 痛 ────→ 筋スパズム亢進
                 ↑_____↓
                  痛みの悪循環

屈筋の筋緊張亢進 → 屈筋反射亢進 → 筋性防御 → 関節可動域制限
```

図C ● 二次的機能障害の機序

✏️ 理学療法プログラム

まずクリニカルパスを参考に、術後スケジュールや退院目標を目安にプログラムの内容、負荷量などを設定します。そして、患者さんに合わせた目標を達成するために、Ⅵであげた問題点に対してプログラムを考えましょう。

Ⅶ 理学療法プログラム
- RICE処置
- 関節可動域エクササイズ（EX）（膝関節・股関節・足関節）
- 筋力増強EX（膝伸展筋・股関節周囲筋・足底屈筋）
- 立ち上がり・歩行動作EX（右荷重EX含む）
- 階段昇降EX（2足1段、手すり使用）
- ADL EX

❶❷❸

第1章 2 変形性膝関節症（人工膝関節全置換術前後）

Before

赤ペン添削
完成Report
→p.57参照

❶ 具体的な目的・部位・方法を記載する。
❷ 治療を行う時期やタイミングなどを記載する。
❸ 禁忌事項やクリニカルパス、症例の年齢・体力などに配慮しプログラムを考える。

考察

症例情報・医学的情報・理学療法評価・ゴール・問題点・理学療法プログラムのすべてを統合します。今まで得た情報の関連性を考えましょう。

Ⅷ 考察❶

　4年前より発症した右膝OAにより右TKAを施行した症例に対して、退院後の独居生活に必要な動作獲得を目標とし、評価と理学療法プログラムの立案を行った。
　症例は、術前から独居のため、退院後も家事作業をすべて行わなくてはならない環境にある。また、生活空間において段差や階段があるため、術後3週での自宅退院に向け、短期目標であげた項目の改善・獲得が必須となる❷。
　現在、病棟内はサークル歩行で移動を行っているが、炎症症状により歩行中の荷重時痛、右下肢の筋出力低下を起こし、バランス能力が低下しているため、T字杖歩行自立に達していない。この問題に対して、RICE処置により炎症症状軽減させ疼痛改善を図るとともに、右下肢の筋力増強EXを、疼痛に注意し初期は等尺性収縮、順に重心移動を用いた荷重EXを行うことで、屋外T字杖歩行自立、屋内独歩自立をめざす。階段昇降においては、T字杖歩行自立後に評価、EXを開始する。
　歩行、立ち上がり動作にて、共通する右下肢knee-in動作は、右下肢の支持性低下❸による代償動作であり、右膝内側痛の発生要因と考えられる。さらに、不安定な動作❸が長期的に続くことで左膝OAの発症リスクとなるため、右下肢筋の筋力増強EXと動作指導を行う。また、歩行中に二重膝作用が不足することが歩行効率低下や転倒の要因として考えられる。そのため、膝周囲筋の筋性防御改善や足関節底屈筋による右下肢の蹴り出しの改善を図る。
　ADLにおいて、現在は下衣の更衣動作の困難さが生じている。これは膝屈曲制限とそれに伴う疼痛によるものである。また、今後入浴を開始するにあたり、現状のままであれば、右下肢の清拭が困難になることが予想される。そのため、疼痛や筋性防御に注意して関節可動域EXを行い、可及的に膝屈曲可動域を改善させる。❹

赤ペン添削
完成Report
→p.58参照

❶ 評価結果とそれに対するゴール・問題点・理学療法プログラムの統合と解釈を行う。→ +α知識 ⑩
❷ 長期目標に関しても考察を行う。
❸ 支持性や安定性などの抽象的な言葉を用いることを避ける。
❹ リスク管理と今後の理学療法プログラムについて記載する。

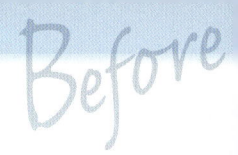

+α 知識 ⑩統合と解釈

理学療法評価で得られた情報と問題点・ゴール・理学療法プログラムの関連を把握する。各評価の目的や数値、現象が表す意味、そして目標や問題点・理学療法プログラムをあげた理由や根拠（文献など）を含めて熟慮する（図D）。

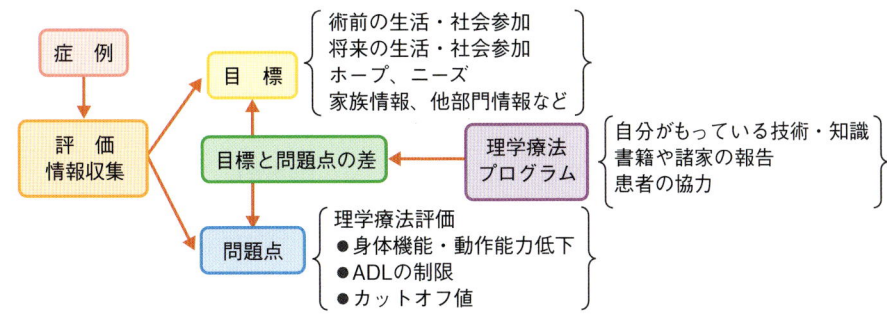

図D ● "統合と解釈"のアルゴリズム

```
症例
 ↓
評価
情報収集 ──→ 目標 { 術前の生活・社会参加
                    将来の生活・社会参加
                    ホープ、ニーズ
                    家族情報、他部門情報など }
         ──→ 目標と問題点の差 ←── 理学療法プログラム { 自分がもっている技術・知識
                                                      書籍や諸家の報告
                                                      患者の協力 }
         ──→ 問題点 { 理学療法評価
                      ●身体機能・動作能力低下
                      ●ADLの制限
                      ●カットオフ値 }
```

おすすめ書籍

Ⅰ）『運動療法学各論—高齢者の機能障害に対する運動療法』（市橋則明／編），文光堂，2010
→ 高齢者の身体機能についてまとめられた書籍。

Ⅱ）『人工関節のリハビリテーション—術前・周術期・術後のガイドブック』（杉本和隆／監，美﨑定也，相澤純也／編），三輪書店，2015
→ 一度は目を通しておきたい1冊。人工関節術後において、手術・看護・リハビリを網羅的にまとめた書籍。

Ⅲ）『筋骨格系のキネシオロジー 第2版』（Neumann DA／著，嶋田智明，有馬慶美／監訳），医歯薬出版，2012
→ 運動学、機能解剖学をまとめた1冊。統合・解釈や理学療法プログラムを考える際に参考になる。

Ⅳ）『ペインリハビリテーション』（松原貴子，他／著），三輪書店，2011
→ 炎症症状の回復過程や疼痛についてまとめた書籍。外傷後の疼痛に対しての対応も記載があるため、術後早期の疼痛管理の参考になる。

右人工膝関節全置換術後に早期回復・退院を目標とした症例
～退院後の独居生活をめざして～

○○医療専門学校理学療法学科　実習一郎
実習指導者：田中友也

今回、右人工膝関節全置換術（Total Knee Arthroplasty：TKA）術後の早期回復・退院と、退院後の独居生活に必要な動作の獲得を目標とした症例に対し、評価および理学療法プログラム立案にかかわる機会をいただいたため報告する。

I 症例紹介

【氏名】Aさん
【年齢／性別】70歳代／女性
【体格】
　身長150 cm、体重65 kg、BMI 28.9 kg/m² （肥満）
【家族構成】独居
【キーパーソン】長女
【趣味】旅行
【役割】家事
【福祉サービス、介護保険】なし
【家屋構造】
　一戸建て、上がり框高さ20 cm、階段高さ18 cm（15段、手すりあり、2階寝室のため階段利用頻度高い）、ベッド利用、洋式トイレ。
【主訴】「歩いているときに右膝が痛い」
【ニーズ】
　疼痛の軽減、筋力強化、歩行能力向上、階段昇降能力向上
【ホープ】
　「1時間ほど痛みなく歩き、半年後に友人とバス旅行に行きたい」
【術前の生活】
　症例は独居のため家事全般（買い物含む）を行っていた。また、体操教室に自転車で通っていたが、膝痛が生じ趣味活動が制限されていた。

II 医学的情報

【診断名】右変形性膝関節症（Osteoarthritis of the Knee：膝OA）
【現病歴】
　4年前より右膝痛が出現し、近医で膝OAと診断され保存療法を行ったが、症状改善せず右TKA施行となる。
【既往歴】
　L4/5腰部脊柱管狭窄症（症状の訴えなし）
【併存症】
　高血圧、糖尿病（ともに服薬にてコントロール）
【術式】
　右TKA：Mini-Midvastus Approachで展開。半拘束型を使用。
【術後スケジュール】
　クリニカルパスに順ずる。術後1日目より右下肢全荷重、サークル歩行エクササイズ（EX）開始。疼痛に応じて運動療法を実施する。
【経過】
　クリニカルパスから外れることなく経過し、現在は歩行器歩行にて病棟内移動自立している。
【術後合併症】右下腿部に深部静脈血栓症
【服薬情報】
　ロキソニン®（消炎鎮痛薬）、ムコスタ®（消化性潰瘍治療薬）、フロモックス®（抗菌薬）、リクシアナ®（抗凝固薬）
【血液データ】（術後7日目）※異常値のみ記載。
　CRP値2.05 mg/dL、ヘモグロビン10.1 g/dL、RBC 305万/μL
【画像所見】
　図1にX線画像を示す。
　術前：膝OAグレードⅢ、FTA；185°
　術後：FTA；178°

III 他部門情報

【医師からの情報】
　術中の右膝関節可動域は屈曲130°、伸展0°。併存症や合併症に注意して運動療法を行う。

正面像 a) b)　側面像 a) b)

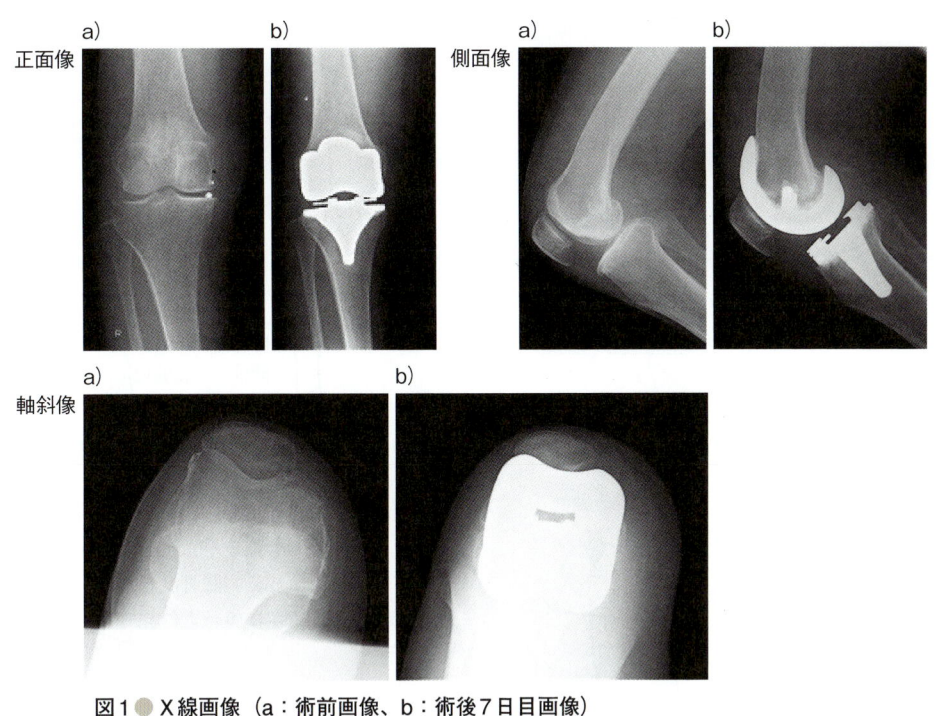

軸斜像 a) b)

図1● X線画像（a：術前画像、b：術後7日目画像）

【看護師からの情報】
患者は術部や服薬に関して自己管理が行えている。

Ⅳ 理学療法評価（術後6〜8日）

1. 全体像
術後回復への意識が高く、運動療法に対して真面目に取り組んでいる。

2. 視診、触診
右膝周囲に炎症所見あり。右大腿直筋とハムストリングスの筋スパズムが亢進。

3. 疼痛検査
Numeric Rating Scale（NRS）使用。
(1) 安静時痛
　右膝 3 / 10（同肢位保持で疼痛出現）
(2) 運動時痛
　T字杖歩行 5 / 10、立ち上がり 4 / 10（荷重時に右膝内側痛あり）右膝屈曲 6 / 10（膝前内側痛あり）
　右膝伸展筋収縮時 3 / 10（右膝前面痛あり）

4. 触覚検査
非術側を10に設定。
創部周囲：内側 10 / 10、外側 2 / 10
下肢（L1〜S1レベル）：左右差なし

5. 形態測定（四肢長、周囲径）（単位：cm）

棘果長、転子果長	左右差なし
周径（右/左）	膝蓋骨直上（38 / 36.5）、膝蓋骨〜5cm（39 / 37）、膝蓋骨〜10cm（41 / 39）下腿周径（最大29 / 27、最小19 / 18.5）

6. 関節可動域検査（右/左）（単位：°）

股関節	伸展（10 / 20）、内転（15 / 20）、外旋（30 / 40）
膝関節	屈曲（90P / 140）、伸展（-10 / 0）
足関節	膝伸展位での背屈（10 / 30）

P＝疼痛、※可動域制限のみ記載。

7. 筋力検査（右：特記事項/左）

股関節	伸展（2：腰椎伸筋代償/4）、外転（2：股関節屈筋代償/4）、内転（3 / 4）、外旋（2：骨盤後方回旋代償/4）
膝関節	屈曲（3 / 4）、伸展（2：膝痛あり/4）
足関節	底屈（2+ / 4）

左右差がある部位のみ記載。

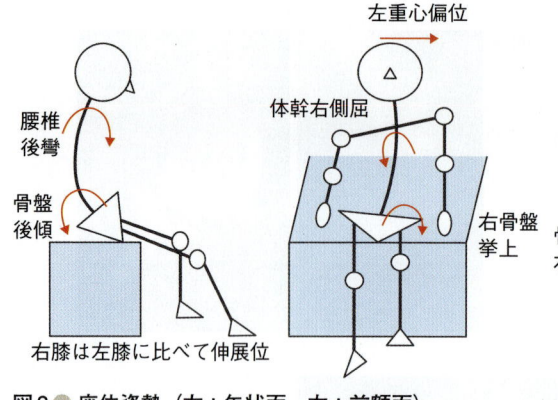

図2 ● 座位姿勢（左：矢状面、右：前額面）

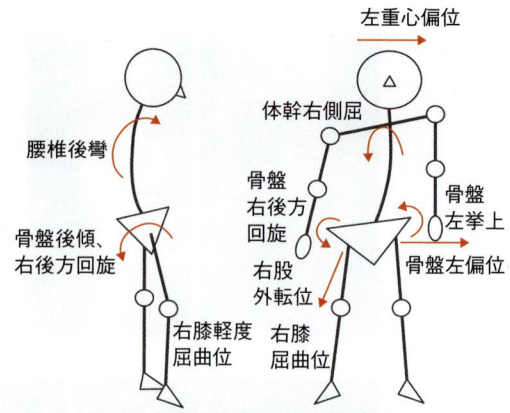

図3 ● 立位姿勢（左：矢状面、右：前額面）

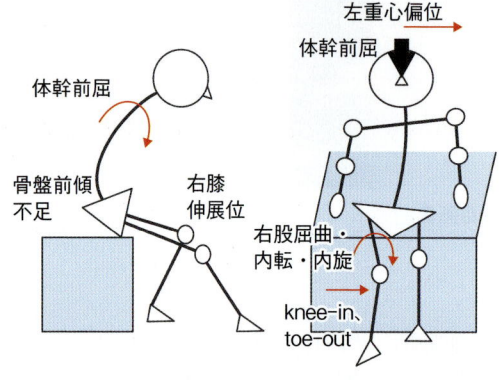

図4 ● 立ち上がり動作（左：矢状面、右：前額面）

8. 整形外科的検査（右/左）
Thomasテスト：膝屈曲位（陽性/陰性）、膝伸展位（陰性/陰性）
Oberテスト（陽性/陰性）、膝蓋跳動試験（陽性/陰性）

9. バランス検査
Functional Balance Scale（FBS）：36点/56点
　減点項目：前方リーチ（20 cm）、床から物を拾う（見守り）、360°方向転換（両方向6秒）、段差踏み（支持あり）、継ぎ脚立位保持（5秒）、片脚立位保持（右下肢2秒）
Timed Up and Go Test（TUG）：16.6秒

10. 姿勢評価（図2、3参照）
座位（図2）：左重心偏位、骨盤後傾、腰椎後彎、右骨盤挙上、体幹右側屈、右膝は左膝に比べて伸展位

立位（図3）：左重心偏位、骨盤後傾、腰椎後彎、骨盤左挙上・右後方回旋、体幹右側屈、右膝軽度屈曲位

11. 歩行評価（T字杖歩行近位見守りレベル、快適歩行）
10 m歩行検査：18.3秒

12. 動作観察
(1) 立ち上がり動作（自立レベル、上肢支持あり）（図4）
離殿時に重心は左偏位し、体幹屈曲時の骨盤前傾が不足のまま非術側下肢の代償で立ち上がる。術側下肢は股関節内転、内旋し、knee-in動作となる。

(2) 歩行（T字杖歩行近位見守り、快適歩行で実施）（図5）
右立脚相では右膝屈曲位でイニシャルコンタクトを行い、ローディングレスポンスでは初期の二重膝作用が出現せず、体幹右側屈、骨盤の右後方回旋により、前方推進を代償させミッドスタンスからターミナルスタンスに移行する。右遊脚相では足関節の蹴り出しが弱く、骨盤挙上と股関節外転の代償を行い、後期の二重膝作用が不足した状態で右下肢を振り出す。

13. ADL評価
Functional Independence Measure（FIM）：107/126点
　減点項目：清拭（未実施）、更衣（下衣、靴下着脱）、トイレ移乗（歩行器使用）、浴槽・シャワー移乗（未実施）、歩行（歩行器使用）、階段（未実施）

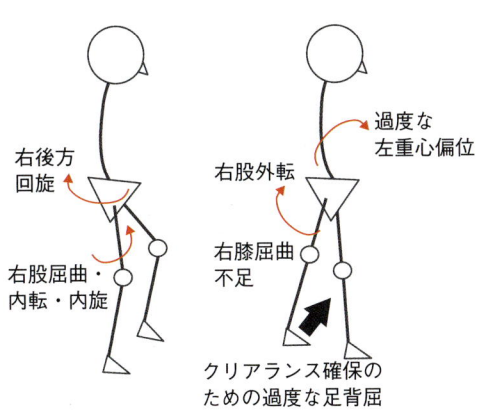

図5 ● 歩行動作（左：右下肢ミッドスタンス、右：右下肢プレスイング）

右後方回旋
右股屈曲・内転・内旋
過度な左重心偏位
右股外転
右膝屈曲不足
クリアランス確保のための過度な足背屈

V ゴール設定

【短期ゴール（3週間）】
- 手術侵襲による炎症症状の改善（疼痛・腫脹・二次的機能障害の改善）
- 右膝関節可動域改善（屈曲120°、伸展0°）
- バランス能力改善（FBS 45点、TUG 10秒）
- 歩行自立（屋内独歩、屋外T字杖）
- ADL獲得（更衣動作、補助具なしでの移動、入浴動作、階段動作）

【長期ゴール（3カ月）】
- 活動範囲の拡大（連続歩行時間の向上、自転車の利用）
- 趣味活動の再開（旅行、体操）

VI 問題点

Impairment
- #1 手術侵襲による炎症症状
- #2 右膝屈曲・伸展可動域制限
- #3 右膝伸展筋筋力低下
- #4 右股伸展可動域制限
- #5 右股関節周囲筋筋力低下（外転・外旋・伸展）
- #6 右足背屈可動域制限
- #7 右足関節底屈筋力低下

Disability
- #8 バランス能力低下（FBS 36点、TUG 18.3秒）
- #9 立ち上がり動作の異常（右下肢knee-in動作、左重心偏移）
- #10 歩行能力低下（T字杖歩行見守り）
- #11 ADL能力低下（入浴、下衣の着脱、階段昇降）

Handicap
- #12 活動範囲の減少（連続歩行時間短縮、自転車の利用）
- #13 趣味活動の制限（旅行、体操）

VII 理学療法プログラム

- RICE処置
  目的：炎症症状の改善
  方法：手術部にアイスパックを20分間実施。炎症期では、理学療法終了後以外にも、病棟でも実施する。

- 関節可動域EX（膝関節・股関節・足関節）
  目的：膝関節可動域改善、マルアライメントの修正
  方法：右膝関節は、回復段階に応じて愛護的に他動または自動介助にて実施する。また、他部位の短縮筋に対してストレッチを実施する。

- 筋力増強EX（膝伸展筋・股関節周囲筋・足底屈筋）
  目的：立ち上がり・歩行動作の改善
  方法：右膝伸展筋に対して、膝痛に応じて運動様式（等尺性・求心性・遠心性）や負荷を調整して実施する。また、他部位の延長筋に対して、代償動作を注意して実施する。

- バランスEX
  目的：T字杖歩行の安静度向上（見守りから自立へ）
  方法：右膝の疼痛に応じてMann（マン）肢位保持や片脚立位保持、後方または横歩きを実施する。

- 立ち上がり・歩行動作EX（右荷重EX含む）
  目的：異常動作の改善
  方法：立ち上がり・歩行に対して、右膝関節可動域・下肢筋力・疼痛に応じて、代償動作を改善するように動作指導を実施する。

- 階段昇降EX（2足1段、手すり使用）
  目的：階段昇降動作の獲得（自宅環境：寝室2階）
  方法：T字杖歩行自立後から開始し、安全な方法を選択する。昇段時は非術側から、降段時は術側から実施する。

- ADL EX
  目的：更衣動作、入浴動作の獲得
  方法：下衣着脱においては、膝関節角度改善後に動作指導を実施する。入浴動作において

は、医師より入浴許可が出た後に動作指導を実施する。

Ⅷ 考察

　4年前より発症した右膝OAにより右TKAを施行した症例に対して、退院後の独居生活に必要な動作獲得を目標とし、評価と理学療法プログラムの立案を行った。

　症例は、術前から独居のため、退院後も家事作業をすべて行わなくてはならない環境にある。また、生活空間において段差や階段があるため、術後3週での自宅退院に向け、短期目標であげた項目の改善・獲得が必須となる。そして、術後3カ月まで外来理学療法を行い、趣味活動を継続するために必要な身体機能と能力の獲得を長期目標とした。

　現在、病棟内はサークル歩行で移動を行っているが、炎症症状により歩行中の荷重時痛、右下肢の筋出力低下を起こし、バランス能力が低下しているため、T字杖歩行自立に達していない。この問題に対して、RICE処置により炎症症状軽減させ疼痛改善を図るとともに、右下肢の筋力増強EXを、疼痛に注意し初期は等尺性収縮、順に重心移動を用いた荷重EXを行うことで、屋外T字杖歩行自立、屋内独歩自立をめざす。階段昇降においては、T字杖歩行自立後に評価、EXを開始する。

　歩行、立ち上がり動作にて、共通する右下肢knee-in動作は、右股関節外転・外旋、伸展筋の筋力低下による代償動作であり、右膝内側痛の発生要因と考えられる。さらに、左側への重心偏位は、長期的に継続されることで左膝OAの発症リスクとなるため、右股関節周囲筋の筋力増強EXと動作指導を行う。また、歩行中に二重膝作用が不足することが歩行効率低下や転倒の要因として考えられる。そのため、膝周囲筋の筋性防御改善や足関節底屈筋による右下肢の蹴り出しの改善を図る。

　ADLにおいて、現在は下衣の更衣動作の困難さが生じている。これは膝屈曲制限とそれに伴う疼痛によるものである。また、今後入浴を開始するにあたり、現状のままであれば、右下肢の清拭が困難になることが予想される。そのため、疼痛や筋性防御に注意して関節可動域EXを行い、可及的に膝屈曲可動域を改善させる。

　今後、理学療法プログラムを進めるうえでは、術後より発生した深部静脈血栓症による肺塞栓症や感染などに対するリスク管理を行い、退院後の家事動作、趣味活動に向けてのADL、膝関節への負荷を減らすための生活指導を治療プログラムに追加していく必要がある。

第1章　骨関節系疾患の症例レポート

3 変形性股関節症（人工股関節全置換術前後）

古谷英孝

はじめに 〜人工股関節全置換術患者への理学療法〜

　変形性股関節症（以下、股関節症）は、疼痛と股関節の機能障害を呈する骨関節疾患です。股関節症は、原因がはっきりしない加齢に伴う**一次性**と、臼蓋形成不全や先天性股関節脱臼などの原因により生じる**二次性**があり、わが国では、二次性股関節症が全体の80〜90％を占めるとされています。有病率は女性に多く、40〜50歳代に好発します。X線画像では、①関節裂隙の狭小化、②骨棘形成、③骨硬化、④骨頭扁平化、⑤骨囊胞の形成が観察できます。主な症状として、疼痛・股関節の可動域制限・股関節周囲筋の筋力低下・下肢長差があり、ADLでは、立位・歩行・階段昇降などの下肢に荷重を要する動作や靴下着脱動作、足趾爪切り動作が困難になります。

　保存療法で改善しない中高年の症例や末期股関節症患者に対しては、人工股関節全置換術（Total Hip Arthroplasty：THA）が施行されます。近年、THAの手術件数は増加しており、臨床実習で出合う頻度が高い症例の1つです。術後理学療法では、疼痛、股関節を中心とした下肢の関節可動域や筋力、下肢長差、歩行能力、ADL能力を中心に評価し、術後脱臼などのリスクを把握したうえで、理学療法プログラムを立案していくことが重要となります。また術後患者は、跛行の残存や靴下着脱・足趾爪切り動作に困難を要する症例が少なくありません。このため、術後早期から関節可動域や筋力低下の改善をめざした理学療法を行うことが予後に大きく影響するといえます。

　以上のような点を考慮して、症例レポートを作成しましょう。

タイトル・導入

THA術後患者に対し、どのようなADL（歩行・階段昇降・靴下着脱動作・足趾の爪切り動作など）の改善をめざして理学療法を行ったかをタイトルに含めて、読み手に患者像をうまく伝えられるように工夫しましょう。

【タイトル】
変形性股関節症に対しTHAを行った症例❶

【導入】
今回、左変形性股関節症の診断を受け、左THA❷を施行され、術後1週間経過した症例に対して理学療法評価および治療プログラムの立案を行う機会をいただいたので以下に報告する。

赤ペン添削
完成Report
→p.70参照

❶ レポートにどのような内容が記載されているか把握できるようなタイトルにしよう。

❷ 略語は日本語名（英語名：略語）の順番に記載しよう。この場合、「人工股関節全置換術（Total Hip Arthroplasty：THA）」となる。

症例紹介

術前の社会的な役割や趣味、活動レベルについても記載しましょう。患者さんが仕事をしている場合、仕事の内容（デスクワーク・商品販売・営業など）、休職の期間や復職の時期も把握しておくことが大切です。

I 症例紹介
【氏名】H.M　足立区保木間在住❶
【年齢／性別】50歳代後半／女性
【体格】身長156.0 cm、体重47.5 kg、BMI 19.5 kg/m²（標準）
【個人的・社会的背景】
・家族構成：夫、長女（大学生）と3人暮らし
・職業歴：介護職❷
・趣味・特技：ゴルフ
【家屋構造】10階建てマンションの3階が自宅❸
【診断名】左変形性股関節症
【主訴】
「上手に歩けない」「左足が長く感じる」「股関節が固く靴下の脱ぎ履きが行いにくい」
【ニーズ】歩行能力の改善❹、ADL能力の改善❺
【ホープ】「きれいに歩きたい」「仕事に復帰したい」「ゴルフがしたい」

赤ペン添削

完成Report
→p.70参照

❶ イニシャルや住所は個人の特定につながるので記載しない。
❷ 職業歴については退院後の復帰状況や休職期間、通勤手段も聴取した？
❸ THA術後の機能予後を考えて家屋構造を詳しく聴取しよう。
❹ どのような歩行能力の改善が必要？
❺ どのようなADL能力の改善が必要？

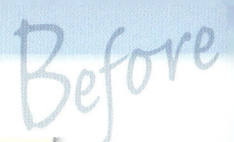

現病歴

股関節に症状が発生してから手術に至るまでの経過を詳しく記載しましょう。疼痛の経過や困難を感じていたADLを把握し記載することで、読み手が理解しやすくなります。

【現病歴】
　5年前より左股関節痛が出現❶。知人の紹介で当院を受診。末期の左変形性股関節症と診断され、左THAを施行。

赤ペン添削

完成Report
→p.70参照

❶ いつ頃から疼痛が増悪した？ どのようなADLに困難を要するようになったかも記載しよう。

既往歴および他部門情報

Ⅱ 他部門情報

【既往歴】小児喘息（幼少期）治癒
【術前評価】
・術前X線画像：関節裂隙狭小化、骨硬化、骨頭扁平化、骨嚢胞を認める
・Kellgren-Lawrence分類にてⅣ
・疼痛評価：歩行時、階段昇降時に股関節前面に疼痛あり❶
・ADL：靴下着脱動作に困難感あり❷
【術式】最小侵襲手術による後側方進入
【術中所見】
　股関節：屈曲90°＋内旋70°で脱臼なし、伸展10°＋外旋20°で脱臼なし❸
【術後スケジュール】
・術後翌日より全荷重にてサークル歩行開始
・疼痛や機能に合わせてT字杖歩行、階段昇降開始
・術後2週間で退院目標

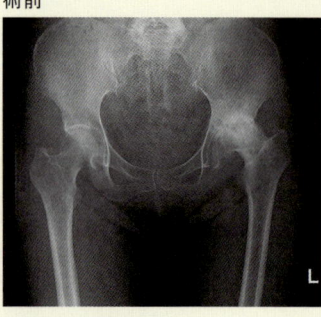

【医師のコメント】
　手術時、皮膚および大殿筋を線維方向に切開して進入し、インプラントを設置。脚延長は 2.0 cm 行った。画像所見にて下肢長差なし、インプラントの設置位置は良好。脱臼肢位は股関節の屈曲・内転・内旋肢位❹。

【画像所見】
　図1に示す。

術前　　　　　　　　術後7日

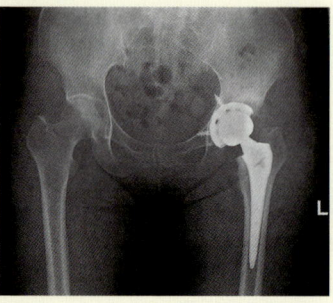

図1 ● X線画像

【血液データ❺】（術後7日）
　C反応性タンパク（CRP）0.21 mg/dL、WBC 4,300/μL、RBC 360万/μL、ヘモグロビン 11.5 mg/dL❻

【服薬状況】
　セレコックス®100 mg、ムコスタ®、フロモックス®、リクシアナ®❼

赤ペン添削

完成Report
→ p.70 参照

❶ 疼痛の程度は Numeric Rating Scale（NRS）や Visual Analog Scale（VAS）を用いて量的に評価するように。
❷ 動作困難度も NRS や VAS を用いて量的に評価するように。
❸ 脱臼を予防するうえで必要な情報である。
❹ 手術方法により脱臼肢位が異なるのを知っている？ ➡ +α知識 ①
❺ それぞれの血液データが何を示すか調べておこう。炎症症状と循環動態を示す数値は大切。
❻ 正常値も一緒に記載するとさらによい。
❼ 服薬されている薬はどのような作用があるか知っている？ ➡ おすすめ書籍 I

+α知識 ①脱臼肢位
　術後脱臼のほとんどが骨頭の頸部とソケットの辺縁が衝突（インピンジメント）することにより発生する（図A）。また、術式によって脱臼肢位が異なる。側方や後側方進入では「屈曲＋内転＋内旋」、前方進入の術式では「伸展＋外旋」の複合運動で脱臼が生じやすいとされている。しかし、術式を問わず、どちらの複合運動でもインピンジメントが生じうる。

インピンジメント
骨頭
臼蓋ソケット

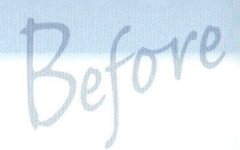

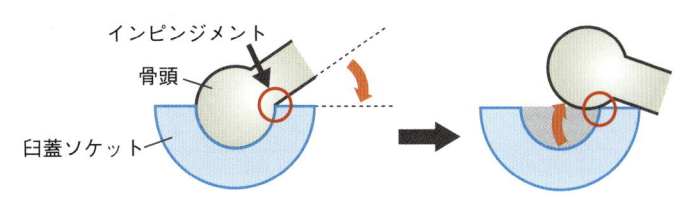

図A ● インピンジメントによる脱臼の模式図

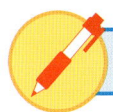

理学療法経過（担当理学療法士からの情報）

ここでは、術前・術直後から実習生が担当するまでの理学療法経過を記載しましょう。

Ⅲ 理学療法経過
現在、術後7日目である。リハビリには積極的に取り組んでいる。現在まで、当院の術後リハビリスケジュールから外れることはなかった❶。術後翌日に比べ股関節周囲の疼痛はかなり改善してきている❷が、立位や歩行時に術側が健側に比べて長いと感じている。跛行があり❸、靴下着脱動作に困難感を感じている。

赤ペン添削
完成Report
→p.71 参照

❶ 具体的な経過を記載するように。
❷ 量的にどの程度改善した？ NRSやVASを用いて示そう。
❸ 補助具の使用の有無についても記載しよう。

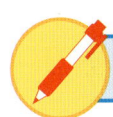

理学療法評価

Ⅳ 理学療法評価❶

1. 全体像
コミュニケーションは良好で、リハビリに対する意欲も高い。

2. 疼痛評価❷
夜間痛（−）、安静時痛（−）、股関節の運動時痛（＋）、荷重時痛（＋）

3. 視診・触診
侵襲8cm　熱感（＋）、腫脹（＋）、内出血（＋）、発赤（＋）

4. バイタルサイン❸
血圧 112/62 mmHg、脈拍78拍/分

赤ペン添削
完成Report
→p.71 参照

❶ 術後何日目に評価したか記載しよう。
❷ 疼痛は具体的、かつ量的（NRSやVAS）に評価しよう。
❸ バイタルサインは評価の前後で測定した？

5. 形態測定

下肢長 (cm)	右	左
棘果長	73.0	73.0
転子果長	65.0	65.0
大腿長	32.0	32.0
下腿長	33.0	33.0
臍果長 ❹	81.0	83.0

周径 (cm)	右	左
膝蓋骨上縁	40.0	39.0
膝蓋骨上縁 5 cm	43.0	42.0
膝蓋骨上縁 10 cm	49.0	47.0
膝蓋骨上縁 15 cm	53.0	50.0
下腿最大周径	36.5	36.0
下腿最小周径	21.0	20.5

6. 関節可動域検査

他動運動にて実施。

	右	左
股関節屈曲 ❼	120	75
伸展	20	5
外転	30	25
内転	15	−5
外旋	40	10
内旋	30	非実施 ❽

	右	左
膝関節屈曲	150	140
伸展	0	0
足関節底屈	55	55
背屈 (膝屈曲位)	20	20
背屈 (膝伸展位)	20	20

❺❻

7. 徒手筋力検査

	右	左
股関節屈曲	5	4
伸展	5	3
内転	5	非実施 ❾
外転	非実施 ❾	3
外旋	5	4
内旋	5	4

	右	左
膝関節伸展	5	4
屈曲	5	5
足関節背屈	5	5
底屈	5	5

8. 筋長検査 ❿

Thomas テスト：右（−）・左（＋）
Ely テスト：右（−）・左（＋）
Ober テスト：右（非実施 ⓫）・左（＋）

赤ペン添削

完成 Report
→ p.71 参照

❹ 臍果長が何を示すか知っている？ → +α知識 ②
❺ 可動域最終域での疼痛評価の記載はした？
❻ 単位を記載しておくこと。
❼ 膝関節屈曲位と伸展位での可動域は測定した？
❽ 非実施の理由を記載しよう。
❾ 非実施の理由は？測定肢位がとれない場合は別の肢位で測定しよう。
❿ それぞれのテストが示す意味を理解しておこう。
⓫ 非実施の理由は記載した？

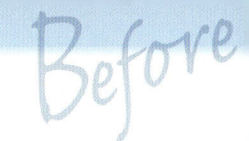

9. バランス検査

【Functional Balance Scale ⑫】

　得点：45/56（点）⑬

【Timed Up and Go Test ⑭】

　所要時間：12.4（秒）

10. 動作観察

【立ち上がり】

　健側下肢への荷重量が増加する非対称性の立ち上がり動作を呈している。

【歩行観察 ⑮】

　上肢の振りは小さく、歩幅も小さい。左立脚相の短縮がみられ、Duchenne＋逆Trendelenburg跛行がみられる ⑯（図2）。また、歩行中の左股関節屈曲および伸展可動域（プッシュオフ時）が減少している。

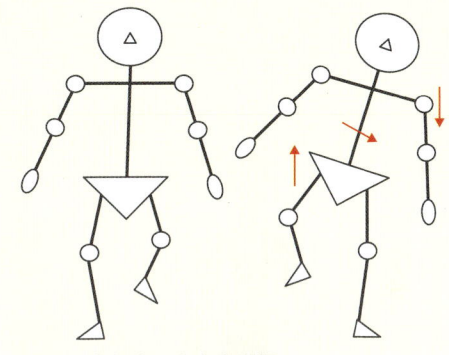

図2 ● 歩行中の左右立脚期

11. 歩行能力

【10 m歩行試験】

　快適歩行：14.5秒、最大歩行12.1秒　＊補助具なし

【3分間歩行試験】

　歩行距離：98 m、歩行速度：32.7 m/分

　生理的コスト指数（Physiological Cost Index：PCI）：0.55 beats/m

12. ADL評価（Barthel Index）

　得点：85/100（点）⑰

赤ペン添削

完成Report
→p.72参照

⑫ Functional Balance Scale の点数が意味することは知っている？ ➡ +α知識 ③

⑬ 減点項目を記載しよう。

⑭ 補助具の有無についても記載しよう。また、この評価の目的は理解している？ ➡ +α知識 ④

⑮ 補助具の有無を記載しよう。

⑯ 跛行にはどのようなものがあるか知っている？ ➡ +α知識 ⑤

⑰ 減点項目を記載しよう。

+α知識 ②臍果長

　臍から内果までの距離を測定する。骨盤傾斜のアライメント不良や股関節の内転もしくは外転拘縮により生じた、外見上の下肢長差を測定するのに用いる。棘果長や転子果長で測定できる構造的な下肢長差と区別し判断するとよい。

+α知識 ③ Functional Balance Scale

日常生活に関連する14項目の動作課題からなり、各項目を5段階（0〜4点、計56点満点）で判断する。歩行補助具の使用を判定するための基準値は45点である。また、45点以下では転倒発生率が高くなる。

+α知識 ④ Timed Up and Go Test

転倒リスクや運動器不安定症の指標となっており、転倒リスクのカットオフ値は13.5秒、運動器不安定症の診断基準においてのカットオフ値は11秒と設定されている。

+α知識 ⑤ TKA術後の跛行

THA術後の跛行は主に股関節外転筋力低下が原因で起こり、Trendelenburg跛行とDuchenne跛行に分類される。Trendelenburg跛行は、術側の立脚期に健側の骨盤が術側より下制するのが特徴で、健側の骨盤が術側より挙上する跛行を逆Trendelenburg跛行と呼ぶ。Duchenne跛行は、術側立脚期に体幹を術側に傾け、健側の骨盤が術側より下制するのを防ぐ歩容である。また、Trendelenburg跛行とDuchenne跛行が混合する歩容を呈する場合も多い（図B）。

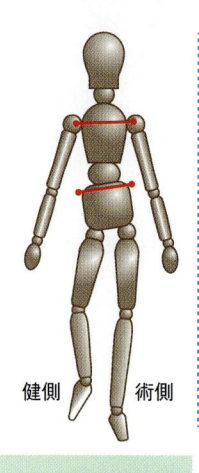

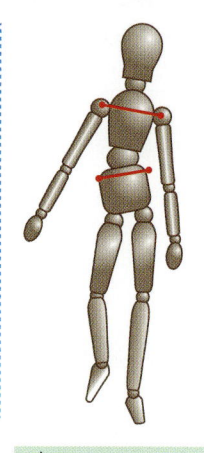

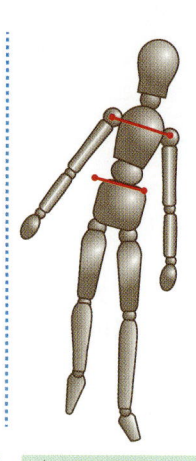

a) Trendelenburg 跛行　　b) Duchenne 跛行　　c) Duchenne＋Trendelenburg 跛行　　d) Duchenne＋逆Trendelenburg 跛行

図B　跛行の種類

問題点

THA術後症例の場合、歩行能力や日常生活で困難と感じている動作を中心に問題点を抽出しましょう。また、術前に制限されていた動作が術後にも残存することが多いことも理解しておくことが重要です。

Ⅴ 問題点

Impairment

#1 左股関節可動域制限❶
#2 骨盤アライメント不良（左下制位・右挙上位）
#3 左股関節周囲筋筋力低下❶
#4 炎症症状による疼痛❷

Disability
  #5 歩行能力低下 ❸
  #6 ADL能力低下（靴下着脱動作・フットケア・床上動作・入浴動作）
  #7 階段昇降動作能力低下 ❹

Handicap
  #8 家庭復帰困難
  #9 職場復帰困難
  #10 行動範囲の狭小化

赤ペン添削
完成Report
→p.72参照

❶ 具体的に可動域制限や筋力低下を認める運動方向を記載するように。
❷ どの評価から炎症症状があると判断した？
❸ 具体的にどのような歩行能力が低下しているかを記載しよう。
❹ 階段昇降の動作様式も記載しよう。

ゴール設定

THA術後症例の場合、自宅復帰に必要な動作や困難を要する動作の獲得を優先的にゴールとして設定しましょう。具体的な数値で目標設定することで、治療効果の判定が行いやすくなります。

Ⅵ ゴール設定
【短期目標：1カ月】
 ・股関節可動域・周囲筋筋力の改善 ❶
 ・骨盤アライメントの改善
 ・跛行の改善（T字杖なし）❷
 ・歩行能力の改善 ❷
 ・階段昇降1足1段
【長期目標：2カ月】
 ・股関節可動域の改善 ❶
 ・靴下着脱動作困難感の改善 ❶
 ・職場復帰
 ・ゴルフ練習の開始

赤ペン添削
完成Report
→p.72参照

❶ 具体的な数値を記載しよう。
❷ どのような歩行能力の改善が必要？ 具体的な測定項目と目標測定値を記載しよう。

治療プログラム

　THA術後症例では、可動域や筋力の改善だけではなく、術後合併症のリスクを考慮した治療プログラムを立案しましょう。また、退院後のホームエクササイズは日常生活機能、身体機能の改善に有効であるため、治療プログラムに含めることが大切になります。

Ⅷ 治療プログラム

- 関節可動域訓練
- 股関節周囲筋トレーニング ❶
- 術部周囲のアイシング
- 立位における術側方向への骨盤シフト練習
- 片脚立位バランスエクササイズ ❷
- エアロバイクエクササイズ
- パンフレットを用いた脱臼に対する指導

赤ペン添削

❶ ターゲットとする可動方向や筋を記載しよう。
❷ 治療の目的も明記しよう。

完成Report
→p.73参照

考　察

Ⅷ 考察

　本症例は1年前より左股関節の疼痛が増強し、連続歩行、靴下着脱動作に困難を認め、日常生活や社会活動に支障をきたしたため、THAを施行された症例である。本症例は<u>職場復帰をめざしている</u>❶。評価結果より自宅や職場復帰の阻害因子となりうる、左下肢機能低下、歩行能力低下、ADL能力低下について考察し、治療プログラムの立案を行ったので以下に報告する。

　現在、術後7日目でT字杖歩行、2足1段での階段昇降が自立しているが、<u>歩行速度と歩行持久性が低下している</u>❷。自宅復帰また通勤手段を考慮すると、第一に歩行能力の改善が必要であると考える。歩行能力低下の原因として歩幅の減少、左立脚相の短縮、Duchenne＋逆Trendelenburg跛行があげられる。左股関節には、伸展可動域制限が認められており、プッシュオフ時の伸展可動域を減少させ、歩幅の減少の原因になっていることが考えられる。また、左立脚相の短縮、Duchenne＋逆Trendelenburg跛行の原因として、左股関節内転制限、骨盤アライメント不良（左下制位、右挙上位）、左股関節外転筋の筋力低下（MMT 3）があげられる。<u>本症例は、この骨盤アライメント不良</u>❸により、臍果長差が生じており、左下肢延長感の原因になっていると考える。また、正常歩行では立脚相にて股関節は内転位となり骨盤が荷重側へ移動する。しかし、本症例は<u>左股関節内転可動域に著明な制限が認められており</u>❹、この可動域制限により骨盤が荷重側へ移動できず、左立脚相の短縮およびDuchenne＋逆Trendelenburg跛行を引き起こしていると考える。

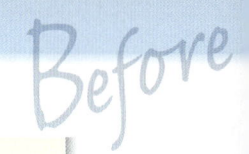

続いて靴下着脱動作について述べる。術後の靴下着脱動作の達成可動域⑤の平均値は屈曲83.5°・外転27.7°・外旋33.3°、また、胡座位での股関節屈曲角度の平均値は92.5°、長座位では89.4°であると報告されている⑥。この先行研究の数値を踏まえると、本症例は、特に<u>股関節屈曲と外旋可動域</u>④の改善が必要である。

以上の評価結果や考察をもとに立案した治療プログラムを施行し、歩行速度や持久性の向上、靴下着脱動作困難感の改善を図る。退院後は短期目標の達成度を再評価し、外来通院でのリハビリおよびホームエクササイズを立案していくことが重要である。⑦

赤ペン添削

完成Report
→p.73 参照

❶ 具体的な復帰の時期を記載しよう。
❷ どのような評価の結果をもとに低下していると結論付けた？
❸ この骨盤アライメント不良はなぜ発生したのか、術前の状態をもとに考察しよう。
❹ 具体的な可動域の数値を考察のなかに記載すると読み手は理解しやすい。
❺ どの関節の達成可動域？
❻ 参考文献を提示しよう。
❼ この症例の生活の質（QOL）向上に関する考察が乏しい。充実した生活を送るために理学療法士ができることを考えてみよう。術後に推奨されるスポーツ活動はどのような種目がある？ ➡おすすめ書籍Ⅱ

おすすめ書籍

Ⅰ）『今日の治療薬2016』（浦部晶夫，他／編），南江堂，2016
→ 薬効群ごとに解説と便覧で構成し、最新の治療薬を含めわかりやすく解説している。

Ⅱ）『人工関節のリハビリテーション―術前・周術期・術後のガイドブック』（杉本和隆／監，美﨑定也，相澤純也／編），三輪書店，2015
→ 一度は目を通しておきたい1冊。人工関節の術前・周術期・術後および退院後を効率的に進めるために知るべき情報が容易に理解できるよう、系統的・網羅的にまとめている。

Ⅲ）『変形性股関節症診療ガイドライン』（日本整形外科学会診療ガイドライン委員会・変形性股関節症ガイドライン策定委員会／編），南江堂，2008
→ 変形性股関節症の病態・診断基準・保存療法・THAなど6章を設け、エビデンスに基づいて解説している。変形性股関節症について学ぶには参考になる。

Ⅳ）『臨床評価指標入門―適用と解釈のポイント』（内山 靖，他／編），協同医書出版社，2003
→ 臨床で常用されている評価指標のうち、使用頻度の高いものを選び出して解説したガイドブック。臨床評価指標の正しい意味を理解するうえで非常に参考になる。

人工股関節全置換後に歩行能力低下および靴下着脱動作に困難を呈した症例
～退院後の職場復帰をめざして～

○○大学理学療法学科3年　実習花子
実習指導者：古谷英孝

今回、左変形性股関節症の診断を受け、人工股関節全置換術（Total Hip Arthroplasty：THA）を施行され、術後1週間経過した症例に対して理学療法評価および治療プログラムの立案を行う機会をいただいたので以下に報告する。

I 症例紹介
【氏名】Aさん
【年齢／性別】50歳代後半／女性
【体格】
身長156.0 cm、体重47.5 kg、BMI 19.5 kg/m²（標準）
【個人的・社会的背景】
- 家族構成：夫、長女（大学生）と3人暮らし
- 職業歴：手術前は介護職、術後は管理職として復帰予定。休職期間は2カ月間、職場までの通勤手段は徒歩（約25分）と電車（約35分）である。
- 趣味・特技：ゴルフ

【家屋構造】
10階建てマンションの3階が自宅（エレベータあり）。食事は椅子を使用。寝具はベッド。トイレは洋式。
【診断名】左変形性股関節症
【主訴】
「上手に歩けない」「左足が長く感じる」「股関節が固く靴下の脱ぎ履きが行いにくい」
【ニーズ】
歩行能力（歩行速度・歩行持久性）の改善、靴下着脱動作能力の改善
【ホープ】
「きれいに歩きたい」「仕事に復帰したい」「ゴルフがしたい」
【現病歴】
5年前より左股関節痛が出現、1年前より疼痛増強。術前では連続歩行時間10分程度となり、靴下着脱動作においてかなりの困難を感じていた。知人の紹介で当院を受診。末期の左変形性股関節症と診断され、左THAを施行。

II 他部門情報
【既往歴】小児喘息（幼少期）治癒
【術前評価】
- 術前X線画像：関節裂隙狭小化、骨硬化、骨頭扁平化、骨嚢胞を認める
- Kellgren-Lawrence分類にてIV
- 疼痛評価：歩行時痛（Numeric Rating Scale：NRS 8）、階段昇降時痛（NRS 9）
- ADL：靴下着脱動作に困難感（NRS 8）

【術式】最小侵襲手術による後側方進入
【術中所見】
股関節：屈曲90°＋内旋70°で脱臼なし、伸展10°＋外旋20°で脱臼なし
【術後スケジュール】
- 術後翌日より全荷重にてサークル歩行開始
- 疼痛や機能に合わせてT字杖歩行、階段昇降開始
- 術後2週間で退院目標

【医師のコメント】
手術時、皮膚および大殿筋を線維方向に切開して進入し、インプラントを設置。脚延長は2.0 cm行った。画像所見にて下肢長差なし、インプラントの設置位置は良好。脱臼肢位は股関節の屈曲・内転・内旋肢位。
【画像所見】
図1に示す。
【血液データ】（術後7日）
C反応性タンパク（CRP）0.21 mg/dL（正常0.3 mg/dL未満）、WBC 4,300/μL（正常3,300～9,000/μL）、RBC 360万/μL（正常380万～500万/μL）、ヘモグロビン11.5 mg/dL（正常11.5～15.0 mg/dL）

術前　　　　　　　術後7日

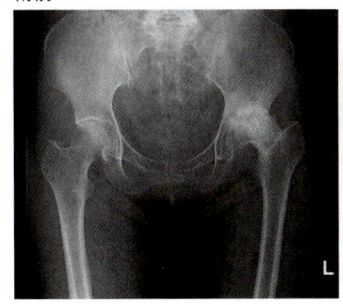

図1 ● X線画像

【服薬状況】
　セレコックス®100 mg（消炎・鎮痛作用）、ムコスタ®（胃粘膜保護作用）、フロモックス®（二次感染の予防）、リクシアナ®（血栓予防）

Ⅲ 理学療法経過

現在、術後7日目である。リハビリには積極的に取り組んでいる。術後翌日よりサークル歩行開始、術後3日目にT字杖歩行自立、5日目で手すりを用いた階段昇降（2足1段）が自立した。歩行能力は独歩可能であるが、病棟内ではT字杖を使用している。術後翌日に比べ股関節周囲の疼痛はかなり改善（NRS 8→2）している。立位や歩行時に術側が健側に比べて長いと感じており、独歩での歩行では跛行が著明に出現する。また、靴下着脱動作に困難感を感じている。

Ⅳ 理学療法評価（術後7日）

1. 全体像
コミュニケーションは良好で、リハビリに対する意欲も高い。

2. 疼痛評価
夜間痛（−）、安静時痛（−）、運動時痛（NRS 2）：左股関節内転時に股関節外側に出現、荷重時痛（NRS 1）：歩行時や立ち上がり時に股関節外側に出現、圧痛（NRS 2）：術創部周囲

3. 視診・触診
侵襲8 cm　熱感（＋）、腫脹（＋）、内出血（＋）、発赤（＋）

4. バイタルサイン
評価前：血圧112 / 62 mmHg、脈拍78拍/分
評価後：血圧118 / 68 mmHg、脈拍80拍/分

5. 形態測定

下肢長 (cm)	右	左
棘果長	73	73
転子果長	65	65
大腿長	32	32
下腿長	33	33
臍果長	81	83

周径 (cm)	右	左
膝蓋骨上縁	40	39
膝蓋骨上縁5 cm	43	42
膝蓋骨上縁10 cm	49	47
膝蓋骨上縁15 cm	53	50
下腿最大周径	36.5	36
下腿最小周径	21.5	20.5

6. 関節可動域検査
他動運動にて実施。

	右	左
股関節屈曲		
（膝関節屈曲位）	120°	75°
（膝関節伸展位）	90°	60°
伸展	20°	5°
外転	30°	25°
内転	15°	−5°P
外旋	40°	10°
内旋	30°	非実施
膝関節屈曲	150°	140°
伸展	0°	0°
足関節底屈	55°	55°
背屈（膝屈曲位）	20°	20°
背屈（膝伸展位）	20°	20°

非実施：脱臼肢位のため
P = Pain

7. 徒手筋力検査

	右	左
股関節屈曲	5	4
伸展	5	3
内転	5	4*
外転	5*	3
外旋	5	4
内旋	5	4
膝関節伸展	5	4
屈曲	5	5
足関節背屈	5	5
底屈	5	5

＊術側を下にした側臥位では創部に疼痛が出現するため、背臥位にて実施

8. 筋長検査
Thomasテスト：右（−）・左（＋）
Elyテスト：右（−）・左（＋）
Oberテスト：右（非実施）・左（＋）
＊非実施：術側を下にした側臥位では創部に疼痛が出現するため

9. バランス検査
【Functional Balance Scale】
　得点：45/56（点）
　減点項目：閉脚立位保持−2点、上肢前方到達−2点、360°回転−1点
　　　　　　段差踏み換え−2点、タンデム立位−2点、片脚立位−2点

【Timed Up and Go Test】
　T字杖を使用して実施。
　所要時間：12.4（秒）

10. 動作観察
【立ち上がり】
　健側下肢への荷重量が増加する非対称性の立ち上がり動作を呈している。

【歩行観察】
　独歩にて実施。
　上肢の振りは小さく、歩幅も小さい。左立脚相の短縮がみられ、Duchenne＋逆Trendelenburg跛行がみられる（図2）。また、歩行中の左股関節屈曲および伸展可動域（プッシュオフ時）が減少している。

11. 歩行能力
【10m歩行試験】
　快適歩行：14.5秒、最大歩行12.1秒　＊補助具なし

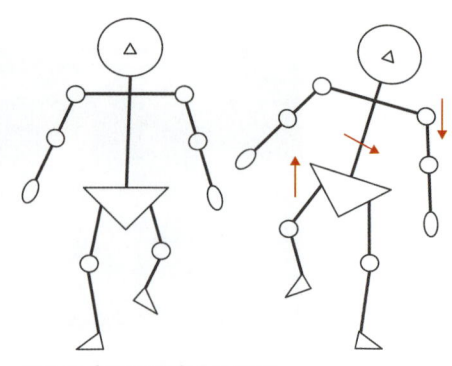

図2 ● 歩行中の左右立脚期

【3分間歩行試験】
　歩行距離：98m　歩行速度：32.7 m/分
　生理的コスト指数（Physiological Cost Index：PCI）：0.55 beats/m

12. ADL評価（Barthel Index）
　得点：85/100（点）
　減点項目：入浴（非実施）−5、整容（爪切り）−5、更衣（靴下着脱）−5

V 問題点

Impairment
　#1　左股関節可動域制限（屈曲・伸展・内転・外旋）
　#2　骨盤アライメント不良（左下制位・右挙上位）
　#3　左股関節周囲筋筋力低下（外転・伸展）
　#4　炎症症状による疼痛（熱感・腫脹・CRP高値）

Disability
　#5　歩行速度・歩行持久性低下
　#6　ADL能力低下（靴下着脱動作・フットケア床上動作・入浴動作）
　#7　階段昇降動作能力低下（手すりを用いた2足1段）

Handicap
　#8　家庭復帰困難
　#9　職場復帰困難
　#10　行動範囲の狭小化

VI ゴール設定

【短期目標：1カ月】
・股関節可動域の改善：内転−5°→5°、伸展5°→10°
・股関節周囲筋筋力の改善：外転筋・伸展筋

- MMT 3→4
- 骨盤アライメントの改善
- 跛行の改善（T字杖なし）：跛行の消失
- ストライド長の拡大：87.0→107.0（cm）
- 歩行速度の増大：10m歩行試験最大歩行速度 12.1→10（秒）
- 歩行持久性の改善：PCI 0.55→0.4（beats/m）
- 階段昇段1足1段

【長期目標：2カ月】
- 股関節可動域の改善：屈曲75°→95°、外旋5°→30°
- 靴下着脱動作困難感の改善：NRS 8→2
- 職場復帰
- ゴルフ練習の開始

VII 治療プログラム
- 関節可動域訓練（屈曲・伸展・内転・外旋）
- 股関節周囲筋トレーニング（大殿筋・中殿筋）
- 術部周囲のアイシング（炎症症状改善）
- 立位における術側方向への骨盤シフト練習（荷重量増加）
- 片脚立位バランスエクササイズ（片脚バランス能力向上）
- エアロバイクエクササイズ（歩行持久性の改善）
- パンフレットを用いた脱臼に対する指導

VIII 考察

本症例は1年前より左股関節の疼痛が増強し、連続歩行、靴下着脱動作に困難を認め、日常生活や社会活動に支障をきたしたため、THAを施行された症例である。本症例は2カ月後に職場復帰をめざしている。評価結果より自宅や職場復帰の阻害因子となりうる、左下肢機能低下、歩行能力低下、ADL能力低下について考察し、治療プログラムの立案を行ったので以下に報告する。

現在、術後7日目でT字杖歩行、2足1段での階段昇降が自立しているが、実用的な10m歩行試験の所要時間（10秒）[1]や、健常女性の平均的なPCI（0.40 beats/m）[2]と比較すると、歩行速度と歩行持久性が低下している。自宅復帰また通勤手段を考慮すると、第一に歩行能力の改善が必要であると考える。歩行能力低下の原因として歩幅の減少、左立脚相の短縮、Duchenne＋逆Trendelenburg跛行があげられる。左股関節には、伸展可動域制限が認められており、プッシュオフ時の伸展可動域を減少させ、歩幅の減少の原因になっていることが考えられる。また、左立脚相の短縮、Duchenne＋逆Trendelenburg跛行の原因として、左股関節内転制限、骨盤アライメント不良（左下制位・右挙上位）、左股関節外転筋の筋力低下（MMT 3）があげられる。骨盤のアライメント不良は、術前の大腿骨骨頭の扁平化による左下肢2cmの短縮を、左の骨盤を下制させ下肢の長さを補償することで発生したと考える。手術により棘果長の左右差はなくなったが、左骨盤下制アライメントの残存により臍果長差が生じており、左下肢延長感の原因になっていると考える。また、正常歩行では立脚相にて股関節は内転位となり骨盤が荷重側へ移動する。しかし、本症例は左股関節内転可動域に著明な制限（−5°）が認められており、この可動域制限により骨盤が荷重側へ移動できず、左立脚相の短縮およびDuchenne＋逆Trendelenburg跛行を引き起こしていると考える。

続いて靴下着脱動作について述べる。術後の靴下着脱動作の股関節達成可動域の平均値は屈曲83.5°・外転27.7°・外旋33.3°[3]、また、胡座位での股関節屈曲角度の平均値は92.5°、長座位では89.4°[4]であると報告されている。この先行研究の数値を踏まえると、本症例は、特に股関節屈曲（75°）と外旋（5°）可動域の改善が必要である。

以上の評価結果や考察をもとに立案した治療プログラムを施行し、歩行速度や持久性の向上、靴下着脱動作困難感の改善を図る。退院後は短期目標の達成度を再評価し、外来通院でのリハビリおよびホームエクササイズを立案していくことが重要である。趣味のゴルフは、THA術後に推奨されるスポーツの1つであるため、回復過程に応じて積極的な参加を促すことが、今後の充実した生活につながると考える。

引用文献

1) 高橋精一郎、他：歩行評価基準の一考察―横断歩道実地調査より―. 理学療法学、4：261-266、1989
2) 『臨床評価指標入門―適用と解釈のポイント』（内山靖、他／編）、pp143-148、協同医書出版社、2003
3) 花房謙一、他：人工股関節全置換術後の靴下着脱動作の達成角度. 作業療法、18：384、1999
4) 南角学、他：人工股関節置換術後患者の術後早期における靴下脱方法と股関節屈曲可動域の関連性. 理学療法科学、24：241-244、2009

第1章 骨関節系疾患の症例レポート

4 大腿骨頸部骨折 （人工骨頭置換術後）

大見武弘

はじめに

　大腿骨頸部骨折は骨粗鬆症を基盤とし、高齢者に多く発生する外傷の1つです。受傷機転の多くは転倒であり、転倒により介護が必要になることが少なくありません。加齢により認知機能の低下が認められることがあり、身体活動の低下を惹起することがあります。

　観血的治療は**人工物置換術**と**骨接合術**に分けられます。**人工物置換術**では大腿骨頭のみを置換する**人工骨頭置換術**と、大腿骨頭と股関節の臼蓋を置換する**人工股関節置換術**があります。いずれも股関節脱臼のリスクが伴いますが、人工骨頭のほうが脱臼しにくい構造になっています。

　本疾患は2006年の診療報酬改訂以降に地域連携医療が構築されてきています。急性期・回復期、通所や在宅でのリハビリと分化されています。理学療法における短期・長期目標は本人のみならず、家族（主に介護をする人）や多職種による院内外の連携が必要です。そのため、痛み・関節可動域・筋力・起居動作・移動能力などの適切な評価と情報提供が求められます。

　急性期ではリスク管理を行いながら早期離床、車椅子からの離脱をめざします。回復期では、歩行の再獲得、自宅退院に向けての動作獲得が目標となることが多いです。実習ではここまでのケースが多いのが現状です。その後も身体・精神機能の維持のために理学療法を行うことがあります。

　以上のような点を考慮して、症例レポートを作成しましょう。

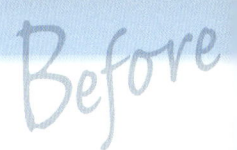

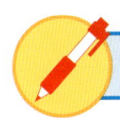

タイトル・導入

　理学療法のゴールや明確な受傷機転、理学療法プログラム立案の際に最も考慮した点を加えることで、読み手が症例の特徴を見出せるようにしましょう。

【タイトル】
　転倒により❶受傷した右大腿骨頸部骨折の症例

【導入】
　今回、転倒により❷右大腿骨頸部骨折を受傷した症例の理学療法評価、治療介入の機会をいただいたので、ここに報告する。

赤ペン添削
完成Report
→p.86 参照

❶ 本疾患は転倒で受傷することが多い。今回の転倒の特徴を見出せるようなタイトルにしよう。

❷ 転倒した場所・方向などを入れて、どのようなことを考慮して理学療法評価、プログラムの立案を行ったのかを明確にしよう。

症例紹介

　症例の受傷前のADL（Activites of Daily Living）についても記載します。受傷前のADLが理学療法目標の目安になることが多く、自宅退院の際の家屋調整、介護サービスの目安になります。症例の35％は移動能力が低下するとの報告があることから、移動（歩行）に関しても把握しておく必要があります。

Ⅰ 症例紹介

【氏名】A様
【年齢／性別】70歳代後半／女性
【体格】身長 147 cm、体重 44 kg、BMI 20.4 kg/m² ❶
【職業】主婦
【診断名】右大腿骨頸部骨折 ❷❸
【術式】人工骨頭置換術
【主訴】「歩くときに痛い」
【ニーズ】ADL自立 ❹
【ホープ】「外へ買い物に行きたい」❺
【家族構成】独居 ❻❼

赤ペン添削
完成Report
→p.86 参照

❶ BMIの値の評価はどうか？ BMIが低いほど大腿骨頸部骨折を呈しやすい（エビデンス Grade B）。→おすすめ書籍Ⅰ

❷ 大腿骨頸部骨折のstageはどれくらいか？ なぜ人工骨頭置換術が選択され

第1章 4 大腿骨頸部骨折（人工骨頭置換術後）

たのか考えよう。→ +α知識 ①
❸ 合併症（骨盤骨折、急性硬膜下血腫など）はみられていなかったか？
❹ ADLとは何を指すのか？ より明確にしよう。
❺ ホープは誰のものか？ 家族やその周囲の人たちのホープはなくてよいか？
❻ キーパーソンは誰か？
❼ 家屋評価は必要ないか？

+α知識 ① Garden（ガーデン）分類（表A）と手術適応

Garden分類stage Ⅰ・Ⅱは骨接合術、stage Ⅲ・Ⅳは人工骨頭置換術（モノポーラ型・バイポーラ型）または人工股関節置換術が適応となる。stage Ⅰ・Ⅱを非転位型（図A）、stage Ⅲ・Ⅳを転位型（図B）として2つに分類するほうが治療法の選択や予後予測において間違いが少ないようである。

表A ● Garden分類

stage Ⅰ	不完全骨折。内側で骨性連続が残存している
stage Ⅱ	完全骨折であるが転位はない
stage Ⅲ	転位があるが、Weitbrechtの支帯の連続性が残存している完全骨折
stage Ⅳ	転位高度の完全骨折。stage Ⅲとの違いは臼蓋・骨頭・遠位骨片内側の主圧縮骨梁の方向が一致して、正常の方向を向いている

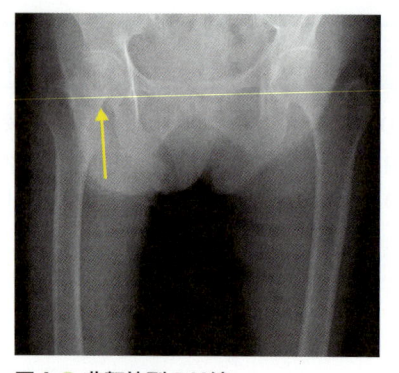

図A ● 非転位型のX線

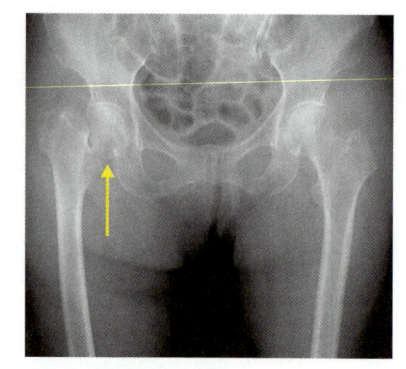

図B ● 転位型のX線

現病歴

大腿骨頸部骨折は受傷直後、体動が困難になります。そのため、どのような手段で受診したかを明確にしましょう。手術待機期間を把握し、待機期間が長かった場合は廃用症候群を呈している可能性があることを念頭におきましょう。

【現病歴】
玄関で転倒❶し受傷、当院受診❷。上記診断にて当日入院。2日後❸に人工骨頭置換術を施行された。手術翌日より理学療法開始となった。

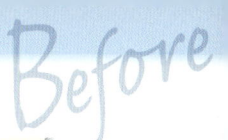

赤ペン添削
完成Report
→p.86参照

❶ どこで、どのように転倒したかという状況（受傷機転）まで整理しよう。
❷ 当院へはどのような手段で来院したのか？
❸ 待機期間中の活動度を把握しよう。

既往歴および他部門情報

　高齢者は多くの既往歴をもつ場合があります。それぞれの疾患の管理や治療法がその後の理学療法に影響を及ぼす可能性は十分にあります。多くの部門からの情報を得ることで自宅退院なのか回復期病院転院なのかが明確になり理学療法プログラム・ゴールが立てやすくなります。

Ⅱ 他部門情報

1. 既往歴
　　腰椎圧迫骨折❶

2. 他部門情報
　【医師からの情報】
　　後方進入❷法で行った。荷重は全荷重（Full Weight Bearing：FWB）許可。
　【看護師からの情報】
　　貧血傾向❸があるので注意して日中看護している。

3. 画像所見❹
　X線所見（図1、2）

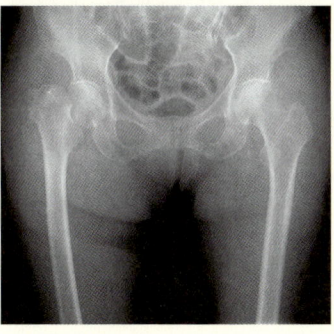

図1 ● 受傷時のX線　　　図2 ● 術後のX線

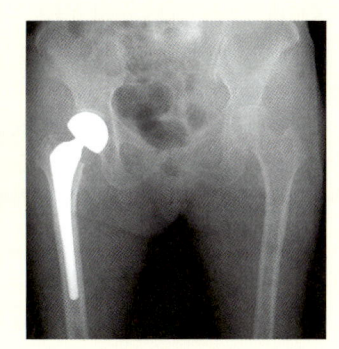

4. 血液・生化学検査❺（術後7日）
　• WBC 10,200/μL、RBC 300万/μL、Hb 9.2 g/dL、Ht 30%、MCV 90 fL、MCH 30 pg、MCHC 33%、PLT 14万/μL
　• TP 5.2 g/dL、ALB 2.5 g/dL、TC 110 mg/dL、CRP 6.0 mg/dL

赤ペン添削
完成Report → p.86 参照

❶ いつ、どのように、どの腰椎を圧迫骨折したのかを押さえよう。

❷ 後方進入であれば脱臼肢位はどのような肢位（角度を含む）かを確認したか？切離した筋や縫合した部位により脱臼の可能性が変化してくる　➡ +α知識 ②

❸ 貧血によってどのような症状が出ているのかを詳しく聴取しよう。血液検査の値も参照のこと。

❹ 受傷時（転倒）の状況と併せて、どの方向から外力が加わって骨折したか想起してみよう。また、写真の説明も加えよう。

❺ 血液検査や生化学検査も忘れずにチェックしよう。高齢者は加齢により臓器の機能が低下してくる。総合的に判断しよう。➡ おすすめ書籍Ⅱ

+α知識 ②手術アプローチ法による切離筋

- 後側方アプローチ
  大腿筋膜の切開、梨状筋、短外旋筋群（上下双子筋、内閉鎖筋）の切離、関節包のT字切開。
- 前方アプローチ
  大腿筋膜の切開、中殿筋と大腿筋膜張筋の間より進入。関節包のT字切開。
  以上のように行われることが多い。縫合する部位に関しては施設や医師によって異なることがあるので、情報収集（カルテなど）して確認する。これにより疼痛部位や筋力低下、伸張性低下する部位の予測をつけられるようにしよう。

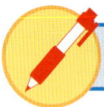

理学療法経過（担当理学療法士からの情報）

術後、場合によっては術前から実習生が担当するまでの理学療法経過を記載します。

Ⅲ 理学療法経過（担当理学療法士より）

術後（Post Operation Days：POD）2日間は輸血を行っていた。大腿骨頸部骨折のクリニカルパス❶より少し遅れている。認知面は年相応❷。POD 7❸より平行棒内歩行開始。POD 9より歩行器歩行開始。POD 15よりT字杖歩行練習開始。

赤ペン添削
完成Report → p.87 参照

❶ クリニカルパスの確認はした？他部門情報として、記載すべき。また、どの段階でどれ位遅れているかを確認し、明記しよう。

❷ 年相応とは？どのような症状があるのか。

❸ POD 7まではどのような経過であったのかの情報を収集すべき。

理学療法評価

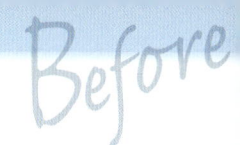

人工骨頭置換術においては、少なからず脱臼の問題があります。脱臼肢位を考慮して評価を進め、記録していきましょう。

Ⅳ 理学療法評価（術後19、20日）

1. **全体像**（術後19日）
   T字杖を使用し1人で来室した。リハビリには積極的であるが、リハビリの終盤に疲れを訴えた。

2. **バイタルサイン❶**（術後19日）
   血圧 94 / 38 mmHg、心拍数 78 bpm

3. **認知機能検査**（術後19日）
   HDS-R（改訂 長谷川式簡易知能評価スケール）：21点❷

4. **視診・触診**（術後19日）
   右股関節部に腫脹・発赤・熱感がみられた。右下肢に浮腫❸が観察できた。

5. **痛みの検査**（術後20日）

時期	疼痛出現状況
POD 2	安静時：VAS 4、運動時❹：VAS 7（すべて術創部）
POD 7	安静時：VAS 2、運動時❹：VAS 4、荷重時：VAS 3（すべて術創部）
POD 20	安静時：VAS 1、運動時❹：VAS 3、荷重時：VAS 2（すべて術創部） 運動時❹：VAS 1.5；右膝関節 圧痛：右膝関節前面

6. **形態測定**（Rt/Lt：単位 cm）（術後19日）

測定部位		POD 2	POD 7	POD 20
棘果長❺		69.0 / 72.0	69.5 / 72.0	70.5 / 72.0

周径：測定点		POD 2	POD 7	POD 20
膝蓋骨上縁	15 cm	41.5 / 46	39.5 / 44	40 / 42
	10 cm	37 / 43	36 / 42	36 / 41
	5 cm	34.5 / 40	33 / 39	33 / 38
下腿（膝裂隙8 cm下）周径		33 / 29	30 / 28	30 / 28

赤ペン添削

完成Report
→p.87 参照

❶ いつ、どの肢位で測定したのか？

❷ どのような項目で減点したかを記載しよう。

❸ 下肢に浮腫とは大腿部・下腿部・足部のどこか。また下肢に浮腫がみられるが深部静脈血栓症の評価はしなくてよいか？ ➡ +α知識 ③

❹ 運動時とは、どのような運動であるのか？ 経過を比較できるようにしよう。

❺ 棘果長のみでよいか？ 下肢長計測の意義を考慮しよう。

7. 関節可動域検査（Range of Motion Test：ROMT）❻ （術後19、20日）

	Rt (°)	Lt (°)	整形外科テスト	Rt	Lt
股関節			Thomasテスト	++	+
屈曲	95P❼	130	Elyテスト	+	-
伸展	0	5	Oberテスト	±❾	+
内転	=❽	15			
外転	25P❼	30			
内旋	=❽	45			
外旋	25	35			
膝関節					
屈曲	140	145			
伸展	-5	0			
足関節					
底屈	50	70			
背屈	5	15			

8. 筋力検査（Manual Muscle Test：MMTを使用）❿ （術後19、20日）

	Rt	Lt		Rt	Lt
股関節			膝関節		
屈曲	3P	4	屈曲	3：代償運動あり⓫	4
伸展	3P	3	伸展	3：代償運動あり⓫	4
内転	=❽	4	足関節		
外転	3P	4	底屈	4	4
内旋	=❽	4	背屈	4	4
外旋	3	4			

9. バランス検査（術後20日）

- Functional Reach Test（FRT）
  平均21.2 cm（21 cm、20.5 cm、22 cm）⓬
- Timed Up and Go Test（TUG）
  平均15.8秒（15.5秒、16.2秒、15.7秒）

赤ペン添削
完成Report
→ p.87参照

❻ 関節可動域が制限されている箇所は制限因子を記入しよう。

❼ Pは何を示しているのかを明確にしよう。

❽ なぜ計測しなかったのか、理由を記載しよう。

❾ 股関節内転を計測していないが、Oberテストは実施可能であったのか？ 場合によって、整形外科テストについては、関節可動域検査の備考に加えてもよい。

❿ 体幹の検査は不要であったか？

⓫ 代償運動がどのようなものであったかを明確にしよう。後日の検査との比較や、他の検査との関連の推察に役立つ。

⓬ 特徴的な姿勢・動作について記載しよう。また、転倒予防のためのカットオフ値は理解しているか？ ➡ +α知識 ④、➡ おすすめ書籍Ⅲ

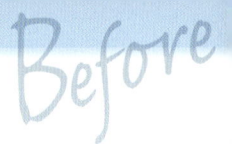

10. 姿勢観察⑬（術後 20 日）

- 端座位：骨盤帯後傾・右回旋⑭、脊柱後彎位、右股関節外旋位、頭部前方突出位
- 立位：右膝関節軽度屈曲位、右股関節屈曲・外旋位、骨盤帯右回旋⑭・右下制位、胸椎軽度右側屈位・後彎位、頭部前方突出位

11. 動作観察（術後 20 日）

【歩行⑮】

①全体像：T字杖を外側につき、身体全体が右に側屈しながら歩行する。歩幅は右のほうが大きい。

②右立脚相：初期接地（Initial Contact：IC）では股関節軽度内旋位、下腿内旋位。立脚中期で骨盤が右へ軽度側方移動する。同時に Trendelenburg 徴候が出現。立脚終期（Terminal Stance：TSt）では右寛骨が軽度前傾する。

③右遊脚相：右 TSt〜遊脚初期（Initial Swing：ISw）にかけての蹴り出し時の膝屈曲が少ない。右骨盤挙上と後傾動作を伴って ISw〜遊脚中期（Mid-Swing）を行い、股関節屈曲・内転・内旋位で遊脚終期（Terminal Swing）を行いそのまま IC する。

【段差昇降⑯】

手すりを用いて実施。右下肢を挙上し、上段に置く。右下肢支持の際、股関節が軽度内旋する。右下肢を上段に挙げる際に、股関節軽度内転・内旋を伴う。

赤ペン添削
完成 Report
→p.88 参照

⑬ 姿勢観察は観察部位の方向を統一しよう（例：頭側から尾側へ）。

⑭ 姿勢観察は静止している状態なので「〜位」としよう。「位」がないと、動いていることになる。

⑮ 歩行能力に関しての評価はしなくてよいのか？ ➡ +α 知識 ⑤

⑯ 段差の高さを明記しよう。

+α 知識 ③深部静脈血栓症の評価

①生化学検査で D-dimmer 値をみる。基準値は 1 μg/mL 以下である。高値ほどリスクが高い。
②視診・触診：下肢の腫脹・浮腫・皮膚の色調変化、足背動脈の触診。
③Luke（ルークス）徴候：立位により疼痛が増強。
④Lowenberg（ローエンバーグ）徴候：血圧計のカフを腓腹筋部に巻き加圧する。正常なら 200 mmHg でも痛みは感じないが、患肢では 150 mmHg 以下でも痛む。
⑤Homan（ホーマン）徴候：膝関節を伸展し足関節を急に背屈すると腓腹部の痛みを生じる。
以上の評価を医師と相談しながら行うことが望ましい。

+α 知識 ④転倒予防のための評価

- FRT におけるカットオフ値
  高齢者の転倒のカットオフ値は 25.4 cm。15.3〜25.4 cm では転倒発生率は 2 倍、15.3 cm 未満では 4.02 倍であると報告されている。
- TUG におけるカットオフ値
  転倒のカットオフ値は 13.5 秒。屋外外出可能は 20 秒以内、要介助レベルは 30 秒以上である。

12. ADL評価（機能的自立度評価表、Functional Independence Measure：FIM）⑰

セルフケア	食事	7	
	整容	7	
	入浴	5	
	更衣上	7	
	更衣下	6	
	トイレ動作	6	
排泄コントロール	排尿	7	
	排便	7	
移乗	（車）椅子移乗	7	
	トイレ移乗	7	
	浴槽移乗	5	
移動	移動（歩行）	6	
	移動（車椅子）	7	
	主移動手段	6	歩行
	階段	5	
コミュニケーション	理解	6	
	表出	7	
社会的認知	社会的交流	7	
	問題解決	5	内服薬持参チェック
	記憶	7	
合計点	運動項目	114	82
	認知項目		32

赤ペン添削

⑰ 減点した根拠を明確にしておこう。

完成Report
→p.88 参照

+α知識 ⑤歩行能力のための評価

- **10 m歩行**
  10 m歩行中の歩数、歩行速度を計算し、ケイデンスを算出する。先行文献[*1]により参考値が算出されているので比較できる。

- **6分間歩行試験**
  6分間でどのくらいの距離を歩行できるか確認する。一般的には、内部障害患者における運動耐容能を評価するときに用いられるが、歩行能力を評価できる点で、本疾患でも用いることが可能である。テストの結果から得られた歩行距離の解釈については、一定の見解はない。
  【日本人の参考値[*2]】
  歩行距離 (m/分) = $454 - 0.87 \times$ 年齢 $- 0.66 \times$ 体重kg
  テスト方法は異なるが、文部科学省新体力テストにも参考値が掲載されているので、一見しておきたい。

*1 Sekiya N, et al：J Hum Mov Stud, 30：241-257, 1996
　 Öberg T, et al：J Rehabil Res Dev, 30：210-223, 1993
*2 大西洋三, 他：Jpn Circ J, 61：857, 1998

問題点

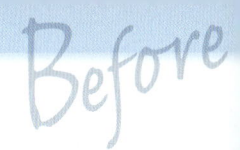

大腿骨頸部骨折患者の場合、転帰先や転倒予防を考慮した問題点を提示しましょう。

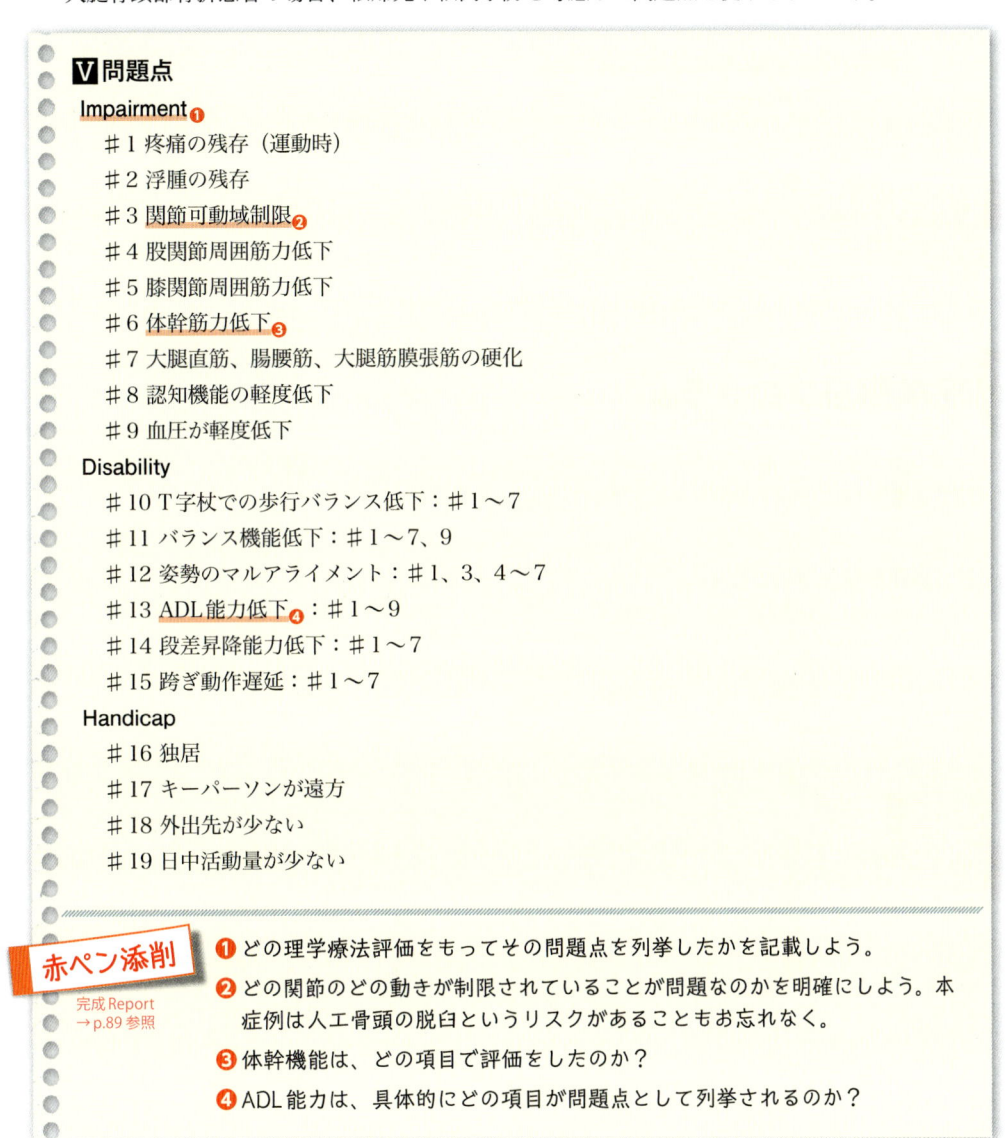

Ⅴ 問題点

Impairment ❶
- ♯1 疼痛の残存（運動時）
- ♯2 浮腫の残存
- ♯3 関節可動域制限 ❷
- ♯4 股関節周囲筋力低下
- ♯5 膝関節周囲筋力低下
- ♯6 体幹筋力低下 ❸
- ♯7 大腿直筋、腸腰筋、大腿筋膜張筋の硬化
- ♯8 認知機能の軽度低下
- ♯9 血圧が軽度低下

Disability
- ♯10 T字杖での歩行バランス低下：♯1～7
- ♯11 バランス機能低下：♯1～7、9
- ♯12 姿勢のマルアライメント：♯1、3、4～7
- ♯13 ADL能力低下 ❹：♯1～9
- ♯14 段差昇降能力低下：♯1～7
- ♯15 跨ぎ動作遅延：♯1～7

Handicap
- ♯16 独居
- ♯17 キーパーソンが遠方
- ♯18 外出先が少ない
- ♯19 日中活動量が少ない

赤ペン添削
完成Report
→p.89 参照

❶ どの理学療法評価をもってその問題点を列挙したかを記載しよう。
❷ どの関節のどの動きが制限されていることが問題なのかを明確にしよう。本症例は人工骨頭の脱臼というリスクがあることもお忘れなく。
❸ 体幹機能は、どの項目で評価をしたのか？
❹ ADL能力は、具体的にどの項目が問題点として列挙されるのか？

ゴール設定

　大腿骨頸部骨折症例においては、術前後のクリニカルパスが定められていることが多く、また地域連携パスを導入している施設もあるため、これらを目安にしながら目標を設定しましょう。受傷機転や転帰先を考慮して、目標の重要度を決定するようにしましょう。

Ⅵ ゴール設定
【短期目標（Short Term Goal：STG）❶】
・屋内 ADL 自立
【長期目標（Long Term Goal：LTG）❶】
・1人で長時間の外出可能

赤ペン添削

完成 Report
→ p.89 参照

❶ STG と LTG の時期を明確にしよう。

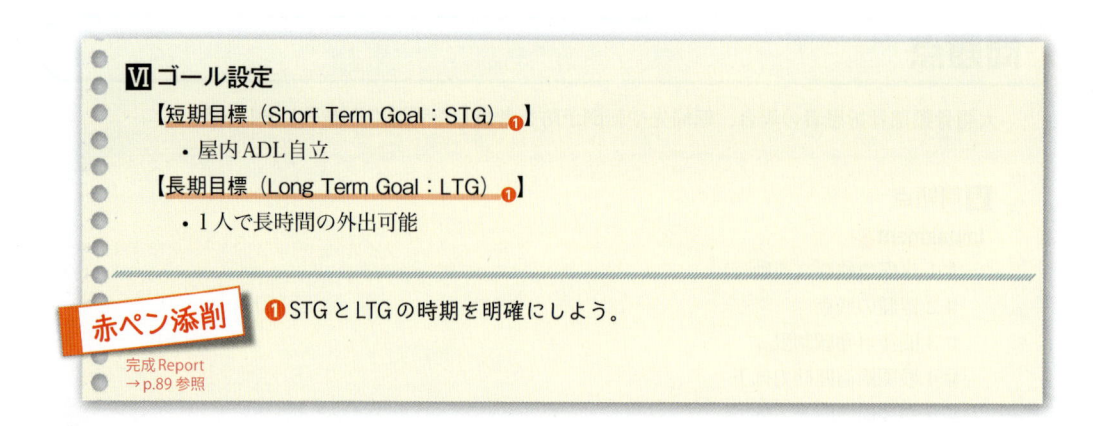

理学療法プログラム

クリニカルパスや地域連携パスから大きく逸脱しないように、またⅤで提示した問題点を解決できるように理学療法プログラムを立案しましょう。

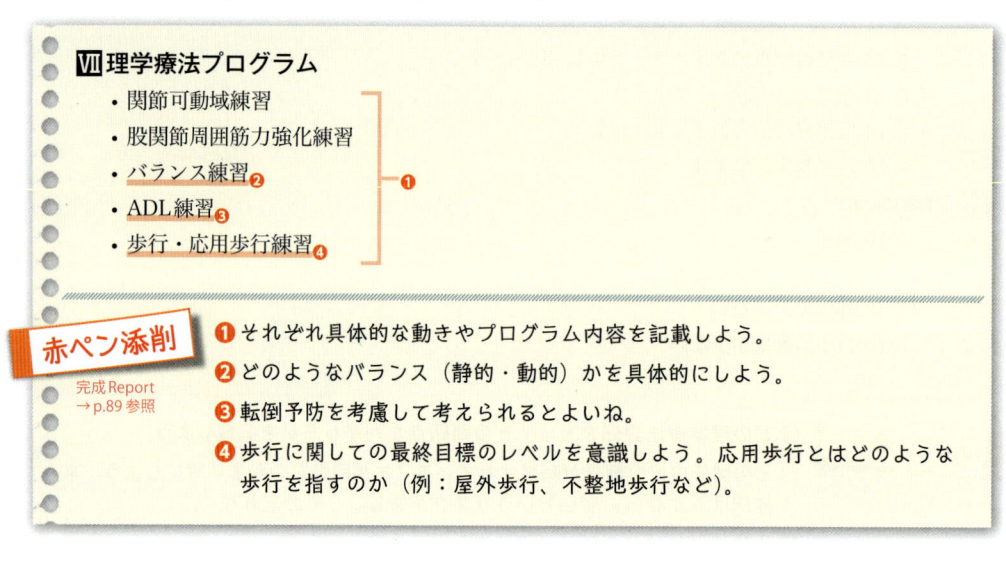

Ⅶ 理学療法プログラム
・関節可動域練習
・股関節周囲筋力強化練習
・バランス練習❷
・ADL 練習❸
・歩行・応用歩行練習❹　　❶

赤ペン添削

完成 Report
→ p.89 参照

❶ それぞれ具体的な動きやプログラム内容を記載しよう。
❷ どのようなバランス（静的・動的）かを具体的にしよう。
❸ 転倒予防を考慮して考えられるとよいね。
❹ 歩行に関しての最終目標のレベルを意識しよう。応用歩行とはどのような歩行を指すのか（例：屋外歩行、不整地歩行など）。

考　察

Ⅷ 考察
　　今回、臨床実習において、転倒により右大腿骨頸部骨折を受傷し、人工骨頭置換術を施行された症例を担当し、評価❶を行ったので、その結果を考察する。
　　本症例は腰椎圧迫骨折を既往にもち、転倒歴がある。本人のホープは、「外に買い物へ行きたい」ということであった。症例は、ADL が自立する必要がある❷。介護保険の申請を

行っていないため、買い物などにも自分で行く必要がある。そこでニーズをADL自立とした。

　歩行能力は順調に回復❸しているが、運動時痛が残存している。この運動時痛がROM、MMT、姿勢、FRT、TUG、歩行などの動作に影響していると考える。この疼痛は手術時に切開した部位と思われる。また右下肢には浮腫が残存している。そのため足底感覚が低下❹し、バランス能力の低下（FRT、TUGの結果を参照）を生じさせていると考察する。このバランス能力の低下が残存すると再転倒率が上昇する。転倒歴は再転倒のリスク因子であるため、転倒を予防するバランス能力向上は必要であると考えている。骨折と手術の影響により股関節周囲筋力の低下、大腿直筋・大腿筋膜張筋の硬化、関節可動域制限がみられる。これらの股関節機能の改善が先述のバランス能力向上には必要不可欠である。

　本症例の転帰先は自宅退院である。自宅退院するにあたり、理学療法の継続や在宅でのリハビリを考える必要がある。安全に、かつ受傷前の生活に近い状態での退院が可能となるように理学療法を進めていきたい。

赤ペン添削

完成Report
→p.89参照

❶ 自分が何に対し注目したのかを明確にすることで、目的が読んでいる人に伝わりやすくなる。
❷ ADLが自立する必要がある理由を明記しよう。
❸ 順調に回復している、ということはどのようなことか？クリニカルパスに準じているということか？
❹ 足底感覚の評価は結果の欄には見当たらない。

おすすめ書籍

Ⅰ）『大腿骨頚部／転子部骨折診療ガイドライン 改訂第2版』（日本整形外科学会診療ガイドライン委員会大腿骨頚部／転子部骨折診療ガイドライン策定委員会／編），南江堂，2011
→ 大腿骨頚部骨折を担当するうえでは一度は目を通しておきたい。疫学、医師の治療、転倒予防など多岐にわたってエビデンスが示されている。

Ⅱ）『健康長寿学大事典』（北 徹／監，横出正之，荒井秀典／編），西村書店，2012
→ 高齢者に関する身体機能、症状に関する事項が記載されている。整形外科のみならずさまざまな視点で高齢者を捉えている。

Ⅲ）『理学療法リスク管理マニュアル 第3版』（聖マリアンナ医科大学病院リハビリテーション部理学療法科／著），三輪書店，2011
→ 転倒予防のための検査のカットオフ値のみでなく、高齢者に多い疾患についてのリスク管理が記載され、安全に理学療法を進めるための一助となる。

段差につまずき、右側方へ転倒し大腿骨頸部骨折を受傷した症例
～自宅退院に向けてバランス能力向上をめざして～

△□医療大学理学療法学科4年　実習二郎
実習指導者：大見武弘

今回、自宅内で段差につまずき、右側方へ転倒したことにより右大腿骨頸部骨折を受傷した症例に対して、バランス能力に注目した評価および治療介入する機会をいただいたので以下に報告する。

I 症例紹介
【氏名】A様
【年齢／性別】70歳代後半／女性
【体格】
　身長147 cm、体重44 kg、BMI 20.4 kg/m^2（標準）
【職業】主婦
【診断名】
　右大腿骨頸部骨折（Garden分類stage IV）、合併症なし
【術式】人工骨頭置換術
【主訴】「歩くときに痛い」
【ニーズ】
　ADL自立：歩行・階段昇降含めて、屋内活動の自立
【ホープ】
　本人「30分くらい外へ買い物に行きたい」、家族「1人で生活してほしい」
【家族構成】独居（キーパーソン：娘）
【家屋構造】
　アパートの1階。玄関の上がり框は15 cm、廊下・トイレに手すりなし。浴室にL字型手すりあり。和室の入口に5 cmの段差がある。
【現病歴】
　玄関で段差につまずき、前右方へ転倒し受傷。救急搬送され当院受診。上記診断にて当日入院。2日間安静にし、人工骨頭置換術を施行。手術翌日より理学療法開始となった。

II 他部門情報
1. 既往歴
　第5腰椎圧迫骨折（2年前に更衣中にバランスをくずし後方にしりもちをつき受傷）
2. 他部門情報
【医師からの情報】
　後方進入法で行った。屈曲100°・内旋35°で脱臼する。短外旋筋群は切離して縫合していない。荷重は全荷重（Full Weight Bearing：FWB）許可。クリニカルパスに準じて進めてよい。
【看護師からの情報】
　貧血傾向があるので起き上がったときにふらつくことがあり注意して日中看護している。
【クリニカルパス】（概要）
- 術後1日目（Post Operation Days：POD 1）：車椅子乗車
- POD 3：平行棒内歩行練習開始
- POD 5：歩行器歩行練習開始
- POD 12：T字杖歩行練習開始
- POD 15～30：自宅退院または回復期病院転院

3. 画像所見（図1、2）
　図1よりGarden分類stage IVと考えられる。図2ではバイポーラ型の人工骨頭を用いている。

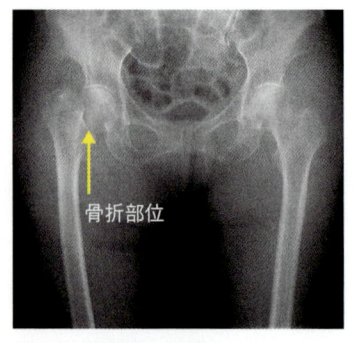

図1● 受傷時のX線

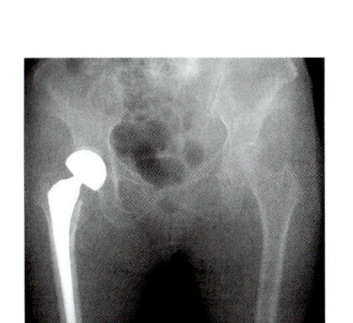

図2 ● 術後のX線

4. 血液・生化学検査（術後7日）
- WBC 10,200/μL、RBC 300万/μL、Hb 9.2 g/dL、Ht 30%、MCV 90 fL、MCH 30 pg、MCHC 33%、PLT 14万/μL
- TP 5.2 g/dL、ALB 2.5 g/dL、CRP 6.0 mg/dL

III 理学療法経過（担当理学療法士より）
POD 2日間は輸血を行っていた。そのため、車椅子移乗から大腿骨頸部骨折のクリニカルパスより少し遅れている。認知面は日中の物忘れあり。疼痛が強く離床が遅れ、POD 4より車椅子乗車開始。POD 7より平行棒内歩行練習、POD 9より歩行器歩行練習、POD 15よりT字杖歩行練習開始した。

IV 理学療法評価（術後19、20日）

1. 全体像（術後19日）
T字杖を使用し1人で来室した。リハビリには積極的であるが、リハビリの終盤に疲れを訴えた。

2. バイタルサイン（来室時に端座位で測定）（術後19日）
血圧 94 / 38 mmHg、心拍数 78 bpm

3. 認知機能検査（術後19日）
HDS-R（改訂 長谷川式簡易知能評価スケール）：21点；年齢・計算・逆唱（各1点減点）、想起・物品記銘（各3点減点）で減点

4. 視診・触診（術後19日）
右股関節部に腫脹・発赤・熱感がみられた。右下腿部に浮腫が観察できた。

5. 深部静脈血栓症の評価（術後19日）
Luke徴候：陰性、Lowenberg徴候：陰性；200 mmHgで疼痛なし、Homan徴候：陰性

6. 痛みの検査（術後20日）

時期	疼痛出現状況
POD 2	安静時：VAS 4、股関節運動時：VAS 7（すべて術創部）
POD 7	安静時：VAS 2、股関節屈曲時：VAS 4、荷重時：VAS 3（すべて術創部）
POD 20	安静時：VAS 1、歩行（股関節屈曲）時：VAS 3、荷重時：VAS 2（すべて術創部） 右片脚支持時：VAS 1.5；右膝関節 圧痛：右膝関節前面

7. 形態測定（Rt/Lt：単位cm）（術後19日）

測定部位	POD 2	POD 7	POD 20
棘果長	69.0 / 72.0	69.5 / 72.0	70.5 / 72.0
転子果長	66.0 / 68.0	66.5 / 68.0	67.0 / 68.0

周径：測定点	POD 2	POD 7	POD 20
膝蓋骨上縁15 cm	41.5 / 46	39.5 / 44	40 / 42
10 cm	37 / 43	36 / 42	36 / 41
5 cm	34.5 / 40	33 / 39	33 / 38
下腿（膝裂隙8 cm下）周径	33 / 29	30 / 28	30 / 28

8. 関節可動域検査（Range of Motion Test：ROMT）（術後19、20日）

	Rt (°)	Lt (°)	備考
股関節			
屈曲	95P	130	屈曲時に術創部に疼痛出現
伸展	0	5	Thomasテスト（＋＋/＋）、Elyテスト（＋/−）
内転	—	15	Rtは脱臼肢位のため、計測非実施。Oberテストは外転位で制限となり、陽性
外転	25P	30	外転運動最終域で薄筋に疼痛出現
内旋	—	45	Rtは脱臼肢位のため、計測非実施
外旋	25	35	軟部組織性の伸張制限
膝関節			
屈曲	140	145	大腿直筋の軽度硬化
伸展	−5	0	ハムストリングスの軽度硬化
足関節			
底屈	50	70	下腿浮腫による筋の伸張制限
背屈	5	15	下腿浮腫による筋の伸張制限

P：疼痛

9. 筋力検査（Manual Muscle Test：MMTを使用）（術後19、20日）

	Rt	Lt	備考
股関節			
屈曲	3P	4	屈曲時に術創部に疼痛出現。
伸展	3P	3	伸展筋収縮時に股関節前面に疼痛出現。
内転	—	4	Rtは脱臼肢位のため、計測非実施。
外転	3P	4	外転運動最終域で薄筋に疼痛出現。
内旋	—	4	Rtは脱臼肢位のため、計測非実施。
外旋	3	4	
膝関節			
屈曲	3	4	腰椎前彎（代償）運動出現。
伸展	3	4	骨盤後傾（代償）運動出現。
足関節			
底屈	4	4	
背屈	4	4	
体幹			
屈曲	4		
伸展	4		
回旋	3	3	著明な左右差はみられない。

10. バランス検査（術後20日）

- Functional Reach Test（FRT）：カットオフ値 25.4 cm
  平均21.2 cm（21 cm、20.5 cm、22 cm）：22 cmを越えると体幹屈曲運動が出現した。
- Timed Up and Go Test（TUG）：カットオフ値 13.5秒
  平均15.8秒（15.5秒、16.2秒、15.7秒）：立ち上がり時や歩行時に体幹屈曲運動が強い傾向があった。

11. 姿勢観察（術後20日）

- 端座位：頭部前方突出位、脊柱後彎位、骨盤帯後傾・右回旋位、右股関節外旋位
- 立位：頭部前方突出位、胸椎軽度右側屈位・後彎位、骨盤帯右回旋位・右下制位、右股関節屈曲・外旋位、右膝関節軽度屈曲位

12. 動作観察（術後20日）

【歩行】
①全体像：T字杖を外側につき、身体全体が右に側屈しながら歩行する。歩幅は右が大きい。
②右立脚相：初期接地（Initial Contact：IC）では股関節軽度内旋位、下腿内旋位。立脚中期で骨盤が右へ軽度側方移動する。同時にTrendelenburg徴候が出現。立脚終期（Terminal Stance：TSt）では右寛骨が軽度前傾する。
③右遊脚相：右TSt〜遊脚初期（Initial Swing：ISw）にかけての蹴り出し時の膝屈曲が少ない。右骨盤挙上と後傾動作を伴ってISw〜遊脚中期（Mid-Swing）を行い、股関節屈曲・内転・内旋位で遊脚終期（Terminal Swing）を行いそのままICする。右の歩幅が大きい。
④10 m歩行：15.2秒、18歩、歩行速度：0.66 m/秒、ケイデンス：71.1歩/分

【段差昇降】（10 cmの段差で評価）
手すりを用いて実施。右下肢を挙上し、上段に置く。右下肢支持の際、股関節が軽度内旋する。右下肢を上段に挙げる際に、股関節軽度内転・内旋を伴う。

13. ADL評価（機能的自立度評価表、Functional Independence Measure：FIM）

セルフケア	食事	7	
	整容	7	
	入浴	5	下肢の洗体に介助が必要
	更衣上	7	
	更衣下	6	足を通すことに時間が必要
	トイレ動作	6	清拭に時間が必要
排泄コントロール	排尿	7	
	排便	7	
移乗	（車）椅子移乗	7	
	トイレ移乗	7	
	浴槽移乗	5	浴槽の跨ぎに時間が必要
移動	移動（歩行）	6	T字杖を用い、歩行速度が遅い
	移動（車椅子）	7	
	主移動手段	6	歩行
	階段	5	段差が低いものでは可能
コミュニケーション	理解	6	軽度の認知機能の低下
	表出	7	
社会的認知	社会的交流	7	
	問題解決	5	内服薬持参チェック
	記憶	7	
合計点	運動項目	114	82
	認知項目		32

Ⅴ 問題点

Impairment
- ♯1 疼痛の残存（運動時）：Ⅳ-4、6、8、9、12
- ♯2 浮腫の残存：Ⅳ-4、7
- ♯3 関節可動域制限（股関節；脱臼の可能性による制限あり。膝関節伸展）：Ⅳ-8
- ♯4 股関節周囲筋力低下：Ⅳ-9、12
- ♯5 膝関節周囲筋力低下：Ⅳ-7、9、12
- ♯6 大腿直筋、腸腰筋、大腿筋膜張筋の硬化：Ⅳ-8
- ♯7 認知機能の軽度低下：Ⅳ-3
- ♯8 血圧が軽度低下：Ⅳ-2

Disability
- ♯9 T字杖での歩行バランス低下：♯1〜6
- ♯10 バランス機能低下：♯1〜6、8
- ♯11 姿勢のマルアライメント：♯1、3、4〜6
- ♯12 ADL能力（セルフケア、車椅子移乗、移動）低下：♯1〜6
- ♯13 段差昇降能力低下：♯1〜6
- ♯14 跨ぎ動作遅延：♯1〜6

Handicap
- ♯15 独居
- ♯16 キーパーソンが遠方
- ♯17 外出先が少ない
- ♯18 日中活動量が少ない

Ⅵ ゴール設定

【短期目標（Short Term Goal：STG）：2週間後】
- 屋内ADL自立

【長期目標（Long Term Goal：LTG）：1カ月後】
- 1人で長時間の外出可能

Ⅶ 理学療法プログラム
- 関節可動域練習：股関節、膝関節伸展
- 股関節周囲筋力強化練習：伸展・外転
- バランス練習：動的バランス中心
- ADL練習：浴槽の跨ぎ、階段昇降
- 歩行・応用歩行練習：速度の速い歩行練習、不整地での歩行練習

Ⅷ 考察

今回、臨床実習において、転倒により右大腿骨頸部骨折を受傷し、人工骨頭置換術を施行された症例を担当し、バランス能力に注目して身体機能とADLについて評価を行ったので、その結果を考察する。

本症例は腰椎圧迫骨折を既往にもち、転倒歴がある。本人のホープは、「外に買い物へ行きたい」ということであった。また症例は独居であり、キーパーソンが遠方であること、介護保険の申請を行っていないため、買い物などにも自分で行く必要があることからニーズをADL自立とした。

大腿骨頸部骨折後の歩行能力は、術後に変化すると考えられている。歩行能力はクリニカルパスに則り、順調に回復しているが、歩行速度の低下とケイデンスが基準値より低値であり、運動時痛が残存している。この運動時痛がROM、MMT、姿勢、FRT、TUG、歩行（速度低下やケイデンスの低値を含む）などの動作に影響していると考える。この疼痛は手術時に切開した部位と思われる。また右下肢には浮腫が残存している。そのため浮腫によりバランス能力の低下（FRT、TUGの結果を参照）を生じさせていると考察する。このバランス能力の低下が残存すると再転倒率が上昇する。転倒歴は再転倒のリスク因子であるため、転倒を予防するバランス能力向上は必要であると考えている。骨折と手術の影響により股関節周囲筋力の低下、大腿直筋・大腿筋膜張筋の硬化、関節可動域制限がみられる。これらの股関節機能の改善が先述のバランス能力向上には必要不可欠である。

今後の転帰先は自宅退院である。自宅退院するにあたり、理学療法の継続や在宅でのリハビリを考える必要がある。安全に、かつ受傷前の生活に近い状態での退院が可能となるように理学療法を進めていきたい。

参考文献

1) Sekiya N, et al：The invariant relationship between step length and step rate during free walking. J Hum Mov Stud, 30：241-257, 1996
2) Öberg T, et al：Basic gait parameters: Reference data for normal subjects, 10-79 years of age．J Rehabil Res Dev, 30：210-223, 1993
3) 森尾裕志, 他：加齢と転倒，『理学療法リスク管理マニュアル 第3版』(聖マリアンナ医科大学リハビリテーション部／著), pp298-340, 三輪書店, 2011

第1章　骨関節系疾患の症例レポート

5 腰部脊柱管狭窄症（除圧固定術後）

伊藤貴史

はじめに　～腰部脊柱管狭窄症除圧固定術後患者への理学療法

　腰部脊柱管狭窄症（Lumbar Spinal Canal Stenosis：LCS）は、退行性変化などにより脊柱管内を走行している神経や血管が、骨などの周囲組織により圧迫された状態をいいます。LCSの症状としては、間欠性跛行・下肢の痛み・しびれなどさまざまです。LCSに対する治療には、薬物療法・ブロック療法・装具療法・生活指導などを併用した保存療法が第一選択となりますが、保存療法で効果を示さなかった例や高度狭窄例においては手術が適用されています。

　LCSに対する手術は、神経や血管が圧迫された状態を改善する目的で施行されることが多いです。手術は大きく2種類に分類されます。1つは、椎弓切除術などの神経除圧術、もう1つは、神経除圧術に固定術を併用する方法です。固定術は不安定性を生じている症例や変形の矯正を必要とする症例にも施行されています。

　術式によって禁忌動作も異なるため、術後の生活様式などにも影響を及ぼす場合があります。また、患者さんの術前ADL・QOLも異なるため、理学療法士は術前の情報収集、あるいは術前からの理学療法介入を行う必要がある場合もあります。術後理学療法では、まず患者さんに適切な動作指導を行い、機能のみでなく術後早期より活動や参加に焦点を当てたアプローチが求められます。

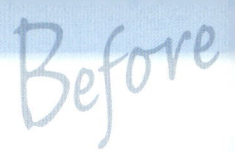

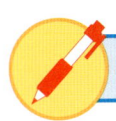

タイトル・導入

　LCSに対する術後患者においては、術後の目標とする活動や参加をタイトルに含めることで読み手にとって本文の内容もわかりやすくなります。機能面でも特徴的な神経症状などを呈している場合には、その内容もタイトルに含めるようにしましょう。

【タイトル】
腰部脊柱管狭窄症を呈し経椎間孔腰椎椎体間固定術を施行した症例❶

【導入】
　本症例は、腰部脊柱管狭窄症（Lumbar Spinal Canal Stenosis：LCS）を呈し、歩行時の痛みのために1分間の連続歩行も行えず、経椎間孔腰椎椎体間固定術（TLIF❷）を施行するに至った症例である。今回、術前・術後初期・術後3週経過時と継時的に評価を行い、全身状態と禁忌動作に留意して理学療法プログラムを行ったので以下に報告する。

赤ペン添削
完成Report
→p.101参照

❶ タイトルでレポートの内容がある程度わかるようにしよう。サブタイトルをつけてもよい。
❷ 略語に関しては、フルスペルを記載しよう。

症例紹介

　症例紹介に関しては、個人情報が特定できないように留意しましょう。術前の活動・参加レベルについても可能な限り確認して記載しましょう。

I 症例紹介
【氏名】○藤○男様❶
【年齢／性別】60歳代／男性
【体格】175.6 cm、71.5 kg、BMI 23.2 kg/m^2（肥満ぎみ）
【家族構成】妻、息子と同居❷
【入院前生活】
　特に運動習慣はなく退職後❸は家のなかで過ごすことが多かった。外出時はほとんど車を使用する生活をしていた。
【住居環境】マンション3階❹
【趣味・嗜好品】趣味：特になし。喫煙歴：48年、40本/日、1年前より禁煙
【主訴】術前❺：「歩行時に左殿部から爪先までの痛みやしびれがひどい」
【ニーズ】痛みを軽減すること❻
【ホープ】「痛みなく歩きたい」❼

赤ペン添削
完成Report
→p.101 参照

❶ 患者個人の特定につながる氏名、イニシャルは記載しないように。
❷ キーパーソンも記載しよう。
❸ 退職してからどのくらいの年月が経過しているのかも重要な情報となる。また、どのような仕事をしていたかも確認し記載しよう。
❹ 階段の使用の有無、室内の構造や動線なども記載しよう。
❺ 術後の主訴も記載しよう。
❻ 痛みの部位や状況などを把握しておく必要がある。
❼ 歩く環境や時間を確認しておこう。

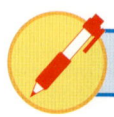

医学的事項

術前後のLCSの病態・症状をわかりやすく記載しましょう。また、術式や術中所見なども術後リハビリを行ううえで重要な事項となります。

Ⅱ 医学的事項
【診断名】腰部脊柱管狭窄症❶
【既往歴】糖尿病、心筋梗塞❷
【現病歴】
　昨年春頃より腰痛と下肢のしびれが出現。半年後に症状増悪したため当院受診。後日入院しLCSに対してL3〜5の除圧および固定目的でTLIF施行となった。
【術中所見】
　術中出血量が多く、生化学検査の結果も異常値を示していた❸。脊椎の固定性に関しては良好❹。
【他部門情報】
・医師より：術中の出血量が多かった❸ため術後1週間程度は無理をしないで理学療法を進める❺ように指示あり。また、独歩を自立にするのはハードコルセット完成後からとの指示あり。
・看護師より：病棟ADLにおいて術後早期から禁忌動作の認識は乏しい。また糖尿病でカロリー制限されているが厳守できていない。

赤ペン添削
完成Report
→p.101 参照

❶ 狭窄している箇所の確認、画像所見の確認も含めてできているか？
　➡ +α知識 ①
❷ 現在までの治療経過、服薬の状況などの確認はしておこう。
❸ 実際の出血量は？また手術前後の生化学検査値の比較を行っておこう。
❹ 固定性だけでなく圧迫されていた神経が除圧できたかなどの確認はできているか？術前後の画像の比較は行ったか？ ➡ +α知識 ②
❺ 手術による日常生活上の禁忌・理学療法上の禁忌を医師に確認しよう。また、内科的な問題がある場合は、理学療法中止基準などの確認も行うように。

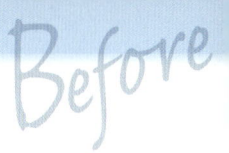

+α知識 ① MRIによるLCSの画像診断

MRIは、神経根の圧迫部位を検索するためには必須の検査である。正中矢状断像では、硬膜管の圧迫・椎間板の膨隆・黄色靱帯の肥厚などを把握する（図A）。その他、傍矢状断像で椎間孔の狭窄部位、水平断像では椎間孔での椎間板膨隆などが評価できる。

+α知識 ② TLIF施行による侵襲方法

脊椎の手術は術式によって侵襲方法が異なる。通常のTLIFは棘突起から脊柱起立筋を剥離、展開し、椎間関節を切除して進入していく。その際、片側の多裂筋は切除される。術式によっては、神経を避けながら進入するため、神経に対する長時間の圧迫により術後一時的に下肢に神経症状を呈することもある。

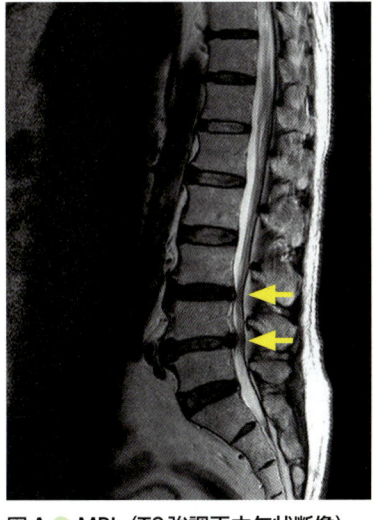

図A ● MRI（T2強調正中矢状断像）
L3/4、L4/5レベルで局所的椎間板突出による明らかな硬膜圧迫と脊髄圧迫が認められる。

理学療法評価

手術前から実習生が担当する場合は、術後と比較するため術前評価も記載しましょう。術後から実習生が担当する場合は、担当理学療法士による術前評価を記載しましょう。

Ⅲ 理学療法評価

1. 全体像
コミュニケーションは良好であるが、リハビリに対して意欲的ではない。術後もリハビリ意欲は乏しい。

2. 疼痛検査❶
- 術前：動作時に左下肢の痛みやしびれあり❷（NRS❸ 10）
- 術直後：動作時の左下肢の痛みは軽減した❹（NRS 3）
- 術後3週目：痛みなし

赤ペン添削
完成Report →p.101 参照

❶ 痛みはLCSによる神経症状なのか局所的な問題なのか評価できている？
　→ +α知識 ③
❷ 具体的にどのような動きをしたときにどこに痛みが出ているのか確認した？
❸ NRSのフルスペルも記載するように。
❹ 痛みの変化は左下肢のどこがどのように変わったのか確認している？

3. 感覚検査
   A. 表在感覚❺
   ・術前：左下肢中等度❻鈍麻、右下肢軽度❻鈍麻
   ・術直後：両下肢ともに術前に比べて感覚鈍麻は軽快した。左下肢軽度❻鈍麻、右下肢軽度❻鈍麻
   ・術後3週目：表在感覚の異常・左右差なし
   B. 深部感覚
   ・術前・術後ともに異常感覚なし

4. 腱反射❼

	術前		術直後		術後3週目	
	右	左	右	左	右	左
膝蓋腱反射	+	+	+	±	++	+
アキレス腱反射	+	+	+	+	+	+

5. 徒手筋力検査❽

		術前		術直後		術後3週目	
		右	左	右	左	右	左
股関節	屈曲	4	3	3	3	3	3
	伸展	4	4	3	3	4	4
	内転	3	3	—	—	3	4
	外転	5	4	3	3	4	4
	内旋	4	3	5	5	5	5
	外旋	5	3	5	5	5	5
膝関節	屈曲	5	4	4	4	5	5
	伸展	5	3	5	5	5	5
足関節	底屈	3	3	3	3	4	4
	内反	4	4	5	5	5	5
	背屈+内反	5	4	5	5	5	5
	底屈+外反	4	4	5	5	5	5

赤ペン添削
完成Report
→ p.102 参照

❺ 表在感覚の評価をする際はデルマトームを意識して評価するように。神経症状の詳細な鑑別に役立つこともある。

❻ 感覚検査の程度を表現するときの記載方法で軽度・中等度・重度などと主観的な記載をする場合は、評価者が継時的な再現性を保てるように明確にしておくこと。

❼ 膝蓋腱反射、アキレス腱反射の亢進・減弱などの意味を理解しているか？ L5 の腱反射も確認するように。

❽ 各筋の支配神経を把握し、LCSの障害像をイメージできるようにしよう。

+α知識 ③神経根性疼痛を鑑別するポイント

神経根性疼痛は一般に単一の神経根から生じ、片側の脚に放散し、デルマトームに似た分布をする。多椎間の神経根が障害されたり両側の神経根が障害される場合もあるので、デルマトームとまったく同じ部位に疼痛が生じるとは限らないので注意する必要がある。感覚障害・筋力低下・腱反射の減弱などと合わせて相互に解釈する必要がある。

6. 関節可動域検査 ⑨

		術前		術直後		術後3週目	
		右	左	右	左	右	左
股関節	屈曲	100	70P	110	105	120	110
	SLR	70	55P	30	30	45	40
	伸展	10	10	0	0	5	5
	内転	15	10	5	5	10	10
	外転	30	25	25	30	20	20
	内旋	15	10	0	0	5	0
	外旋	45	35	35	30	40	35
足関節	背屈（膝屈曲位）	5	5	5	5	10	10
	背屈（膝伸展位）	—	—	5	5	5	5

P：殿部から大腿外側部への痛み（+）

7. 姿勢・動作分析

A. 起き上がり動作
- 術前：背臥位からon elbow、長座位を経由してベッド上端座位になり起き上がる。
- 術直後：側臥位の姿勢から両下肢をベッド端に下ろすタイミングで上半身を起こす介助が必要。
- 術後3週目：体幹の回旋を伴うことなく行える。 ⑩⑪

8. バランス検査

A. 片脚立位
- 術前：右；約3秒保持可能、左；約2秒保持可能
- 術後3週目：右；約5秒保持可能、左；約5秒保持可能 ⑫

B. Functional Reach Test（FRT） ⑬
　術前：20 cm、術後3週目：16 cm

C. Timed Up and Go Test（TUG）
　術前：17.9秒、術後3週目：12.5秒

9. 歩行分析 ⑭

- 術直後：サークルウォーカー歩行見守り
　サークルウォーカーに寄りかかるような姿勢で体幹前屈位・骨盤後傾位となっている。左右ともにTrendelenburg徴候を認める。
- 術後3週目：独歩自立
　左右ともに立脚後期の股関節伸展が乏しく、常に骨盤は後傾し体幹は前屈傾向となっている。

赤ペン添削

完成Report
→ p.103 参照

⑨ 測定した値すべてを記載するのではなく、着目するところだけを記載するように。

⑩ 姿勢・動作分析はコルセット着用の有無や手すり使用の有無を記載するように。

⑪ 起き上がり動作を自立で行えるのか、介助が必要なのかを記載するように。

⑫ 片脚立位の際、どのようにバランスをとっているかの記載も必要。写真や絵があるとわかりやすい。

⑬ 術前後でFRTのストラテジーが変化することも確認したか？ 写真や絵があ

るとわかりやすい。

⓮歩行分析は使用補助具だけでなく、退院後の生活も意識して評価した場所や連続歩行時間なども明確にしておこう。また、歩行以外のADLの評価は行えているか？➡+α知識 ④⑤

+α知識 ④腰痛特異的なADL・QOL評価

一般的なADL評価には対象を限定しないFunctional Independence Measure（FIM）が用いられている。また健康関連QOL尺度はMOS-Short Form 36（SF-36）などが代表的である。その一方、腰痛関連疾患に特異的なADL・QOL尺度として、Oswestry Disability Index（ODI）やRoland-Morris Disability Questionnaire（RDQ）などがある。患者さんの社会的背景を考慮して適切な評価方法を選択する必要がある。

+α知識 ⑤痛みに対する心理面の評価

痛みは多くの人が体験する問題であり、痛みを評価する際は、身体的機能だけでなく心理面も評価する必要がある。特に、痛みが慢性化している人は、痛みの経験をネガティブに捉える破局的思考となっている。破局的思考の傾向が強いことがさまざまな機能の障害をもたらすこともある。破局的思考を測定する評価尺度として、日本語版も作成されており、信頼性・妥当性も証明されているPain Catastrophizing Scale（PCS）（表A）が有名である。

表A ● Pain Catastrophizing Scale 日本語版

この質問紙では、痛みを感じているときのあなたの考えや感情についてお聞きします。以下に、痛みに関連したさまざまな考えや感情が13項目あります。痛みを感じているときに、あなたはこれらの考えや感情をどの程度経験していますか。あてはまる数字に〇をつけてお答えください。

	まったくあてはまらない	あまりあてはまらない	どちらともいえない	少しあてはまる	非常にあてはまる
1. 痛みが消えるかどうか、ずっと気にしている	0	1	2	3	4
2. もう何もできないと感じる	0	1	2	3	4
3. 痛みはひどく、決して良くならないと思う	0	1	2	3	4
4. 痛みは恐ろしく、痛みに圧倒されると思う	0	1	2	3	4
5. これ以上耐えられないと感じる	0	1	2	3	4
6. 痛みがひどくなるのではないかと怖くなる	0	1	2	3	4
7. 他の痛みについて考える	0	1	2	3	4
8. 痛みが消えることを強く望んでいる	0	1	2	3	4
9. 痛みについて考えないようにすることはできないと思う	0	1	2	3	4
10. どれほど痛むかということばかり考えてしまう	0	1	2	3	4
11. 痛みが止まって欲しいということばかり考えてしまう	0	1	2	3	4
12. 痛みを弱めるために私にできることは何もない	0	1	2	3	4
13. 何かひどいことが起きるのではないかと思う	0	1	2	3	4

PCSは、13項目5段階の質問形式で52点満点の評価法である。その点数は高いほど痛みをネガティブで過剰に捉える破局的思考が強いとされる。
（松岡紘史、坂野雄二：痛みの認知面の評価―Pain Catastrophizing Scale日本語版の作成と信頼性および妥当性の検討．心身医療、47：95-102、2007より引用）

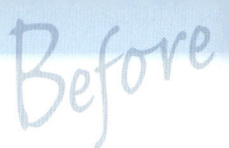

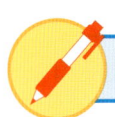

問題点

LCSの固定術後患者の場合、日常から術後の禁忌動作を考慮しなければなりません。そのため、術前と基本動作方法が異なる場合もあるので、退院後の生活も視野に入れて現状の問題点を整理しておきましょう。特に、Positiveな要素の把握もしておきましょう。

Ⅳ 問題点

	術直後評価時点	術後3週目評価時点
心身機能・身体構造	Negative #1 血液データ不良 ❶ #2 腰椎固定術後 ❷ #3 下肢筋力低下 ❸ Positive ❺ ♭1 感覚障害なし	Negative #1 腰椎固定術後 ❷ #2 下肢筋力低下 ❸ #3 関節可動域制限
	#4 関節可動域制限 ❸ #5 動作時痛 ❹ #6 リハビリ意欲低下	#4 右下肢しびれ ❹ #5 リハビリ意欲低下
活動	Negative #7 起き上がり動作困難 #8 移動動作能力低下 ❻ #9 ADL能力低下 ❻	Negative #6 歩行時安定性低下 Positive ❺ ♭1 屋内歩行自立 ♭2 起居動作自立 ♭3 手すり指示での階段昇降可能
参加	Negative #10 術後安静による活動範囲の狭小化	Negative #7 入院中による活動範囲の狭小化
環境因子	Positive ❺ ♭2 自宅で階段昇降不要	
個人因子	Negative #11 血糖コントロール不良 #12 貧血 #13 高血圧 #14 趣味なし Positive ❺ ♭3 60歳代	Negative #8 血糖コントロール不良 #9 貧血 #10 高血圧 #11 趣味なし Positive ❺ ♭4 理解力良好 ♭5 60歳代

赤ペン添削

完成Report
→p.104参照

❶ 異常値を示している血液データの把握はできているか？

❷ 腰椎固定術後の何が問題点になるのかを記載しよう。

❸ 下肢のどの部位の筋力低下・可動域制限が問題なのか具体的に記載しよう。

❹ どのような動作でどこに痛み・しびれが出現するか記載しよう。

❺ 術後は禁忌動作があるためNegativeな要素は多くなる。だからこそプログラムに活かせるようなPositiveな要素をもっとあげておこう。

❻ 動作・活動に関しては具体的に記載しよう。

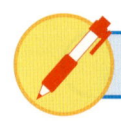

ゴール設定

　LCS術後患者は禁忌動作があるため、問題点に対して積極的な目標を立てることができない場合もあります。禁忌動作を考慮した退院後の生活をイメージして目標を設定しましょう。退院後の生活は症例によって大きく異なるため、症例それぞれの生活を十分に理解するようにしましょう。

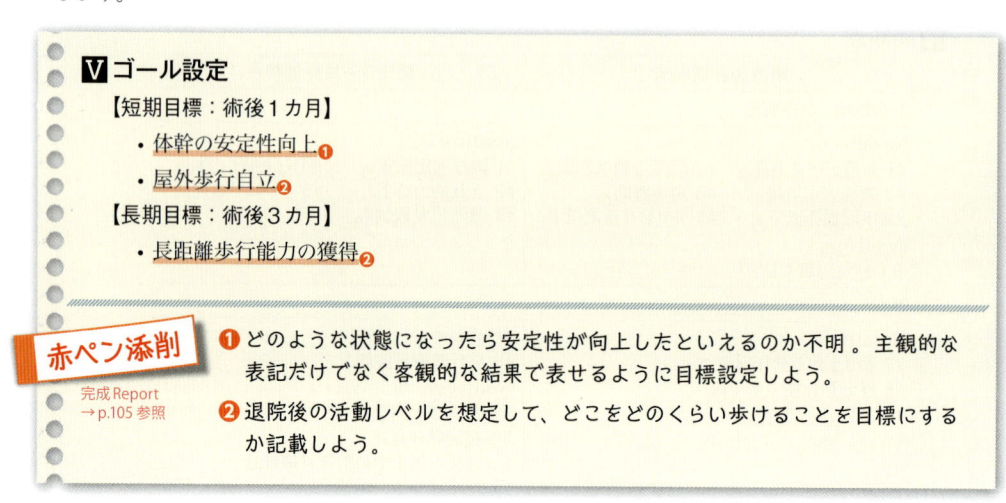

> **Ⅴ ゴール設定**
> 【短期目標：術後1カ月】
> ・体幹の安定性向上 ❶
> ・屋外歩行自立 ❷
> 【長期目標：術後3カ月】
> ・長距離歩行能力の獲得 ❷

赤ペン添削
完成Report
→p.105 参照

❶ どのような状態になったら安定性が向上したといえるのか不明。主観的な表記だけでなく客観的な結果で表せるように目標設定しよう。
❷ 退院後の活動レベルを想定して、どこをどのくらい歩けることを目標にするか記載しよう。

理学療法プログラム

　問題点の改善のためプログラムを作成しますが、術後禁忌に注意しながらPositive要素を活かしたアプローチにしましょう。

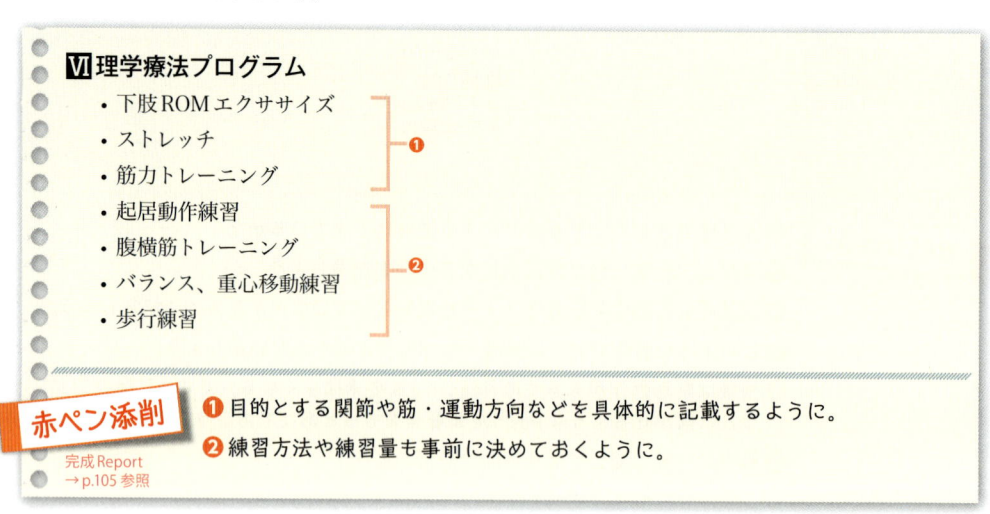

> **Ⅵ 理学療法プログラム**
> ・下肢ROMエクササイズ ┐
> ・ストレッチ   ├ ❶
> ・筋力トレーニング   ┘
> ・起居動作練習   ┐
> ・腹横筋トレーニング   ├ ❷
> ・バランス、重心移動練習 │
> ・歩行練習   ┘

赤ペン添削
完成Report
→p.105 参照

❶ 目的とする関節や筋・運動方向などを具体的に記載するように。
❷ 練習方法や練習量も事前に決めておくように。

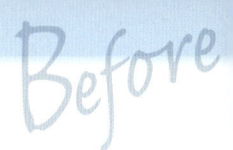

考察

Ⅶ 考察

　本症例はLCSにより数年前より左下肢に疼痛を伴いながら生活をしていた。そのため生活範囲は狭小化し、体幹・下肢の筋力低下を認め、<u>心理的にもストレスが大きくなっていた</u>❶。また、術前から血液生化学検査の数値も異常値を示し、貧血や低血糖の症状を呈していた。血糖値の変動が激しくコントロール不良であったため<u>低血糖症状に留意した</u>❷。しかし、術後は血糖の変動があっても低血糖症状の自覚症状はなかったため、主治医からは<u>無理なく</u>❸理学療法を進めるように指示があった。理学療法実施前の外的観察やバイタルサイン、生化学検査の結果に<u>十分注意しながら</u>❹プログラムを行った。

　術後初期は、まず禁忌動作の指導を行った。L3/5の固定により禁忌である体幹の屈曲・伸展・側屈・回旋を行わないようにすることを患者に意識してもらいながらプログラムを行った。術後初期に一番の問題点としてあげられたのが起居動作であった。術前に行っていた起居動作方法と大きく異なってくるため、寝返り・起き上がり・立ち上がり動作の指導を行った。本症例は、寝返り動作の際に一側下肢でベッドを蹴るように寝返るため体幹の回旋を伴った動作になっていた。<u>そのため、プログラムに内転筋の筋力強化と腹横筋の強化を取り入れた</u>❺。

　術後3週経過時点では、体幹・下肢が同時に回旋し寝返り動作をスムースに行えるようになった。基本動作がスムースに行えるようになったため、術後3週経過時点では、リスク管理・禁忌動作に留意しつつ<u>歩行の安定性</u>❻に着目したプログラムを中心に施行した。本症例は術後から独歩にて歩行練習を開始し術後2週目で独歩自立としたが、術後3週目のバランス評価の際も十分な安定性が得られていなかった。体幹の動きが禁忌とされているため、股関節可動域の改善、股関節周囲を中心とした筋力の増強を行っていくことで歩行の安定性を高めていこうと考えた。

　腰椎の固定術を施行した症例は、術後一定期間はさまざまな<u>リスク</u>❼を伴うといわれている。また、中長期的には<u>隣接椎体間障害</u>などのリスク❼がある。そのため、退院後は禁忌動作に留意しながら生活範囲の拡大を図る必要があり、その際、体幹・股関節周囲の安定性が重要であると考える。本症例においても退院後は禁忌動作を意識した生活の徹底と安定性を目的にした自主トレーニングの指導が必要であると考える。

赤ペン添削
完成Report → p.105 参照

❶ 心理面の評価が記載されていない。 ➡ +α知識 ⑤

❷ 低血糖症状になったときの対応なども確認できているか？

❸ リスクを伴う患者さんに対しては運動負荷量など医師から詳細な指示を受けるように。

❹ 検査値に対して注意した内容を記載するように。

❺ どのような寝返りパターンを行わせたいかを明確にし、内転筋・腹横筋を強化する理由が記載できているとよい。

❻ 表現があいまい。歩行の何を安定させたいの？

❼ 術後の合併症やリスクにどのようなものがあるか理解しているか？
　➡ +α知識 ⑥

+α知識 ⑥脊椎術後のリスク管理

　　脊椎固定術の合併症として、手術直後は、感染・神経根麻痺・脊髄硬膜外血腫・肺塞栓症などがある。インストルメントを併用する場合は、脱転・沈み込み・折損のリスクも生じる。中長期的には、隣接椎体間障害などのリスクも生じるため、術後の理学療法をはじめとする生活指導などが重要となる。

おすすめ書籍

Ⅰ）『脊椎のリハビリテーション臨床マニュアル 上巻』（Craig Liebenson／原編，菊地臣一／監訳），エンタプライス，2008
　→ 脊椎疾患のリハビリに携わる方のバイブル的書物。評価の重要性から生活指導のポイントまで詳細に記されている。

Ⅱ）『脊柱機能の臨床的重要性と上下肢の関連』（嶋田智明，大峯三郎／常任編集、小林 聖／ゲスト編集），文光堂，2011
　→ 脊椎疾患の評価からプログラムの立て方まで詳細に説明されている。図や写真も多く用いられているため初学者にも参考になる1冊。

Ⅲ）『腰椎変性疾患　基本知識とチェックポイント』（鈴木信正，他／編），メジカルビュー社，2004
　→ 腰椎変性疾患の病態などが詳細に記載されている。画像などを用いての説明も多く診断技術にも役立つ。

完成後の症例レポート

腰部脊柱管狭窄症除圧固定術後に長時間歩行の再獲得をめざした症例
～全身状態および禁忌動作に留意しての介入～

A大学リハビリテーション学部理学療法学科4年　実習三郎
実習指導者：伊藤貴史

本症例は、腰部脊柱管狭窄症（Lumbar Spinal Canal Stenosis：LCS）を呈し、歩行時の痛みのために1分間の連続歩行も行えず、経椎間孔腰椎椎体間固定術（Transforaminal posterior Lumbar Interbody Fusion：TLIF）を施行した症例である。今回、全身状態と禁忌動作に留意しながら術前評価から術後評価・理学療法を行う機会をいただいたので以下に報告する。

I 症例紹介
【氏名】A様
【年齢／性別】60歳代／男性
【体格】
　身長175.6 cm、体重71.5 kg、BMI 23.2 kg/m^2（肥満ぎみ）
【家族構成】
　妻・息子と同居の3人暮らし、キーパーソンは近隣在住の娘
【入院前生活】
　家で過ごすことが多く、外出のほとんどは車を使用していた。仕事歴は3年前までデスクワーク中心の会社員として働いていたが、定年退職後は無職。
【住居環境】
　エレベーター使用可能なマンションの3階、屋内はすべて洋式のつくり
【趣味・嗜好品】
　趣味：特になし。喫煙歴：48年、40本／日、1年前より禁煙
【主訴】
- 術前：「歩行時の左殿部から爪先までの痛みとしびれがひどい」
- 術後：「痛みは軽減したが歩行時にふらつく」

【ニーズ】
- 術前：左下肢の痛みを軽減する
- 術後：ふらつかずに歩けるようになる

【ホープ】
　「痛みなく歩いて電車などに乗って外出がしたい」

II 医学的事項
【診断名】
　腰部脊柱管狭窄症（L3/4、L4/5の狭窄＋）
【既往歴】糖尿病、心筋梗塞
【服薬】
　オイグルコン®、グリコラン®、カルデナリン®
【現病歴】
　1年前頃より腰痛と下肢のしびれが出現。半年後に症状増悪し当院受診。後日入院しLCSに対してL3～5の除圧および固定目的でTLIF施行となった。
【術中所見】
　術中出血量：650 mL。
　L3/4、L4/5にケージを挿入し術前の狭窄部位の除圧は十分。椎体間の固定性も良好。
【画像所見】図1に示す。
【他部門情報】
- 医師より：術中出血量が多く貧血（Hb 7.4 g/dL）を認めるため、術後2日間輸血する。1週間はベッドサイドリハビリで、収縮期血圧が180 mmHg以上・100 mmHg以下にならないように運動療法を実施するように指示あり。手術後半年はハードコルセットを着用し、過度な体幹屈伸・側屈・回旋は禁忌との指示あり。
- 看護師より：病棟ADLにおいて術後早期から禁忌動作の認識は乏しい。また糖尿病でカロリー制限されているが厳守できていない。

III 理学療法評価
1. 全体像
コミュニケーションは良好であるが、リハビリに対して意欲的ではない。術後もリハビリ意欲は乏しい。

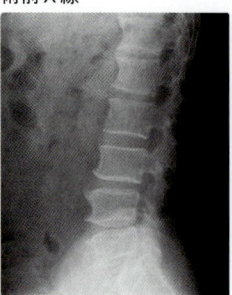

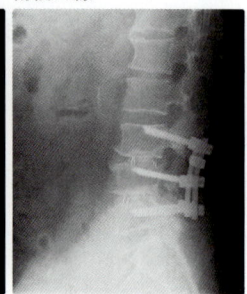

術前X線　　　　術後X線　　　　術前MRI

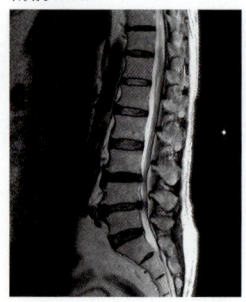

図1● 画像所見

表1● 痛み出現状況

時期	痛み出現状況
術前	歩行時に左殿部〜爪先の痛み（NRS 10）
術直後	歩行時の痛みは左殿部のみとなる（NRS 3）
術後3週目	痛みなし

表2● 表在感覚

時期	表在感覚
術前	両側下腿外側〜足部前面触圧覚鈍麻（上肢を10として左：5、右：8）
術直後	両側下腿外側〜足部前面触圧覚鈍麻（上肢を10として左：8、右：9）
術後3週目	正常

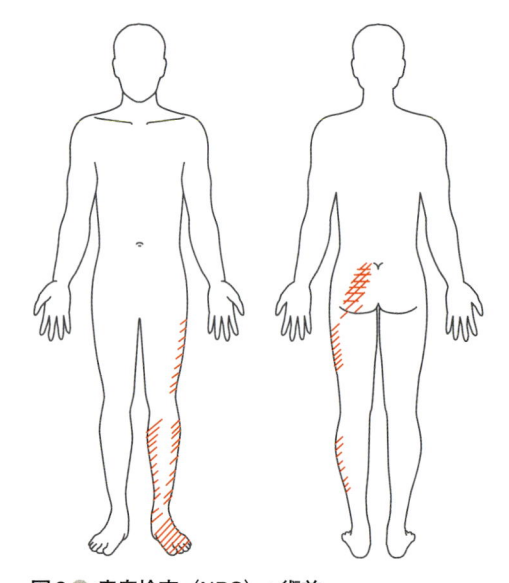

図2● 疼痛検査（NRS）：術前

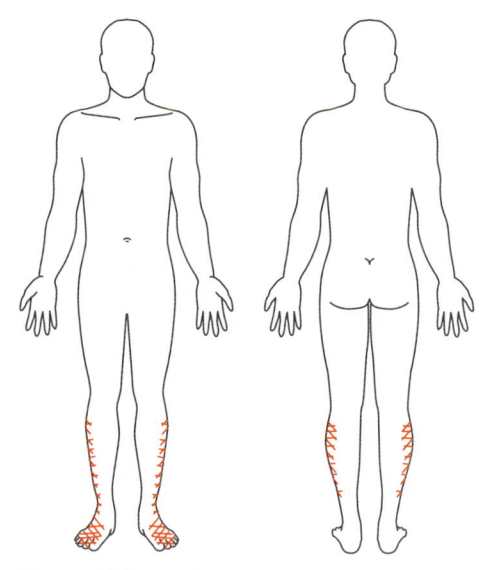

図3● 感覚検査：術前

2. 疼痛検査

　術前・術直後・術後3週経過時の疼痛の状況を表1に示す。なお、痛みの程度はNumeric Rating Scale（NRS）を使用した。術前の痛みの部位については図2に示す。

3. 感覚検査（図3）

A. 表在感覚術前、術直後、術後3週経過時の表在感覚の状況を表2に示す。術前の感覚障害の部位については図3に示す。

B. 深部感覚：術前・術後ともに異常感覚なし。

表3 ● 徒手筋力検査

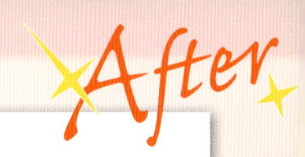

	運動方向	支配神経	術前		術直後		術後3週目	
			右	左	右	左	右	左
股関節	屈曲	L2	4	3	3	3	3	3
	伸展	L5	4	4	3	3	4	4
	内転	L2-4	3	3	—	—	3	4
	外転	L4-S1	5	4	3	3	4	4
	内旋	L4-S1	4	4	5	5	5	5
	外旋	L5	5	3	5	5	5	5
膝関節	屈曲	L5-S2	4	5	4	4	5	5
	伸展	L2-4	5	3	5	5	5	5
足関節	底屈	S1-2	3	3	3	3	4	4
	内反	L4-S1	4	4	5	5	5	5
	背屈+内反	L4-S1	5	4	5	5	5	5
	底屈+外反	L5-S1	4	4	5	5	5	5
足指	母趾屈曲	S2	4	4	4	4	4	4
	母趾伸展	L5	4	3	4	4	4	4
	2〜5指屈曲	S2	4	4	4	4	4	4
	2〜5指伸展	L5	4	3	4	4	5	4

4. 腱反射

	術前		術直後		術後3週目	
	右	左	右	左	右	左
膝蓋腱反射（L4）	+	+	+	±	++	+
内側ハムストリングス（L5）	+	+	+	±	+	+
アキレス腱反射（S1）	+	+	+	+	+	+

5. 徒手筋力検査

術前から術後3週目までの下肢徒手筋力検査の結果を表3に示す。

6. 関節可動域検査

		術前		術直後		術後3週目	
		右	左	右	左	右	左
股関節	屈曲	100	70P	110	105	120	110
	SLR	70	55P	30	30	45	40
	伸展	10	10	0	0	5	5
	内旋	15	—	0	0	5	0
	外旋	45	—	35	30	40	35

P：殿部から大腿外側部への痛み（+）

7. 姿勢・動作分析

A. 起き上がり動作（コルセットなし）
- 術前（自立）：背臥位からon elbow、長座位を経由してベッド上端座位になり起き上がる。
- 術直後（要介助）：側臥位の姿勢から両下肢をベッド端に下ろすタイミングで上半身を起こす介助が必要。両手でベッドを押す協力動作あり。
- 術後3週目（自立）：体幹の過度な回旋・屈曲を伴うことなく行える。

8. バランス検査

A. 片脚立位（術後3週目）（図4）
- 右：約5秒保持可能、左への動揺+
- 左：約5秒保持可能、右への動揺+
- 左右ともにTrendelenburg徴候+

B. Functional Reach Test（FRT）（図5）
術前：20 cm、術後3週目：16 cm

C. Timed Up and Go Test（TUG）
術前：17.9秒、術後3週目：12.5秒

9. ADL評価

A. Oswestry Disability Index（ODI）
- 術前：27 / 50点

B. Functional Independence Measure（FIM）
- 術前：126点
- 術直後：101点（減点項目：整容・更衣）
- 術後3週目：122点（減点項目：清拭・更衣に時間を要する）

左片脚立位　　　右片脚立位

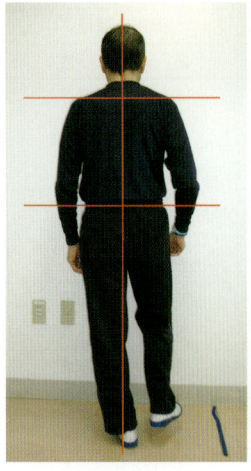

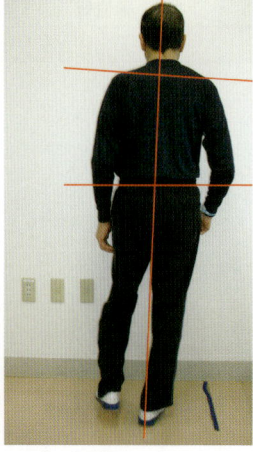

図4 ● 片脚立位バランス（術後3週目）

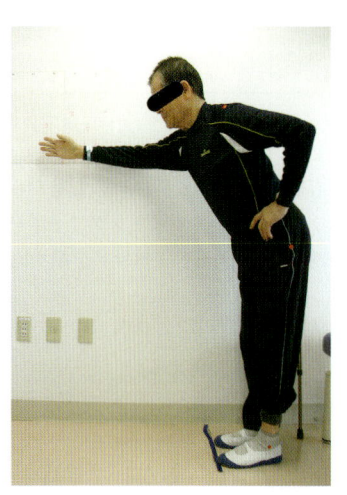

図5 ● FRT（術後3週目）

10. 歩行分析
- 術直後：サークルウォーカー歩行見守り。病棟廊下にて100 m程度連続歩行可能。
サークルウォーカーに寄りかかり体幹前傾位・骨盤後傾位となっている。左右ともにTrendelenburg徴候を認める。
- 術後3週目：独歩自立。病棟廊下にて10分程度連続歩行可能。
左右ともに立脚後期の股関節伸展が乏しく、常に骨盤は後傾し体幹は前屈傾向となっている。

11. 心理面評価
A. Pain Catastrophizing Scale（PCS）
術前：36点、術後3週目：13点

Ⅳ 問題点

術直後評価時点	術後3週目評価時点
心身機能・身体構造	
Negative #1 貧血症状（Hb 7.4 g/dL） #2 腰椎固定術後禁忌動作あり #3 股関節周囲筋筋力低下 #4 股関節伸展可動域制限 #5 左下肢痛（歩行時、起き上がり動作時） #6 リハビリ意欲低下 Positive ♭1 感覚障害なし	Negative #1 腰椎固定術後禁忌動作あり #2 股関節周囲筋筋力低下 #3 股関節伸展可動域制限 #4 安静座位時の右下肢しびれ #5 リハビリ意欲低下 Positive ♭1 痛みなし ♭2 感覚障害なし
活動	
Negative #7 起き上がり動作困難 #8 立位バランス能力低下 #9 移動動作能力低下（サークルウォーカー使用） #10 整容・更衣動作要介助 Positive ♭2 トイレ動作自立	Negative #6 立位バランス能力低下 #7 歩行時安定性低下 Positive ♭3 屋内歩行自立 ♭4 起居動作自立 ♭5 手すり指示での階段昇降可能 ♭6 ADL自立
参加	
Negative #11 術前の活動量低下および術後安静による活動範囲の狭小化	Negative #8 入院中による活動範囲の狭小化
環境因子	
Positive ♭3 自宅で階段昇降不要	Positive ♭7 自宅で階段昇降不要 ♭8 洋式生活可能なマンション在住
個人因子	
Negative #12 血糖コントロール不良 #13 貧血 #14 高血圧 #15 趣味なし Positive ♭4 60歳代 ♭5 息子と同居、キーパーソンが近隣在住	Negative #9 血糖コントロール不良 #10 貧血 #11 高血圧 #12 趣味なし Positive ♭9 理解力良好 ♭10 60歳代 ♭11 息子と同居、キーパーソンが近隣在住

Ⅴ ゴール設定

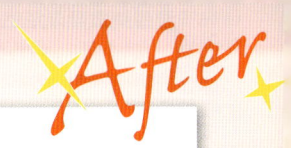

【短期目標：術後1カ月】
- 体幹の安定性向上（片脚立位10秒間静止、歩行時のTrendelenburg徴候消失）
- T字杖使用にて屋外歩行自立（10分程度の散歩レベル）

【長期目標：術後3カ月】
- 杖使用せず歩行自立
- 公共交通機関の利用

Ⅵ 理学療法プログラム

- 股関節伸展ROMエクササイズ
- 股関節周囲筋トレーニング
- 腹横筋トレーニング
- 起き上がり動作反復練習
- 腹横筋トレーニング
- バランス、重心移動練習
- 応用歩行練習（横歩き5往復×3）
- 6分間連続歩行練習

Ⅶ 考察

　本症例はLCSにより数年前より左下肢に疼痛を伴いながら生活をしていた。そのため外出機会が減少し、体幹・下肢の筋力低下を認めた。心理的にもストレスが大きく破局的思考を呈していた。また、合併症の影響もあり術前から血液生化学検査で異常値を示し、貧血や低血糖の症状を呈していた。今回、本症例に対して、手術による禁忌動作と貧血・低血糖などに対する全身状態について留意し、主治医・看護師と連携をとりながら理学療法を進めたので以下に報告する。

　術後初期の介入は、禁忌動作の指導を徹底した。L3/5の固定により禁忌である過度な体幹の屈曲・伸展・側屈・回旋を伴わないように基本動作を行ってもらった。術前の寝返り動作では反対側下肢でベッドを蹴るように寝返るため体幹の回旋を伴った動作になっていた。そのためプログラムでは、上半身と下半身が一体になって動くように、内転筋の筋力強化と腹横筋の強化を取り入れた。

　術後3週経過時点では寝返り動作において体幹・下肢が同時に回旋しスムーズに行えるようになった。次のステップとして、歩容の改善、歩行距離の延長に着目しプログラムを進めた。本症例は術後早期から独歩にて歩行練習を開始し術後2週目で独歩自立となった。しかし、術後3週目のバランス評価においても十分な安定性は得られていなかった。体幹の過度な動きが禁忌とされているため、股関節可動域の改善、股関節周囲を中心とした筋力の増強を行っていくことで歩行の安定性を高めていこうと考えた。

　腰椎の固定術を施行した症例は、術後一定期間は感染、神経根麻痺、血腫、インストルメントの脱転などのリスクを伴うといわれている。また、中長期的には偽関節、隣接椎間障害などのリスクがある。そのため、退院後は禁忌動作に留意して生活範囲の拡大を図る必要があり、その際、体幹・股関節周囲の安定性が重要であると考える。退院後は禁忌動作を意識した生活の徹底に加え、体幹の安定性を目的にした自主トレーニングの指導を行っていきたいと考えている。

参考文献

1）『運動療法学 改訂第2版』，(柳澤 健／編) 金原出版，2011
2）『基礎運動学 第6版』(中村隆一，他)，医歯薬出版，2003
3）紺野慎一，菊地臣一：Oswestry Disability Index, Roland-Morris Disability Questionnaire．クリニカルリハ14：758-761，2005
4）松岡紘史，坂野雄二：痛みの認知面の評価―Pain Catastrophizing Scale日本語版の作成と信頼性および妥当性の検討．心身医療，47：95-102，2007

第1章　骨関節系疾患の症例レポート

6 膝前十字靭帯損傷（再建術後）

廣幡健二

はじめに　～前十字靭帯再建術後患者への理学療法

　前十字靭帯（Anterior Cruciate Ligament：ACL）損傷は、代表的なスポーツ傷害の1つであり、膝関節の靭帯損傷のなかで最も発生頻度が高い疾患です。この受傷機転は大きく**接触型**と**非接触型**に分けられます。ACL損傷の約70％は、非接触状況下での足部接地時に生じるとされています。

　代表的なACL再建術には2種類あります。1つは、**ST法**とよばれる再建靭帯の素材に半腱様筋腱を用いる方法で、採取部の治癒過程を考慮して、早期からの膝屈曲に対する抵抗運動は推奨されません。もう1つは、骨付き膝蓋腱による**ACL再建術**（Bone-to-BoneもしくはBone-Patellar Tendon-Bone：BTB法）です。移植腱についている骨により大腿骨および脛骨との癒合が得られやすいのが特徴です。膝前部痛を比較的生じやすいとされています。

　スポーツ復帰については、術後経過日数だけでなく膝関節機能とパフォーマンス能力が一定の水準に到達していることが求められます。一般的な評価項目としては、痛み、関節可動域、関節腫脹の程度、等速性膝関節筋トルク値、そして跳躍動作や走行動作に関するパフォーマンステストが用いられます。競技特性によって復帰に求められる能力は異なるため、復帰目標については本人の意向を踏まえたうえで、医師やトレーナーなどと相談しながら多角的かつ客観的に判断する必要があります。術後理学療法では、患者さんの円滑な回復とスポーツ復帰を見据えたアプローチが求められます。加えて、再受傷のリスクとなりうる問題点を把握したうえで理学療法プログラムを立案することが重要となります。

　以上のような点を考慮して、症例レポートを作成しましょう。

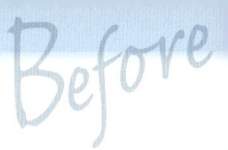

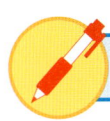

タイトル・導入

　ACL再建術後患者においては、参加スポーツや復帰目標を含めることで読み手に患者像をうまく伝えるように工夫しましょう。対象が特徴的な症状（膝伸展制限、膝蓋前痛、カッティング動作時恐怖感など）を有していた場合には、その内容もタイトルに含めるようにしましょう。

【タイトル】
　膝前十字靱帯術後の一症例❶

【導　入】
　今回，❷左膝前十字靱帯（Anterior Cruciate Ligament：ACL）再建術を施行され4カ月経過した症例を担当し、❷理学療法を行う機会をいただいたので以下に報告する❸。

赤ペン添削

完成Report
→p.119参照

❶ レポートの内容を具体的にイメージできるよう、もう少し詳しいタイトルに。
❷ 句読点（、。,．）を統一しよう。
❸ 何を報告するの？主語を明確にしよう。

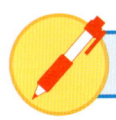

症例紹介

　症例の受傷前スポーツ活動のレベルについても記載しましょう。症例が競技スポーツに参加している場合は、復帰時期を検討するために目標となる試合や大会について情報を整理しておくことが大切です。

I 症例紹介
【氏名】K.H.❶文京区湯島在住❷
【年齢／性別】20歳代／女性
【体格】身長170 cm、体重63 kg、BMI 21.8❸
【個人的・社会的背景】大学2年生、バスケットボール部所属❹
【診断名】左ACL損傷❺
【主訴】階段降段時痛、長時間座位後の膝痛❻
【ニーズ】痛み軽減、動作能力❼改善
【ホープ】「早くバスケットボールの試合❽に出たい」

赤ペン添削

完成Report
→p.119参照

❶ 患者個人の特定につながる氏名、イニシャル、呼び名は記載しないように。
❷ 患者さんの住所も個人の特定につながるので記載しない。
❸ BMIの単位を明記すること。体格は標準範囲？基準値などを確認しておく。
❹ ポジション、練習量・頻度、レベル、同じポジションの人数などは確認済み？これらは復帰時期を検討するうえで重要な情報。

❺ 靭帯以外の損傷については確認済み？ 半月板や軟骨・骨に損傷はなかった？
❻ 主訴は患者本人の表現をそのまま記載する。
❼ 特に何の動作の改善を必要としている？
❽ 目標とする試合復帰時期を検討するために試合日程などを詳しく確認すること。

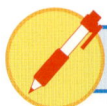

現病歴

ACL再建術後患者では受傷機転と、受傷から現在までの経過を詳しく聴取し、読み手が理解しやすいように記載しましょう。

【現病歴】
試合中に受傷❶し、受傷4日後に当院受診。徒手検査とMRI検査にて左膝ACL損傷と診断された。受傷1カ月半後に左膝ACL再建術施行❷。

赤ペン添削
完成Report
→p.119 参照

❶ 合併損傷の存在や再受傷のリスクファクターを予測するうえで、受傷機転に関する情報は非常に重要。より詳細な聴取をしよう。
❷ なぜ受傷後すぐに手術しないのか？ 考えてみよう。 ➡ +α知識 ①

+α知識 ①ACL再建術までに求められる機能回復
　　ACL再建術後のパフォーマンスには、術前の膝関節機能が大きく影響する。術後成績に影響しうる要素として、受傷した膝関節の炎症症状（腫脹・熱感・安静時痛）や膝関節伸展可動域、大腿四頭筋機能があげられる。膝関節にこのような機能低下が残存している場合には、術前介入による機能回復を待って手術が施行されることが多い。

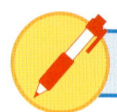

既往歴および他部門情報

医師または診療録から得られた、術前評価と術中所見に関する情報を入手します。また、ACL再建術後のスケジュールや術後の定期的な診察結果は、運動プログラムを決定するうえで重要な情報なので、詳細に把握し、記載します。

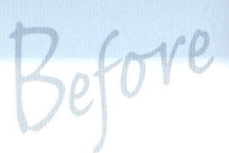

II 他部門情報

【既往歴】 左足関節捻挫❶

【術前評価】
- 術前MRIにてACLの連続性消失❷
- ADT陽性、Lachmanテスト陽性、pivot shift陽性、Nテスト陽性、McMurrayテスト陰性、脛骨前方移動量（KT-1000）は患健差5.5 mm

【術式】 ACL再建術❸

【術中所見】 再建靭帯の固定性は良好❹

【術後スケジュール】
- 術後3週間で全荷重、膝伸展位保持装具off
- 術後3カ月でジョギング開始❺
- 術後6カ月で部分的練習復帰
- 術後8カ月で競技レベルへの復帰をめざす

【医師のコメント】
現在術後4カ月。画像所見❻および徒手検査にて異常所見は認めない。徐々にジョギングやジャンプ動作練習を増やす。術後9カ月での競技復帰をめざす。残り4～5カ月で徐々に運動レベル❼の向上を図る。

【画像所見】
図1に示す。

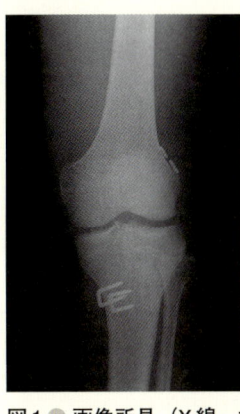

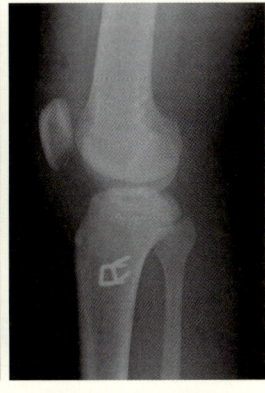

図1● 画像所見（X線　左：正面像、右：側面像）

赤ペン添削

完成Report
→p.119 参照

❶ いつ頃のケガ？ 月単位あるいは年単位で受傷時期を記載すること。

❷ 実際のMRI画像は確認済み？ 半月板損傷の有無は？ 正常な画像と見比べておくように。 ➡ +α知識 ②

❸ 再建に用いた移植腱の種類は？ 半月板の処置の有無は？

❹ 軟骨の状態は問題なかった？

❺ 術後3週～3カ月のプログラム進行について確認済み？ 術後3カ月でジョギングが許可された根拠（再建靭帯の状態や骨孔との固定性）について調べておこう。 ➡ +α知識 ③、➡おすすめ書籍Ⅰ

❻ 医師が画像からどのような所見をチェックしているのか知っている？

❼ どのような運動を指しているのかな？

+α知識 ② MRIによるACL損傷膝の画像診断

MRIはACL損傷の診断には必須の検査である。MRI画像から、ACL損傷の確認だけでなく半月板や関節軟骨の状態も把握する（図A）。

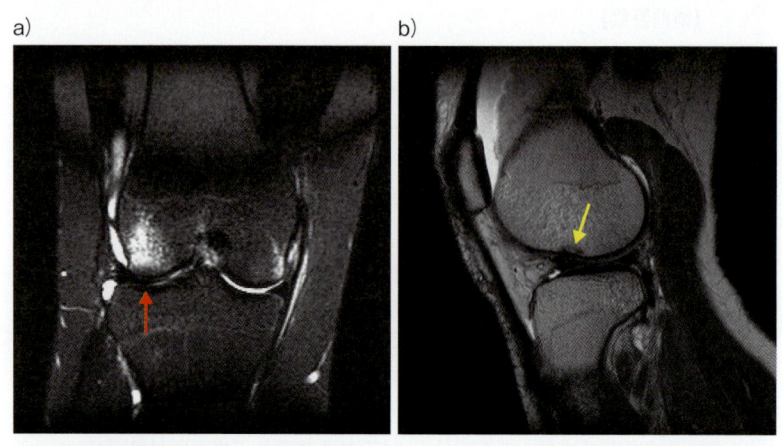

図A ACL損傷に合併した骨挫傷（bone bruise）と軟骨欠損（a：正面像、b：側面像）
この症例では大腿骨外側顆の骨挫傷（→）と大腿骨内側顆における軟骨欠損（→）の合併を認める。

+α知識 ③ 再建靱帯のリモデリングと骨孔内の治癒

再建靱帯の治癒過程には、再建後に壊死期・血管再生期・細胞再増殖期・コラーゲン再形成期・成熟期がある。このリモデリングの過程のなかで、術後2〜3カ月は再建靱帯の強度が最も脆弱であるとされる。また、移植腱骨孔間のより強固な癒合には3カ月ほど要する。早期からの過度な運動負荷や関節運動は再建靱帯や骨孔内の治癒を阻害する恐れがあるため、ACL再建術後の理学療法においては筋機能や動作能力の改善のみでなく、術後経過期間を考慮したプロトコル設定が重要となる。

治療経過（担当理学療法士からの情報）

ここでは、術後から実習生が担当するまでの理学療法経過を記載しましょう。

Ⅲ 担当PTのコメント❶

モチベーションは高く、リハビリに積極的に取り組んでいる。<u>当院の術後リハビリスケジュール</u>❷からおおむねはずれることなく経過している。しかし、<u>術後2カ月頃よりスクワット動作や階段動作にて、時折膝前面痛を訴えることがあった</u>❸。

- 術後翌日より理学療法開始
- 術後1週間で退院
- 評価日の時点で術後4カ月経過

❹

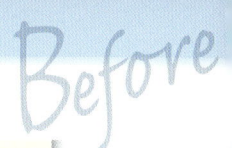

赤ペン添削

完成Report
→p.120参照

❶「コメント」ではなく「理学療法の経過」。
❷ 術後リハビリスケジュールは把握している？ ➡おすすめ書籍Ⅱ
❸ その後の痛みの経過は？ もっと評価日に近いところまで情報を集めよう。
❹ この部分も箇条書きにせず、文中に記載を。退院日から現在（術後4カ月）までの経過について情報は不足していない？

理学療法評価

ここでは、実習生が担当してから評価した内容を抜粋して記載します。

Ⅳ 理学療法評価

1. 全体像

   コミュニケーション良好。積極的にトレーニングに打ち込んでいる。

2. 疼痛検査

   術前から評価日までの痛みの経過を下表❶に示す。

時期	痛み出現状況❷
術前 （診療録より）	・階段降段時膝前面痛 ・時折、歩行時にgiving way❸とともに痛みあり
術後2カ月まで （診療録より）	・スクワット動作や階段降段時に疼痛が出現することあり
術後4カ月	・ADLレベルでは痛みなし ・高い段差❹の降段時に膝前面痛あり ・長時間座位後の動作にて膝前面痛あり ・膝蓋腱外側部に圧痛あり

赤ペン添削

完成Report
→p.120参照

❶ 後にもいくつか表があるので、表番号で示したほうがよい。
❷ 疼痛の程度はどう評価したの？ Visual Analogue Scale（VAS）やNumeric Rating Scale（NRS）を用いて量的に評価するように。
❸ giving wayがどのような症状か調べた？➡+α知識 ④
❹ 段差の高さを具体的な数値で記載するように。

+α知識 ④ ACL損傷患者に生じる膝くずれ（giving way）

膝くずれ（giving way）は、ACL損傷受傷時の典型的な症状の1つである。受傷後の急性期を脱してもgiving wayをくり返すことも多く、二次損傷（半月板損傷や軟骨損傷など）の原因となる。受傷から手術までの期間に生じたgiving wayの回数や程度を把握しておく。

3. 形態測定

測定点	術前（診療録より） Rt / Lt	術後2カ月（診療録より） Rt / Lt	術後4カ月（今回） Rt / Lt
膝蓋骨上縁 15 cm	50 cm / 47 cm	50 cm / 45 cm	51 cm / 49 cm
10 cm	46.5 cm / 44 cm	46 cm / 43 cm	47 cm / 44 cm
5 cm	39.5 cm / 38 cm	39 cm / 36 cm	39 cm / 37.5 cm
下腿周径 ❺	38 cm / 37 cm	38 cm / 37 cm	38.5 cm / 38 cm

4. 視診・触診

膝蓋跳動検査 ❻ （−）、熱感（−）、発赤（−）❼

5. 関節可動域検査 ❽

	Rt	Lt
股関節屈曲 ❾❿	120°	120°
伸展	20°	20°
内転	25°	25°
外転	45°	40°
膝関節屈曲	145°	140°
伸展 ⓫	0°	0°
足関節底屈	45°	45°
背屈	30 ⓬	25°

6. 筋力検査

【MMT ⓭】

	Rt	Lt
股関節屈曲	5	4
伸展	5	5
内転	5	4
外転	4	4
足関節底屈	5	5
背屈	5	5

【等速性膝関節筋トルク ⓮】

	術前	術後
膝関節伸展　患健比	76.0 %	69.5 %
屈曲　患健比	80 %	76 %

赤ペン添削
完成Report
→p.120参照

❺ 下腿周径の計測点は？

❻ 膝蓋跳動検査のほかに、腫脹検査に有用な評価方法を知っているかな？
→ +α知識 ⑤

❼ 視診・触診で確認したのは炎症所見だけ？ 筋の状態は確認した？

❽ 測定方法（器具、他動・自動）を記載するように。

❾ 測定肢位は膝伸展位？ 膝屈曲位？

❿ 股関節の回旋可動域はACL損傷のリスクファクター。確認しておくように。

⓫ この評価だけで十分？ → +α知識 ⑥

⓬ 単位を記入しておくこと。

⓭ 股関節の外旋筋力は、外転筋力とともにACL損傷のリスクファクター。確認するように。

⓮ この結果はどう捉えているかな？ 術後経過期間を踏まえて考えよう。

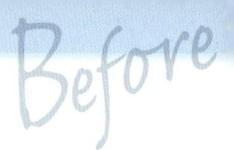

7. バランス検査

【片脚立位保持⑮】

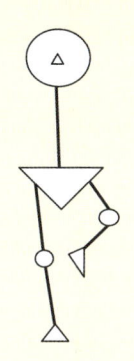

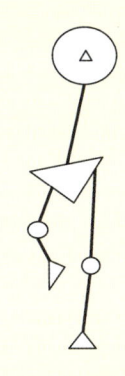

【Star Excursion Balance Test：SEBT⑯】

リーチ方向	右脚支持（非術側）	左脚支持（術側）
前方リーチ	58 cm	52 cm
後内方リーチ	78 cm	76 cm
後外方リーチ	79 cm	78 cm

※測定値は3回測定の平均値。

8. 動作観察

【片脚スクワット動作】

- 前額面：左下肢にて膝外反が観察される⑰。右下肢と比較し、膝外反・股関節内転内旋位を呈する⑱。これは、股関節周囲筋力の低下と体幹・骨盤周囲筋力の低下により生じていると考えられる⑲。
- 矢状面：左下肢支持の片脚スクワット動作では、体幹屈曲・骨盤後傾⑳を呈し、後方重心での動作が観察される㉑。

【両脚ドロップジャンプ㉒】

着地時に左下肢の膝外反、toe-outを呈する。また、身体重心が右偏位しており、術側への荷重量低下を認める。

赤ペン添削

完成Report
→p.121 参照

⑮ 図だけでは説明不足。文章も添えよう。図のタイトルも忘れずに。

⑯ SEBTは実測値だけでなく、左右差やcomposite scoreを確認するように。
→ +α知識 ⑦

⑰ 過去の評価なので、過去形で表現するように。

⑱ 荷重動作時の体幹のマルアライメントはACL損傷のリスクファクター。体幹の傾斜や回旋は確認した？

⑲「動作観察」では、観察された現象を記述しよう。この評価結果だけでは「股関節周囲筋力の低下と体幹周囲筋力の低下」に問題点を限定することはできない。

⑳ どの程度の運動が生じているのかな？ 非術側との比較があったほうがわかりやすい。

㉑ 動作観察を行った際の膝の屈曲角度は何度くらい？

㉒ 評価に用いた台の高さなど、測定条件を記載しよう。

+α知識 ⑤ Stroke テスト（表A、図B）

　関節腫脹および関節水症の検査は、ACL再建術後アスリートの復帰のタイミングや行っている運動負荷の妥当性を検討するうえで非常に重要な検査である。関節水症の検査には大腿周径や膝蓋跳動検査などが用いられるが、腫脹の程度を5段階で評価するStrokeテストも有用である。

表A● Strokeテストに基づく膝関節の腫脹評価尺度

Grade	観察される現象
zero	下方への軽擦による関節液の移動を認めない。
trace	下方への軽擦により、関節液のわずかな内方移動を認める。
1+	下方への軽擦により、膝蓋骨内側に大きな膨隆が観察される。
2+	内側を上方へ軽擦した後に、下方への軽擦を行う前に膝蓋骨内側への関節液の移動を認める。
3+	液量が過剰なため、膝蓋骨内側から関節液を移動させることができない。

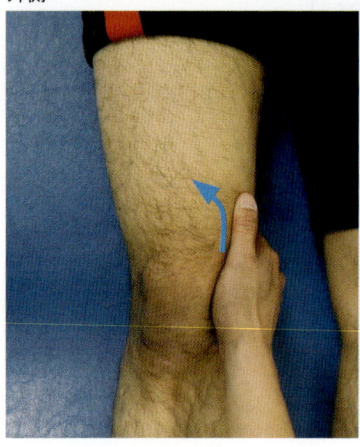

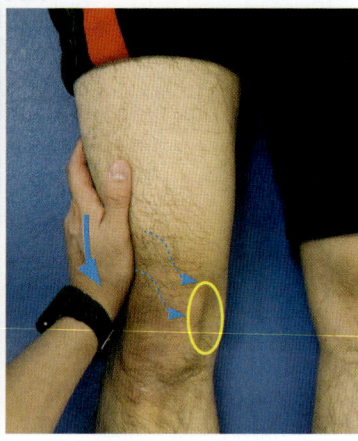

外側　　　　　　　　　内側

図B● Strokeテスト

+α知識 ⑥ Heel Height Difference（HHD）（図C）

　ACL再建術後の可動域は、術後パフォーマンスを左右する重要な要因である。特に膝伸展制限を評価する場合、従来のゴニオメーターを用いた5°単位の角度測定では不十分である。そこで、軽度の伸展制限を把握するためには、HHDの実施が推奨される。測定方法は、対象を腹臥位とし、下腿部をベッド端から出し、リラックスさせる。この肢位において検査者は、両側踵の高さの差を計測する。また、全身弛緩性（General Joint Laxity）の有無を評価しておく。

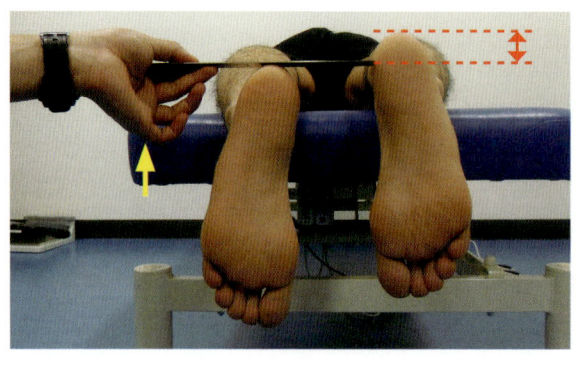

図C● Heel Height Differenceの計測法

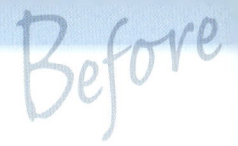

+α知識 ⑦ Star Excursion Balance Test (SEBT)

片脚立位で対側下肢を前後左右に移動させるレッグリーチ動作は、簡便な支持脚の運動機能評価としても有用である。測定結果の解釈には実測値だけでなく、左右差とcomposite scoreを用いる。左右差が4 cm以上、または、composite scoreが90%以下の場合に傷害発生のリスクが高くなる。

$$\text{composite score} = \frac{\text{前方リーチ距離}＋\text{後内方リーチ距離}＋\text{後外方リーチ距離}}{3 \times \text{下肢長}} \times 100$$

問題点

ACL再建術後患者の場合、漸増的なトレーニングの妨げとなる問題や、再損傷のリスクとなりうる評価結果を優先して問題点を提示しましょう。

Ⅴ 問題点

Inpairment❶
- #1 左膝前面痛(階段降段時、長時間座位後)
- #2 左膝関節筋機能❷の低下
- #3 左股関節周囲筋力❸低下
- #4 体幹筋機能低下❹

Disability
- #5 片脚スクワット動作不良❺
- #6 ジャンプ着地動作不良❺❻

Handicap
- #7 練習・試合参加困難

赤ペン添削
完成Report → p.121 参照

❶ スペルはチェックするように。
❷ 「膝関節機能の低下」とは何を指している？ 具体的に記載するように。
❸ 筋力低下を認める運動方向を記載するように。
❹ どの計測・評価からあげた問題点かな？ 体幹の安定性などを評価した記載が見当たらない。
❺ 観察された現象を記載しよう。
❻ ジャンプ距離などのパフォーマンスの問題点を抽出しなくてよいの？

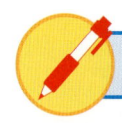

ゴール設定

　ACL再建術症例においては、術後リハビリスケジュールが設定されていることが多いので、そこから逸脱しない範囲で目標を設定しましょう。求められる運動スキルは競技によって大きく異なるため、症例が行っている競技種目やポジションを十分に理解し、重要性の高い動作の獲得を優先的に目標にしましょう。

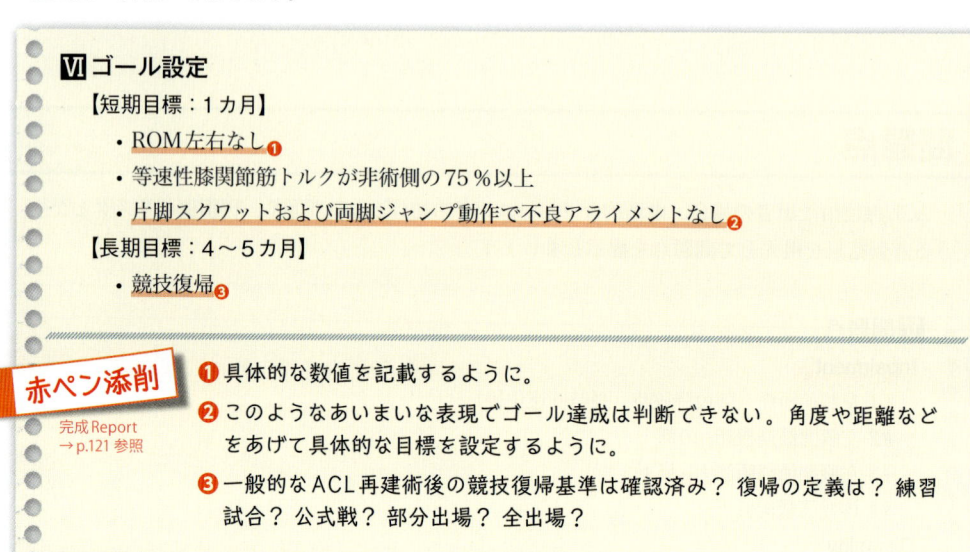

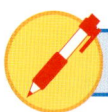

Ⅵ ゴール設定
【短期目標：1カ月】
- ROM左右なし ❶
- 等速性膝関節筋トルクが非術側の75％以上
- 片脚スクワットおよび両脚ジャンプ動作で不良アライメントなし ❷

【長期目標：4〜5カ月】
- 競技復帰 ❸

赤ペン添削
完成Report
→p.121 参照

❶ 具体的な数値を記載するように。
❷ このようなあいまいな表現でゴール達成は判断できない。角度や距離などをあげて具体的な目標を設定するように。
❸ 一般的なACL再建術後の競技復帰基準は確認済み？ 復帰の定義は？ 練習試合？ 公式戦？ 部分出場？ 全出場？

治療プログラム

　ACL再建術後スケジュールから逸脱しない範囲で、Ⅴであげた問題点を改善させる治療やトレーニングをあげましょう。

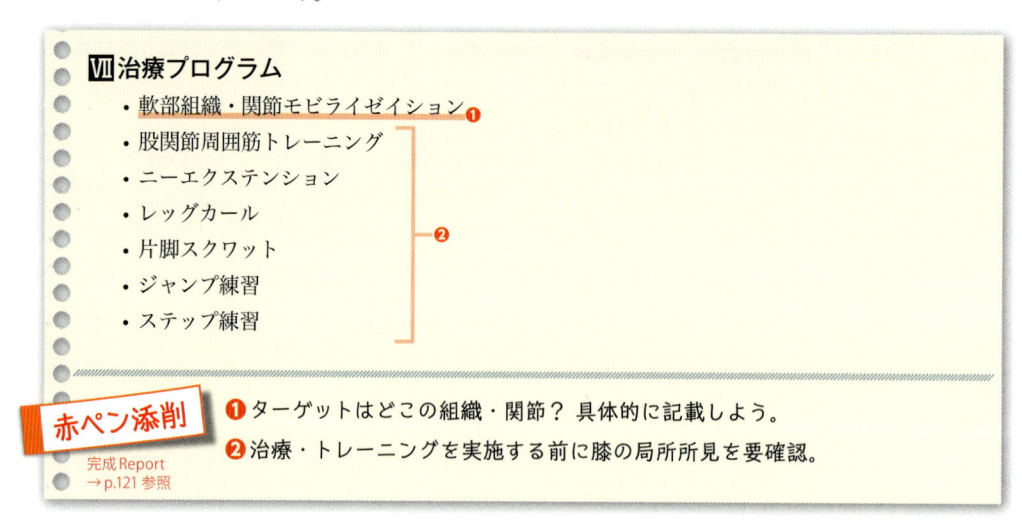

Ⅶ 治療プログラム
- 軟部組織・関節モビライゼイション ❶
- 股関節周囲筋トレーニング
- ニーエクステンション
- レッグカール
- 片脚スクワット
- ジャンプ練習
- ステップ練習

❷

赤ペン添削
完成Report
→p.121 参照

❶ ターゲットはどこの組織・関節？ 具体的に記載しよう。
❷ 治療・トレーニングを実施する前に膝の局所所見を要確認。

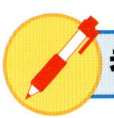

考察

ACL再建術後患者の最終的な競技復帰に向けて、回復を阻害する要因や再受傷のリスクなど重要なポイントについて考察し、記載します。

Ⅷ 考察

　今回、臨床実習において左前十字靱帯❶を再建した大学バスケットボール選手❷を担当させていただき、現時点での身体機能とパフォーマンス❸の評価を行ったので以下に報告する。❹

　本症例は、バスケットボールの試合中にACLを損傷し、その1カ月半後に半腱様筋腱を使用した解剖学的二重束靱帯再建術を施行した❺症例である。現在、術後4カ月経過し、術後9カ月での競技復帰をめざしている。術後経過はおおむね良好であるが、階段降段時などに時折膝前面痛を訴えている症例である。医師からの情報によれば、再建靱帯の状態は良好であり、腫脹や熱感も認めていない。関節可動域も伸展・屈曲ともに経過良好❻である。清水ら[1]が公表している❼ACL再建術後患者の各種スポーツ動作の開始基準によれば、術後4～5カ月の時点でダッシュやストップ動作を行うためには、ジャンプ動作が安定し、等速性膝関節筋トルクの患健比が75％以上であることを条件としている。本症例においては、術後4カ月の時点で等速性膝関節伸展筋トルクの患健比が69.5％であり、大腿四頭筋機能が不十分であることが示唆された。片脚スクワット動作や両脚ドロップジャンプ着地動作時にも、膝外反・toe-out肢位という不良アライメントを認めた。これらのことより、左下肢の支持性低下❽が最も重要な問題であると考える。また、MMTの結果から左股関節周囲筋の筋力低下を認めた。片脚立位保持の評価においても、左下肢を支持側としたときに右骨盤の下制が生じるTrendelenburg様の現象を認めた。これらのことからCKCにおいても股関節周囲筋機能の低下を呈していると考える。

　今後、スムーズ❾にパフォーマンスレベルを向上させていくうえで、片脚スクワットとジャンプ着地動作などで認めたアライメント不良を患者教育のなかで修正していくことが重要であると考える。漸増的なCKCトレーニング❿に合わせて、股関節・体幹周囲のトレーニングを継続し、機能改善を図る。

　本症例が行っているバスケットボールは、ACL損傷の発生頻度の高い競技であり、CKC動作での不良アライメントの残存は、再損傷のリスクとなる。今後、機能改善をめざしたトレーニングと患者への徹底した患部管理指導が重要であると考える。⓫

引用文献

1) 清水 結，鈴川仁人：バスケットボールにおける膝前十字靱帯再建術後のアスレティックリハビリテーション（復帰期）．『復帰をめざすスポーツ整形外科』（宗田 大／編），pp114-122，メジカルビュー社，2011

赤ペン添削
完成Report
→p.122参照

❶ 略語（ACL）を用いてよい。

❷ 性別も記載するように。

❸ パフォーマンス評価の記載が評価結果のところに見当たらない。

❹ 考察なので、特に何について考察したのかを冒頭で簡潔に述べるように。

❺ 施行したのは医師で、患者さんは施行「された」側。能動態・自動詞と受動態・他動詞をしっかり使い分けるように。

❻ 経過良好とはどういうこと？　左右差がないということ？

❼ 過去に特定の人が公表した情報なので、現在完了形ではなく、過去形（した）でよい。

❽ 表現があいまい。特にどのような機能低下が支持性に影響を及ぼしている？

❾ スムーズの発音は誤り。スムース（smooth）。リラクゼイションが誤りでリラクセイション（relaxation）が正しいのと同じ。

❿ 今後どのような動作獲得が求められる？ バスケットボールのフォワードというポジションに求められる動きをイメージしてみよう。

⓫ 全体を通して、痛みに関する考察が乏しい。必要な評価を追加して、痛みの原因を考えてみよう。

おすすめ書籍

Ⅰ）『ACL再建術前後のリハビリテーションの科学的基礎』（福林 徹，蒲田和芳／監，渡邊裕之，他／編），ナップ，2011
→ 一度は目を通しておきたい1冊。ACL再建術の治癒過程やリスク管理、各種トレーニングの開始時期に関する科学的基礎が盛り込まれている。

Ⅱ）『復帰をめざすスポーツ整形外科』（宗田 大／編），メジカルビュー社，2011
→ さまざまなスポーツ傷害が競技別にまとめられている。ACL再建術後の症例に対する具体的なリハビリスケジュールや各種運動の開始基準が記載されており、非常に参考になる。

Ⅲ）『NSCA決定版ストレングス＆トレーニング 第3版』（金久博昭／日本語版総監修，岡田純一／監），Book House HD，2010
→ アスリートの競技パフォーマンスを向上させるうえで重要な運動科学の基礎やトレーニング方法、栄養指導に加え、漸増的なプログラムの計画方法が記載されている。

膝前十字靭帯再建術後に公式戦への復帰をめざす大学女性バスケットボール選手
～荷重時の膝前面痛を呈する症例～

○△大学理学療法学科3年　実習太郎
実習指導者：廣幡健二

今回、左膝前十字靭帯（Anterior Cruciate Ligament：ACL）再建術を施行され4カ月経過した症例を担当し、評価および治療介入を行う機会をいただいたので以下に報告する。

I 症例紹介
【氏名】Aさん
【年齢／性別】20歳代／女性
【体格】
　身長170 cm、体重63 kg、BMI 21.8 kg/m^2
【個人的・社会的背景】
　大学2年生、バスケットボール部所属（関東大会ベスト4）。ポジションはフォワード。昨年冬より1軍ベンチ入りし、主要メンバーとして出場。
【診断名】左ACL損傷
【主訴】
　「階段を降りるときに膝の前が痛い」「長い時間座っていた後の動き始めで膝の動きが硬い」
【ニーズ】
　痛み軽減、スポーツ動作能力改善（カッティング動作、ジャンプ着地動作、ダッシュなど）
【ホープ】
　「5カ月後のインカレ予選に出たい」
【現病歴】
　試合中、レイアップシュートの際にディフェンスのブロックをかわそうとしたために、シュート後に無理な体勢で左脚より着地して受傷。受傷4日後に当院受診。徒手検査とMRI検査にて左ACL損傷と診断された。受傷1週間後より術前理学療法開始。受傷1カ月半後に左膝ACL再建術施行。

II 他部門情報
【既往歴】1年前に左足関節捻挫
【術前評価】
- 術前MRIにてACLの連続性消失、半月板損傷は認められない。
- ADT陽性、Lachmanテスト陽性、pivot shift陽性、Nテスト陽性、McMurrayテスト陰性、脛骨前方動揺性テスト（KT-1000）による脛骨前方移動量は患健差5.5 mm

【術式】
　半腱様筋腱を用いた解剖学的二重束ACL再建術
【術中所見】
　術中固定性は良好、半月板や関節軟骨の合併損傷は認めず。
【術後スケジュール】
- 術後3週間で全荷重、膝伸展位保持装具off
- 術後3カ月でジョギング開始
- 術後6カ月で部分的練習復帰
- 術後8カ月で競技レベルへの復帰をめざす

【医師のコメント】
　現在術後4カ月。画像所見にて骨孔開大などの異常所見は認めない。徒手検査においても関節不安定性は認めず、経過良好である。徐々にランニングやジャンプ動作練習強化し、術後9カ月での競技復帰をめざす。残り4～5カ月で徐々にスポーツパフォーマンスレベルの向上を図る。
【画像所見】図1に示す。

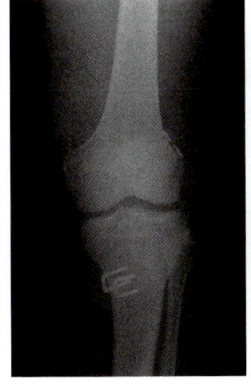

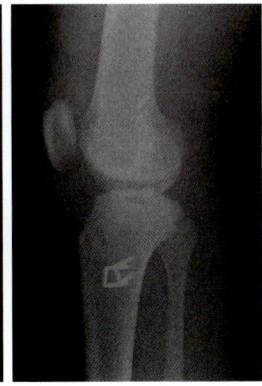

図1●画像所見（X線　左：正面像、右：側面像）

表1 ● 痛み出現状況

時期	痛み出現状況
術前 （診療録より）	・階段降段時膝前面痛（NRS 3） ・時折、歩行時にgiving wayとともに痛みあり（NRS 3）
術後2カ月まで （診療録より）	・スクワット動作や階段降段時に痛みが出現することあり
術後4カ月	・ADLレベルでは痛みなし ・20 cm昇降台からの降段時に膝前面痛あり（NRS 4） ・長時間座位後の動作にて膝前面痛あり（NRS 3） ・膝蓋腱外側部に圧痛あり（NRS 5）

表2 ● 下肢周径

測定点	術前 （診療録より） Rt / Lt	術後2カ月 （診療録より） Rt / Lt	術後4カ月 （今回） Rt / Lt
膝蓋骨上縁 15 cm	50 cm / 47 cm	50 cm / 45 cm	51 cm / 49 cm
10 cm	46.5 cm / 44 cm	46 cm / 43 cm	47 cm / 44 cm
5 cm	39.5 cm / 38 cm	39 cm / 36 cm	39 cm / 37.5 cm
下腿周径※	38 cm / 37 cm	38 cm / 37 cm	38.5 cm / 38 cm

※下腿周径は最大膨隆部にて測定

表3 ● 下肢関節可動域※1

	Rt	Lt
股関節屈曲（膝屈曲位）	120°	120°
（膝伸展位）	90°	80°
伸展	20°	20°
内転	25°	25°
外転	45°	40°
内旋（股伸展位）	55°	55°
外旋（股伸展位）	50°	45°
膝関節屈曲	145°	140°
伸展	5°	0°
Heel Height Difference※2	4 cm	
足関節底屈	45°	45°
背屈	30°	25°

※1：ゴニオメーターを用いて、他動運動にて測定
※2：Heel Height Differenceはスチールメジャーを用いて測定

表4 ● MMT

	Rt	Lt
股関節屈曲	5	4
伸展	5	5
内転	5	4
外転	4	4
内旋	5	5
外旋	4	4
足関節底屈	5	5
背屈	5	5

Ⅲ 理学療法の経過

モチベーションは高く、術後からこれまでリハビリに積極的に取り組んでいる。術肢管理やプロトコルに関する理解も良好である。術後翌日より理学療法を開始した。術後2週間で退院し、その後は通院にて理学療法を実施している。当院の術後リハビリスケジュールからおおむねはずれることなく経過している。

しかし、術後2カ月頃より、片脚スクワット動作やランジ動作にて、時折膝前面痛を訴えることあり。現在術後4カ月となり、その後、痛みの増悪は認めていないが、降段動作でしばしば出現することがある。走行動作は痛みなく可能であり、自覚的には70％程度のダッシュが可能となってきている。

Ⅳ 理学療法評価

1. 全体像

コミュニケーション良好。積極的にトレーニングに打ち込んでいる。

2. 疼痛検査

術前から評価日までの疼痛の経過を表1に示す。

3. 形態測定

評価結果を表2に示す。

4. 視診・触診

- 膝蓋跳動検査（－：左右差なし）
- Strokeテスト（trace：左右差なし）
- 熱感（－）、発赤（－）
- 左内側広筋に筋萎縮（＋）
- 膝蓋骨外側に硬結部位（＋）
- 右側に比べ、膝蓋骨外側偏位（＋）
- Patella Tilt Test（＋）

5. 関節可動域検査

表3に示す。

6. 筋力検査

MMT、等速性膝関節筋トルクの結果をそれぞれ表4、5に示す。

表5 ● 等速性膝関節筋トルク

	術前	術後
膝関節伸展　患健比	76.0%	69.5%
屈曲　患健比	80%	76%

表6 ● 片脚立位時下肢リーチ距離
（Star Excursion Balance Test：SEBT）

リーチ方向	右脚支持 (非術側)	左脚支持 (術側)	左右差
前方リーチ	58 cm	52 cm	6 cm
後内方リーチ	78 cm	76 cm	2 cm
後外方リーチ	79 cm	78 cm	1 cm
composite score※	84.3%	80.7%	—

※ composite score ＝（前方リーチ＋後内方リーチ＋後外方リーチ）／（3×下肢長）×100

7. バランス検査

【片脚立位保持】
　右脚立脚位と比較して、左片脚立位では、支持脚への体幹側屈・右骨盤下制・左股関節内転内旋位を呈する（図2、表6）。

8. 動作観察

【片脚スクワット動作】
- 前額面：右脚支持と比較して左脚支持でのスクワット動作にて、膝外反・股関節内転内旋位を認めた。また、左脚支持ではスクワット動作時に体幹左側屈を呈する。
- 矢状面：右脚支持と比較して、左下肢支持の片脚スクワット動作では、体幹屈曲・骨盤後傾を呈し、後方重心での動作が観察される。動作時の膝関節屈曲角度は、右脚支持で90°、左脚支持で60°であった。

【両脚ドロップジャンプ】
　※20 cm昇降台を用いて評価
　着地時に左下肢の膝外反、toe-outを呈する。また、身体重心が右偏位しており、術側への荷重量低下を認める。

9. パフォーマンステスト

表7に示す。

V 問題点

Impairment

#1 左膝前面痛（階段降段時、長時間座位後）
#2 左膝伸展制限

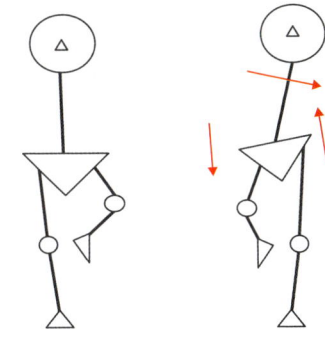

図2 ● 片脚立位時アライメント
左側片脚立位において右骨盤下制と体幹左傾斜を呈する。

表7 ● パフォーマンステスト

single-hop test	右脚	左脚	下肢対称性指数
跳躍距離	130 cm	91 cm	70%

※測定値は3回測定の平均値
※下肢対称性指数＝（左脚跳躍距離／右脚跳躍距離）×100

#3 左膝関節等速性膝関節筋トルクの低下
#4 左股関節外旋可動域低下
#5 左股関節周囲筋力（屈曲・外転・内転・外旋）低下

Disability

#6 左片脚スクワット動作不良（動作時アライメント不良・膝屈曲角度の低下）
#7 両脚ジャンプ着地動作不良（着地時膝外反）
#8 左片脚ジャンププパフォーマンス低下

Handicap

#9 練習・試合参加困難

VI ゴール設定

【短期目標：1カ月】
- ROM左右なし（Heel Height Difference：0 cm）
- 等速性膝関節筋トルクが非術側の75％以上
- 不良アライメントがない状態で、膝屈曲90°以上の片脚スクワットが可能
- 両脚ジャンプ動作で不良アライメントなし

【長期目標：4～5カ月】
- 9月インカレ予選にて公式戦復帰

VII 治療プログラム

- 膝蓋大腿関節モビライゼイション（膝蓋骨の内方

移動・内方傾斜を誘導)
- 股関節周囲筋トレーニング
- ニーエクステンション
- レッグカール
- 片脚スクワット
- ジャンプ練習
- ステップ練習

※介入前に、腫脹・熱感・発赤を確認する。

VIII 考察

　今回、臨床実習において左ACLを再建した女性大学バスケットボール選手を担当させていただき、現時点での理学療法評価を行った。本症例は、術後9カ月での公式戦復帰をめざしている。評価結果より競技復帰の阻害因子となりうる痛み、左下肢機能低下、動作不良、そしてパフォーマンス低下について考察したので以下に報告する。

　本症例は、バスケットボールの試合中にACLを損傷し、その1カ月半後に半腱様筋腱を使用した解剖学的二重束靭帯再建術を施行された症例である。現在、術後4カ月経過し、術後9カ月での競技復帰をめざしている。術後経過はおおむね良好であるが、階段昇降時などに時折膝前面痛を訴えている症例である。関節可動域検査では、HHDが4cmであり、左膝伸展制限を認めた。触診において膝蓋骨は外側偏位し、Patella Tilt Testも陽性であったことから、膝蓋骨外側の軟部組織の柔軟性低下が考えられる。医師からの情報によれば、再建靭帯の状態は良好であり、他の構造的な問題も確認されていないことから、症例が訴える膝関節前面痛の原因は動作時の膝蓋骨異常運動に起因するものであると考える。清水ら[1]が公表したACL再建術後患者の各種スポーツ動作の開始基準によれば、術後4〜5カ月の時点でダッシュやストップ動作を行うためには、ジャンプ動作が安定し、等速性膝関節筋トルクの患健比が75％以上であることを条件としている。本症例においては、術後4カ月の時点で等速性膝関節伸展筋トルクの患健比が69.5％であり、大腿四頭筋機能が不十分であることが示唆された。MMTの結果からは股関節周囲筋力の低下(屈曲・外転・内転・外旋)を認め、片脚立位保持の評価においても、左下肢を支持側とした時に右骨盤の下制が生じるTrendelenburg様の現象を認めた。これらのことからCKCにおいても股関節周囲筋機能の低下を呈していると考えられる。片脚スクワット動作や両脚ドロップジャンプ着地動作時にも、ACL損傷のリスクファクターである膝外反アライメントが認められたことから、股関節での姿勢制御能力の低下も問題点として考えた。片脚立位時の下肢リーチ動作テストでは、全方向において左下肢支持でリーチ距離の低下を認め、特に前方リーチで左右差6cmと著明であり、composite scoreも約80％と低値を示した。この結果から、大腿四頭筋の遠心性収縮による姿勢制御能力の低下が示唆された。

　今後、スムースにパフォーマンスレベルを向上させていくうえで、片脚スクワットとジャンプ着地動作などで認めたアライメント不良を患者教育のなかで修正していくことが重要であると考える。漸増的なCKCトレーニングに合わせて、股関節・体幹周囲のトレーニングを継続し、機能改善を図る。加えて、カッティングやターンなど、バスケットボール特有の動作も順次トレーニングする必要がある。このような方向転換を伴う動作を安全に獲得していくためにも、まずは適切なアライメントでの片脚スクワットおよびジャンプ着地動作が重要である。

　本症例が行っているバスケットボールは、ACL損傷の発生頻度の高い競技であり、CKC動作での不良アライメントの残存は、再損傷のリスクとなる。今後、機能改善をめざしたトレーニングと患者への徹底した患部管理指導が重要であると考える。

引用文献

1) 清水 結、鈴川仁人：バスケットボールにおける膝前十字靭帯再建術後のアスレティックリハビリテーション(復帰期)．『復帰をめざすスポーツ整形外科』(宗田 大／編), pp114-122, メジカルビュー社, 2011

第1章　骨関節系疾患の症例レポート

7　足関節捻挫

中丸宏二

はじめに　～足関節捻挫患者への理学療法

　足関節捻挫はスポーツ傷害のなかでも発症頻度が高く、再発率が高い疾患です。「捻挫」という言葉から軽度の外傷のようなイメージがありますが、靱帯の損傷であることから重度の障害が生じることもあります。足関節捻挫後のリハビリが不十分だと回復が遅れてスポーツでのパフォーマンスが低下し、再発のリスクが高くなります。

　足関節捻挫は**内反捻挫**と**外反捻挫**に分類され、内反捻挫の発生頻度がより高くなっています。サッカーやバスケットボールなどでの方向転換や着地動作で受傷することが多く、また不整地でのプレー、他の人の足を踏む、足部内側にタックルされるなどのアクシデントが加わると生じやすくなります。

　内反捻挫の主な発症メカニズムでは、足部の内反と内旋（下腿外旋）が強制されたポジションで、これに底屈が加わります。このポジションでは前距腓靱帯が損傷しやすく、踵腓靱帯の損傷を伴うこともあります。また、場合によっては腓骨筋腱や脛腓間靱帯も損傷する場合があります（図A）。

　内反捻挫の症状としては、疼痛・腫脹・関節可動域制限・荷重制限・神経筋機能低下などがみられます。重症度は靱帯損傷の程度によりGradeⅠ・Ⅱ・Ⅲに分類されます。GradeⅠは靱帯が伸張された状態で、腫脹・圧痛・機能障害は軽度であり、GradeⅡは靱帯の部分断裂で、腫脹・圧痛・中程度の関節不安定性が認められます。GradeⅢは靱帯の完全断裂で、強い腫脹・圧痛・出血・関節不安定性がみられます。GradeⅠ・Ⅱに対する治療は早期にスポーツ復帰できるように段階的にリハビリを進めていき、GradeⅢに対しては固定や免荷、あるいは外科的治療を行います。

　スポーツに復帰するまでの日数はGradeⅠで8日、GradeⅡで15日かかるとの報告がありますが、患者さん・医師・トレーナーなどと相談しながらリハビリを進めて復帰時期を決定していくことになります。再受傷のリスクが高い外傷であることから患部の治療だけではなく、患部外の機能不全に対するアプローチも含めて理学療法を行っていくことが重要です。

　以上のような病態の理解、患者さんの背景、評価内容と結果の解釈、適切な理学療法プログラムの立案と実践などを踏まえながら症例レポートを作成しましょう。

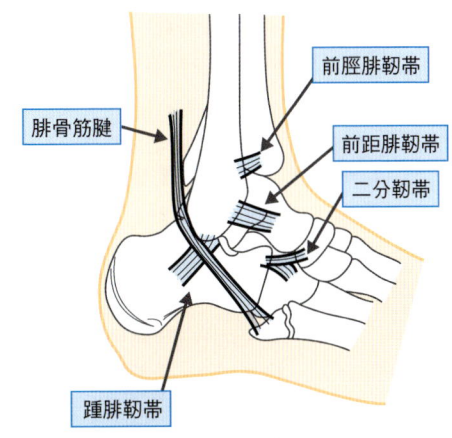

図A　足関節捻挫の好発部

タイトル・導入

症例に特徴的な状態、目標、競技特性などを含めて簡潔に表現しましょう。タイトルに適切なキーワードを含めることで読者に目的と内容が連想できるようにします。

【タイトル】
　左足関節捻挫後のサッカー選手の一例❶

【導入】
　今回、左足関節を受傷したサッカー選手を評価する機会❷を得たので以下に報告する。

赤ペン添削

完成Report
→ p.133 参照

❶ レポートの内容を連想できる簡潔で明瞭なタイトルをつけるようにする。
❷ 読む人の興味を引くように評価や治療で重視した点などを加える。

症例紹介

氏名などの個人を特定できる情報は記載せず、一般的な内容とともに症例に特徴的な事項も取り上げるようにしましょう。スポーツ選手であれば、競技レベルやポジションなども含めるとよいでしょう。

Ⅰ 症例紹介
【氏名】J.Hさん❶
【年齢／性別】20歳代／男性
【身長・体重】身長172 cm、体重68 kg❷
【個人的・社会的背景】社会人サッカークラブ所属❸
【診断名】左足関節外側靱帯損傷
【主訴】左足関節の違和感❹
【ニーズ】違和感の軽減❺
【ホープ】「サッカーを再開したい❻」「捻挫を予防したい」

赤ペン添削

完成Report
→ p.133 参照

❶ 個人を特定されないようにイニシャルは記載しない。この情報はレポートの内容に影響しないので削除してもよいかもしれない。
❷ BMIも記載する。
❸ ポジションは？
❹ 主訴は患者さんが述べた言葉をそのまま記載する。
❺ ニーズは主訴に関連した客観的必要事項を抽出する。
❻ 患者さんの要望をより詳しく確認する。

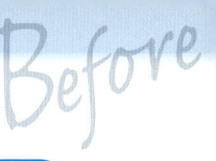

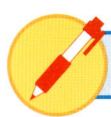

現病歴

発症機序、足関節捻挫などの急性外傷の場合には応急処置の有無、現在までの治療を含めた経過などを確認し、わかりやすくまとめてみましょう。

【現病歴】
左足関節捻挫を受傷し、2カ月前に大学病院で靱帯断裂の診断により前距腓靱帯（Anterior Talofibular Ligament：ATFL）縫合術を受けた❶。術後1カ月を経過してジョギングが許可され❷、リハビリを継続したいとのことで自宅に近い当院を受診し、サッカーの再開と足関節捻挫の予防を目的に理学療法を開始した。

赤ペン添削
完成Report
→p.133 参照

❶ 受傷機序は？ なぜ大学病院の診察を受けたのか？ これまでの治療や症状の経過などを詳細に聴取する。
❷ 復帰までの術後プロトコルを確認しておこう。

既往歴および他部門情報

主訴に関連する疾患を中心にまとめますが、足関節に影響を及ぼす他の部位についても確認しましょう。

Ⅱ 他部門情報
【既往歴】
6年前に右足関節捻挫、2年前に右腸脛靱帯炎、1年前に左足関節捻挫の既往がある❶。
【術式】関節鏡視下ATFL縫合術❷（鏡視下Brostrom-Gould法）
【術後のスケジュール】
- 術後4週でジョギング開始
- 術後8週で練習に部分参加❸
- 術後12週でサッカーの試合に参加

【医師のコメント】
術後の経過は良好で、靱帯の再断裂に注意しながら運動の負荷を徐々に増加させる❹。

赤ペン添削
完成Report
→p.133 参照

❶ 文章で書いてもよいが、箇条書きにすることで見やすくなる。
❷ 術式について理解できているか？ ➡ +α知識 ①
❸ どのような練習を避けるか確認すること。
❹ 医師に術後プロトコルを再確認しておこう。

+α知識 ①足関節外側靭帯損傷に対する関節鏡視下靭帯縫合術

遺残靭帯に十分な強度が残存している場合、遺残靭帯を縫縮する靭帯縫合術を適応することができる。低侵襲で解剖学的な再建を行うために、鏡視下で遺残した外側靭帯を腓骨の付着部に縫合する。
(参考文献：安井洋一，他：陳旧性外側靭帯損傷例が再受傷した場合の治療方針．関節外科，33：70-75, 2014)

治療経過

受傷直後から担当する場合もありますが、実習指導者が受け持っている患者さんを評価・治療することが多いので、これまで行っていた内容を確認しましょう。

Ⅲ 治療経過

意欲的にリハビリに取り組んでいる。術後のスケジュール通りに進んでおり❶、左足関節の可動域練習と患部外も含めた筋力トレーニングを中心に理学療法を行っている。術後6週を経過し、痛みなくジョギングから直線ダッシュ❷までは行っているが、左足首に違和感❸があり、8の字走や方向転換で足関節に負荷❸がかかると感じている。

赤ペン添削
完成Report
→ p.133 参照

❶ スケジュールを確認しておこう。
❷ 全速力の何パーセント？
❸ 身体面だけでなく、心理面についても確認してみよう。

理学療法評価

足関節捻挫の評価は下肢だけでなく身体全体の関連性を考慮し、客観的な評価とともに患者さんの主観的な評価も含めて記載しましょう。

Ⅳ 理学療法評価

1. 全体像
サッカーを早く再開したいという意欲が強い。コミュニケーションは良好で、検査には協力的である。

2. 疼痛
左足関節前外側部に引っ張られるような痛みあり❶

3. 質問票
日本語版 Lower Extremity Functional Scale (LEFS)：68 / 80点❷

4. 形態測定

フィギアエイト法：右51.5 cm、左52 cm

5. 視診・触診

発赤（－）、左足関節外側部に軽度の圧痛、熱感（－）、前方引き出し検査（－）

6. アライメント ❸

立位：左骨盤挙上・後傾位、左股関節軽度内転位、左下腿軽度内旋位、左肩甲骨下制位

7. 関節可動域検査 ❹

	右	左		右	左
股関節屈曲	120°	125°	足関節背屈	20°	15°
伸展	15°	10°	底屈	45°	40°
内転	25°	20°	内返し	35°	30°
外転	45°	50°	外返し	15°	15°
内旋 ❺	30°	20°	内転	15°	10°
外旋 ❺	50°	55°	外転	10°	10°
膝関節屈曲	140°	140°			
伸展	0°	0°			

8. 徒手筋力検査（MMT）

	右	左		右	左
股関節屈曲	5	5	膝関節屈曲	5	5
伸展	5	4	伸展	5	5
内転	5	5	足関節背屈	5	5
外転	5	4 ❻	底屈	5	4
内旋 ❺	5	5	内返し	5	5
外旋 ❺	5	5	外返し	5	5

9. 筋長テスト

- Oberテスト：右側陽性 ❼
- 腰方形筋：左側短縮

赤ペン添削

完成Report
→p.133 参照

❶ どのような動作で、どの程度の痛みが出現するのかも記載する。

❷ 再評価で何点改善すれば実際に患者さんの状態が良くなっているといえるか知っている？ ➡ +α知識 ②

❸ 立位で調べることが可能な足部のアライメント検査は？ ➡ +α知識 ③

❹ 自動運動か他動運動かを記載する。

❺ 測定肢位は？

❻ 代償動作は？ 代償動作を抑制した場合の結果は？

❼ 他の筋の長さの関連性も含めて評価する方法は何がある？ ➡ +α知識 ④

10. 基本的動作検査
- 立位での体幹回旋：左側可動域制限、左足関節内反位
- 座位での体幹回旋：左側可動域制限
- 頸部回旋：左側可動域制限
- 片脚立位：左脚支持時に体幹左側屈 ❽
- 歩行：左骨盤後傾位、左踵離地の遅延

赤ペン添削

❽ 保持時間も記載する。

完成 Report
→ p.134 参照

+α 知識 ② **Lower Extremity Functional Scale (LEFS)**（表A）

下肢疾患全般に使用できる自己記入式の質問票。下肢の問題が日常生活に及ぼす影響を20項目、各項目0〜4点、合計80点で評価し、点数が低いほうが障害が大きいとされる。日本人における信頼性、妥当性、反応性についても検証されており、最小検知変化量（minimal detectable change：MDC）は8.14であることから、再評価で9点以上点数が変化すれば、患者さんの状態が実際に変化したと解釈することができる。

表A ● 日本語版 Lower Extremity Functional Scale

このアンケートは、あなたが現在感じている脚の問題によって、以下に示した活動をすることがむずかしいかどうかを知るためのものです。それぞれの活動についてお答えください。

本日、あなたは以下の活動を行うことがむずかしいと思いますか：

（それぞれの質問について、あてはまる1つの番号に〇をつけてください）

活動	非常にむずかしい、出来ない	かなりむずかしい	多少むずかしい	ほんの少しむずかしい	むずかしくない
a. 普段の仕事、家事、学校での活動	0	1	2	3	4
b. 趣味、レクリエーション、スポーツ	0	1	2	3	4
c. お風呂の浴槽への出入り	0	1	2	3	4
d. 各部屋へ歩いて移動する	0	1	2	3	4
e. 靴や靴下をはく	0	1	2	3	4
f. しゃがむ	0	1	2	3	4
g. 床から買い物袋などを持ち上げる	0	1	2	3	4
h. 家の周りでの軽作業	0	1	2	3	4
i. 家の周りでの力仕事	0	1	2	3	4
j. 車の乗り降り	0	1	2	3	4
k. 近所まで歩く	0	1	2	3	4
l. 遠くまで歩く（1.5km）	0	1	2	3	4
m. 10段の階段の昇り降り（約1階分）	0	1	2	3	4
n. 1時間立つ	0	1	2	3	4
o. 椅子に1時間座る	0	1	2	3	4
p. 平らな場所を走る	0	1	2	3	4
q. でこぼこの地面を走る	0	1	2	3	4
r. 速く走っていて急激に方向を変える	0	1	2	3	4
s. 跳びはねる	0	1	2	3	4
t. ベッドでの寝返り	0	1	2	3	4
小計					

点数：_____ / 80

© 1996 JM Binkley (reprinted with permission) (699)
© 中丸宏二、他：下肢疾患患者における日本語版 Lower Extremity Functional Scale の信頼性・妥当性・反応性の検討．
理学療法学，2014,12; 41(7): 414-420．（複写可、改変禁）

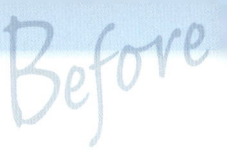

+α知識 ③立位（荷重位）での距骨下関節中間位検査（舟状骨落下検査）

患者さんに通常の足幅になるようにリラックスした立位をとってもらう。PTは距骨頭を母指と示指で触診し（図B）、患者さんに左右へ体幹を回旋してもらう。体幹回旋により脛骨が内旋・外旋することで距骨に回内・回外が生じる。この際に距骨頭が内側・外側のどちらへも突出していない位置が荷重位での距骨下関節中間位である。距骨中間位で舟状骨の高さを測定し、リラックスした肢位との差を調べることで足部の回内の程度がわかる（舟状骨落下検査）。10 mm以上の差があれば問題があることになる。
〔参考文献：『運動器リハビリテーションの機能評価Ⅱ』（陶山哲夫，他／監訳），pp307-308，エルゼビア・ジャパン，2006〕

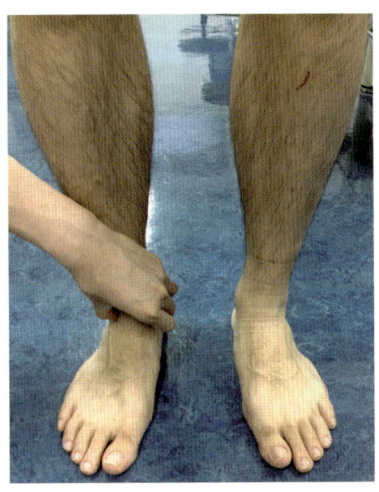

図B 舟状骨落下検査での触診部

+α知識 ④Thomas（トーマス）テスト変法

腸腰筋・大腿直筋・大腿筋膜張筋（腸脛靱帯）のどの筋に緊張亢進や硬さがあるかを鑑別する方法である。
【方法】患者さんには治療台の端に座ってもらい、両膝を抱えながら背臥位になってもらう。片側の膝を両手で抱えてもらい、PTは抱えていない下肢の股関節と膝関節を90°屈曲位にして股関節を内転させ、この下肢を他動的に治療台の端から下ろす（図C）。この際に大腿部が治療台につく場合には正常、つかない場合には以下の3種類のテストを追加する。
①膝を伸展位にする：この肢位で大腿部が治療台につく場合には大腿直筋の短縮が示唆される。
②股関節を外転位にする：この肢位で大腿部が治療台につく場合には大腿筋膜張筋と腸脛靱帯の短縮が示唆される。
③膝伸展位、股関節外転位にする：この肢位で大腿部が治療台につかない場合には腸腰筋の短縮が示唆される。
〔参考文献：『ムーブメント―ファンクショナルムーブメントシステム―動作のスクリーニング，アセスメント，修正ストラテジー』（中丸宏二，他／翻訳），pp144-145，ナップ，2014〕

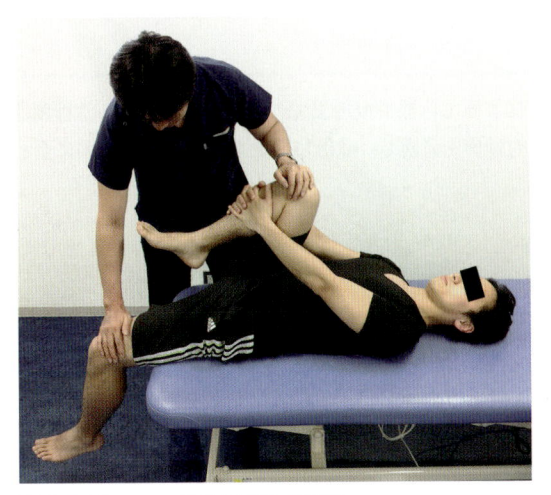

図C Thomasテスト変法の体位

問題点

足関節捻挫の場合、急性期は患部の問題点に焦点を当てることが多いためICIDH（国際障害分類）を用いてもよいですが、本症例のように亜急性期以降で復帰が近い場合には患者さんにとって有利な側面、環境因子、個人因子なども含めたICF（国際生活機能分類）を利用してみましょう。

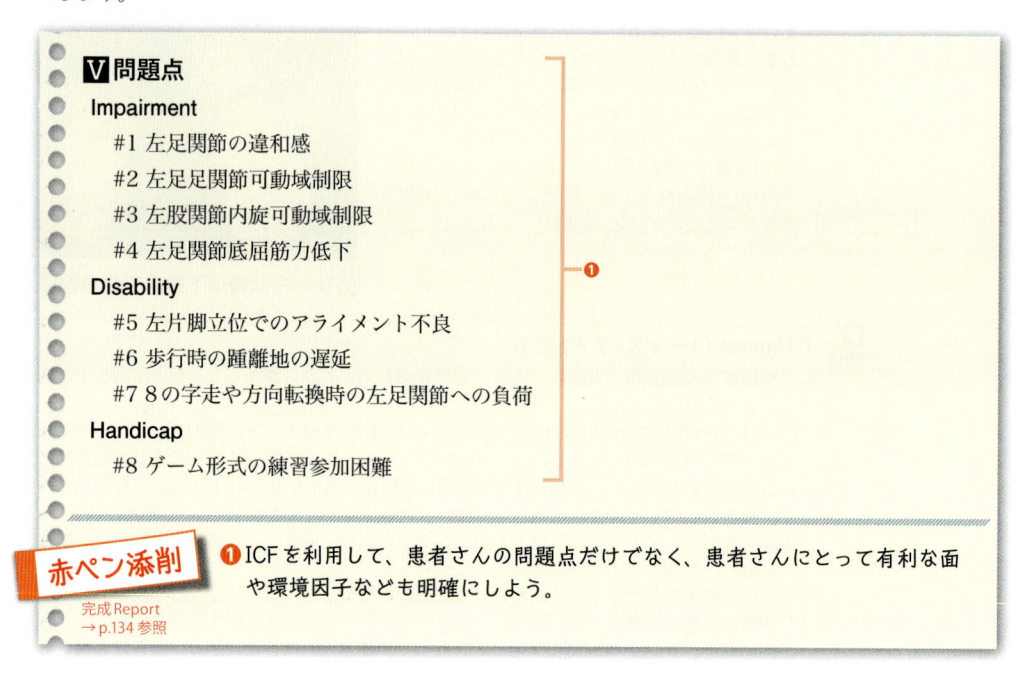

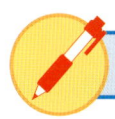

Ⅴ 問題点

Impairment
#1 左足関節の違和感
#2 左足足関節可動域制限
#3 左股関節内旋可動域制限
#4 左足関節底屈筋力低下

Disability
#5 左片脚立位でのアライメント不良
#6 歩行時の踵離地の遅延
#7 8の字走や方向転換時の左足関節への負荷

Handicap
#8 ゲーム形式の練習参加困難

赤ペン添削

❶ ICFを利用して、患者さんの問題点だけでなく、患者さんにとって有利な面や環境因子なども明確にしよう。

完成Report
→p.134 参照

ゴール設定

足関節捻挫では重症度によって目標や復帰までのスケジュールはある程度設定できますが、スポーツ選手では競技特異的動作を考慮し、症例に必要な要素を回復段階に合わせてゴール設定してみましょう。

Ⅵ ゴール設定

【短期目標：1カ月❶】
・違和感の消失
・方向転換能力の改善

【長期目標：2カ月❶】
・不安感の軽減❷
・試合復帰❸

赤ペン添削

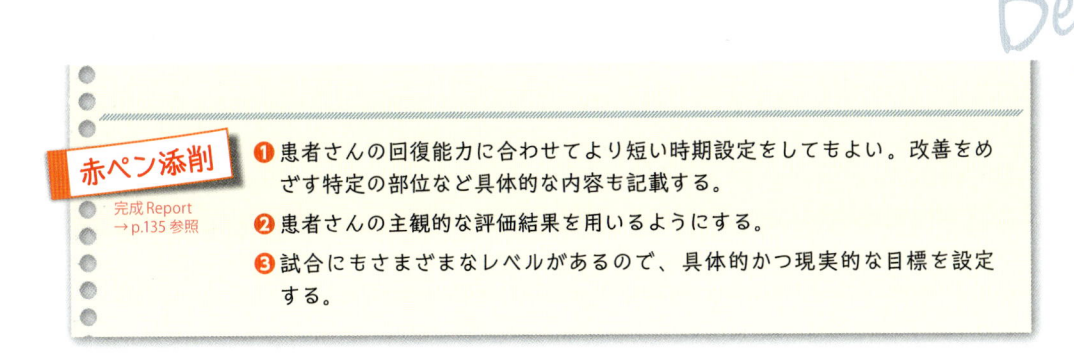

❶ 患者さんの回復能力に合わせてより短い時期設定をしてもよい。改善をめざす特定の部位など具体的な内容も記載する。

❷ 患者さんの主観的な評価結果を用いるようにする。

❸ 試合にもさまざまなレベルがあるので、具体的かつ現実的な目標を設定する。

完成Report
→p.135参照

治療プログラム

各目標を達成するために必要な治療を計画してみましょう。

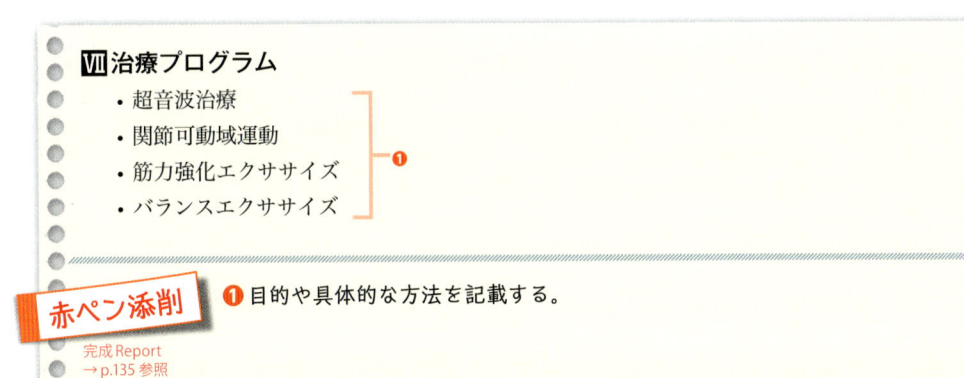

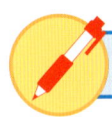

Ⅶ 治療プログラム
- 超音波治療
- 関節可動域運動
- 筋力強化エクササイズ
- バランスエクササイズ ❶

赤ペン添削

❶ 目的や具体的な方法を記載する。

完成Report
→p.135参照

考 察

本症例に特徴的なところについて議論してみましょう。

Ⅷ 考察

　足関節捻挫は代表的なスポーツ外傷の1つであり、臨床でも遭遇することが多い❶。今回、左足関節捻挫を受傷したサッカー選手を担当させていただき、評価と治療プログラムの作成を行ったので以下に報告する❷。

　本症例は左ATLFの診断により関節鏡視下でのATLF縫合術を受け、6週間経過した症例である。術後の経過は良好であるが、ランニング時の違和感、8の字走や方向転換動作での左足関節部への過負荷、足関節捻挫の再受傷に対する不安などを訴えている。

　立位での姿勢評価では左骨盤挙上位、左股関節軽度内転位が認められ、側臥位で骨盤を固定して左股関節を外転させる動作では最終域で抵抗に抗することが困難であった。筋長テストの結果も含めると、左腰方形筋・右大腿筋膜張筋の短縮、右中殿筋伸張位による右股関節外転筋力の低下などが骨盤や股関節のアライメントに影響していると考えられる❸。

第1章 7 足関節捻挫

このような骨盤のアライメント不良によって骨盤挙上側の股関節が内転すると足部は回外する傾向がある。また、股関節外転筋群の長さが過剰になって筋力が低下していると急激な方向転換時に股関節が接地している足部を越えるような過度の側方移動が生じる。この過剰な股関節内転と足部の回外傾向は足部の内反捻挫の一因となる可能性があり、左足関節への負荷や再発への不安感が生じていると考えた❹。

　治療プログラムを進めていく際には左足関節の可動域制限に対処するだけでなく、患部外の可動域制限も改善させながら必要な部位の筋機能を向上させることで静的アライメントを改善させることが重要である❺。関節可動域、筋の伸張性、立位のアライメントなどを改善させながら基本的動作の練習も行う❻。

　足関節捻挫は頻繁に遭遇する疾患であるが、本症例のように患部だけでなく、患部外の状態も確認して対処することが全体的な身体機能の向上、再発リスクの軽減につながると考える。

赤ペン添削

完成Report
→p.135 参照

❶ 足関節捻挫についての説明であるが、考察が長くなる場合には省略してよい。
❷ 症例の何に注目して考察したかを記載する。
❸ 文献による裏付けは？
❹ 他の基本的動作（体幹回旋、歩行など）についての考察は？
❺ なぜ重要？　理由も明記しよう。
❻ 足関節捻挫を予防するために必要な他のトレーニングは？→おすすめ書籍Ⅰ

おすすめ書籍

Ⅰ）『足関節捻挫予防プログラムの科学的基礎』（福林 徹，蒲田和芳／監，加賀谷善教，他／編），ナップ，2010
→ 足関節のバイオメカニクスから足関節捻挫の疫学・病態・予防プログラムについての文献情報が詳しく載っている。

Ⅱ）『ビジュアル実践リハ　整形外科リハビリテーション』（神野哲也／監，相澤純也，中丸宏二／編），羊土社，2012
→ 足関節捻挫の項では、発症機序から評価方法・リハビリの流れまでの具体的内容が網羅されている。

完成後の症例レポート

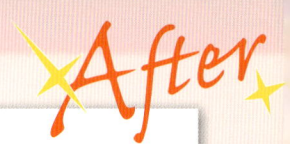

左足関節捻挫後に競技復帰と再発予防をめざす社会人サッカー選手
～静的アライメントと基本的動作に問題のある症例～

△□大学保健学部理学療法学科3年　実習完太
実習指導者：中丸宏二

今回、左前距腓靱帯（Anterior Talofibular Ligament：ATFL）縫合術後の症例を担当し、患部だけでなく、患部外の影響も考慮した評価と治療プログラムを作成する機会を得たので以下に報告する。

I 症例紹介
【年齢／性別】20歳代／男性
【体格】
　身長172 cm、体重68 kg、BMI 23.0 kg/m²
【個人的・社会的背景】
　社会人サッカークラブ所属。ポジションはフォワード。プロ選手を目標にしている。
【診断名】左足関節外側靱帯損傷
【主訴】
　「ランニングで左足関節外側部に軽い違和感がある。横の動きで足首に負担がかかり、再発しないか不安である」
【ニーズ】
　左足関節外側部の違和感の軽減。横の動きの改善。
【ホープ】
　「術後3カ月でサッカーの試合に参加したい」「捻挫を予防したい」
【現病歴】
　6カ月前に坂道ダッシュをくり返し行った翌日、左足関節に腫脹と熱感が生じた。アイシングを行い、2週間程度で腫脹と熱感は消失したが、左足を踏み込む際に不安定感が出現した。左足関節周囲の筋力強化やバランスエクササイズを行ったが症状が変わらなかったため2カ月前に大学病院を受診。MRI検査の結果、左ATFL断裂の診断により関節鏡視下でのATFL縫合術を受けた。術後1カ月を経過してジョギングが許可され、リハビリを継続したいとのことで自宅に近い当院を受診し、サッカーの再開と足関節捻挫の予防を目的に理学療法を開始した。

II 他部門情報
【既往歴】
　・6年前：右足関節捻挫
　・2年前：右腸脛靱帯炎
　・1年前：左足関節捻挫
【術式】
　関節鏡視下ATFL縫合術（鏡視下Brostrom-Gould法）
【術後のスケジュール】
　・術後4週でジョギング開始
　・術後8週で練習に部分参加（対人プレー以外）
　・術後12週でサッカーの試合に参加
【医師のコメント】
　術後の経過は良好で、靱帯の再断裂に注意しながら運動の負荷を徐々に増加させる。

III 治療経過
　意欲的にリハビリに取り組んでいる。術後のスケジュール通りに進んでおり、左足関節の可動域練習と患部外も含めた筋力トレーニングを中心に理学療法を行っている。
　術後6週を経過し、痛みなくジョギングから直線ダッシュ（70～80％）までは行っているが、左足首に違和感があり、8の字走や方向転換で足関節に負荷がかかると感じている。できるだけ早く試合に復帰したいという希望はあるが、捻挫を再発しないか心配している。

IV 理学療法評価
1. 全体像
　サッカーを早く再開したいという意欲が強い。コミュニケーションは良好で、検査には協力的である。
2. 疼痛
　左足関節底屈・内返しの自動運動で左足関節前外側部に伸張痛（NRS 1）

3. 質問票
   日本語版 Lower Extremity Functional Scale（LEFS）：68 / 80 点
4. 形態測定
   フィギアエイト法：右 51.5 cm、左 52 cm
5. 視診・触診
   発赤（－）、左足関節外側部に軽度の圧痛、熱感（－）、前方引き出し検査（－）
6. アライメント
   - 立位：左骨盤挙上・後傾位、左股関節軽度内転位、左下腿軽度内旋位、左肩甲骨下制位
   - 舟状骨落下検査：右 9 mm、左 5 mm
7. 関節可動域検査（他動運動）

	右	左
股関節屈曲	120°	125°
伸展	15°	10°
内転	25°	20°
外転	45°	50°
内旋（座位）	30°	20°
外旋（座位）	50°	55°
膝関節屈曲	140°	140°
伸展	0°	0°
足関節背屈	20°	15°
底屈	45°	40°
内返し	35°	30°
外返し	15°	15°
内転	15°	10°
外転	10°	10°

8. 徒手筋力検査（MMT）

	右	左
股関節屈曲	5	5
伸展	5	4
内転	5	5
外転	5	3*
内旋（座位）	5	5
外旋（座位）	5	5
膝関節屈曲	5	5
伸展	5	5
足関節背屈	5	5
底屈	5	4
内返し	5	5
外返し	5	5

＊骨盤挙上による代償動作。骨盤固定すると最終域での抵抗に負ける。

9. 筋長テスト
   - Ober テスト：右側陽性
   - Thomas テスト変法：右大腿筋膜張筋短縮
   - 腰方形筋：左側短縮
10. 基本的動作検査
    - 立位での体幹回旋：左側可動域制限、左足関節内反位
    - 座位での体幹回旋：左側可動域制限
    - 頸部回旋：左側可動域制限
    - 片脚立位：右側 25 秒、左側 12 秒（体幹左側屈の代償動作）
    - 歩行：左骨盤後傾位、左踵離地の遅延

Ⅴ 問題点（ICF 分類）

【健康状態】
- #1 左足関節外側靭帯損傷
- #2 関節鏡視下 ATFL 縫合術後 6 週
- #3 足関節捻挫既往あり

【心身機能・身体構造】
- ♭1 コミュニケーション、動機付け良好
- #4 再受傷に対する不安感
- #5 軽度の違和感（左足関節外側部）
- #6 可動域制限（左足関節背屈、頸椎・胸椎左回旋、左股関節内旋）
- #7 筋の機能不全（左腰方形筋、右大腿筋膜張筋、左足関節底屈筋群、左中殿筋）
- #8 体幹左回旋時の左足関節内反増加
- #9 左片脚立位バランスの低下
- #10 歩行時の左踵離地の遅延

【活動】
- #11 歩行は問題なく、ランニングも直線ダッシュや直線ドリブルは可能だが、軽い違和感がある。8 の字走や方向転換動作などで患部に負荷がかかる。

【参加】
- #12 現在は社会人サッカーチームに所属し、週 1 ～ 2 回グランドで対人プレー以外の練習に部分参加しており、その他の日はジョギングやウェイトトレーニングなどを行っている。

【環境因子】
- #13 再受傷の不安はあるが、現在の練習内容では問題ない。
- ♭2 サッカーを優先する生活に対して家族は協力的である。

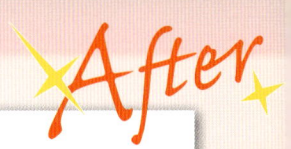

【個人因子】
- ▶3 復帰時期や再受傷の可能性についてくり返し質問してくるが、時間をかけて説明することで納得してくれる。プロ選手をめざしてリハビリやトレーニングを意欲的に行っている。

Ⅵ ゴール設定

【短期目標：2週間】
- 左足関節外側の違和感の消失
- アライメントの改善（骨盤、股関節）
- 基本的動作の改善（体幹回旋、片脚立位）

【長期目標：1ヵ月】
- 方向転換能力の改善
- 自己評価の向上（LEFSの点数：77点以上）
- ゲーム形式の練習参加

【最終到達目標：2ヵ月】
- 公式戦復帰

Ⅶ 治療プログラム

①物理療法
- 目的：軟部組織（左足関節外側部）の伸張性改善と疼痛軽減
- 方法：超音波治療（3 MHz、100%、0.5 W/cm^2、ストローク法、5分間）

②軟部組織モビライゼーション
- 目的：関節可動域制限に関与する軟部組織の緊張の軽減
- 対象：左下腿三頭筋、僧帽筋、肩甲挙筋、胸鎖乳突筋、斜角筋、左腰方形筋、右大腿筋膜張筋、脊柱起立筋

③ストレッチング
- 目的：筋の伸張性の改善
- 対象：左下腿三頭筋、左腰方形筋、右大腿筋膜張筋

④関節可動域運動
- 目的：関節可動域の拡大
- 対象：左足関節背屈、頸椎・胸椎左回旋、左股関節内旋

⑤基本的動作エクササイズ
- 目的：基本的動作の改善
- 方法：寝返りエクササイズ（頸椎・胸椎、股関節などの回旋改善）、片膝立ち位での回旋エクササイズ（胸椎・股関節の回旋改善）、バランスマット上での片膝立ち（左股関節外転筋群の安定性向上）やロッカーボードを利用したバランスエクササイズ（固有感覚の向上）、スクワットからのヒールレイズ（骨盤前傾、踵離地を意識して行う）、サイドランジ（横方向への安定性向上）

Ⅷ 考察

今回、左足関節捻挫を受傷したサッカー選手を担当させていただき、アライメントや基本的動作についての評価と再発予防を含めた治療プログラムについて考察したので以下に報告する。

本症例は左ATFL断裂の診断により関節鏡視下でのATLF縫合術を受け、6週間経過した症例である。術後の経過は良好であるが、ランニング時の違和感、8の字走や方向転換動作での左足関節部への過負荷、足関節捻挫の再受傷に対する不安などを訴えている。

立位での姿勢評価では左骨盤挙上位、左股関節軽度内転位が認められ、側臥位で骨盤を固定して左股関節を外転させる動作では最終域で抵抗に抗することが困難であった。筋長テストの結果も含めると、左腰方形筋・右大腿筋膜張筋の短縮、右中殿筋伸張位による右股関節外転筋力の低下などが骨盤や股関節のアライメントに影響していると考えられる。通常、大腿筋膜張筋と腸脛靭帯に硬さがある側では骨盤が下制し、中殿筋に筋力低下がある側では骨盤が挙上する[1]。このような骨盤のアライメント不良によって骨盤挙上側の股関節が内転すると足部は回外する傾向がある。また、股関節外転筋群の長さが過剰になって筋力が低下していると急激な方向転換時に股関節が接地している足部を越えるような過度の側方移動が生じる。この過剰な股関節内転と足部の回外傾向は足部の内反捻挫の一因となる可能性がある[2]。また、立位での体幹左回旋時に左足関節の内反が認められたが、これは胸椎回旋（座位での回旋）と頸椎回旋が左側で制限されていることや左股関節の内旋が制限されたためと考える。足部を動かさずに身体全体を左側へ回旋する場合、脊柱の左回旋や左股関節に内旋制限があると、左足関節に過剰なストレスがかかることが推測される。このような患部外における関節可動域制限が左足関節への過剰なストレスとなり、方向転換時に左足関節への負荷や再発への不安感が生じていると考えた。左足関節の評価結果から軽度の背屈制限や底屈の筋力低下

が認められ、歩行時には左踵離地が遅延していた。足関節捻挫後の歩行では背屈位荷重を逃避する傾向があるために患側では踵外方に荷重することで殿部が後方移動し、足関節の背屈が制限される[3]。このような状態で歩行していることによって左足関節に背屈制限が残存していることがランニング時の違和感と関連しているかもしれない。

治療プログラムを進めていく際には左足関節の可動域制限に対処するだけでなく、患部外の可動域制限も改善させながら必要な部位の筋機能を向上させることで静的アライメントを改善させることが重要である。さまざまな動作の開始肢位となる立位姿勢が改善しなければアライメントが不良な状態で動作を開始することになり、代償動作の原因となる可能性がある。関節可動域、筋の伸張性、立位のアライメントなどを改善しながらバランストレーニングや基本的動作の練習も行う。

足関節捻挫は頻繁に遭遇する疾患であるが、本症例のように患部だけでなく患部外の状態も確認して対処することが全体的な身体機能の向上、再発リスクの軽減につながると考える。

参考文献

1）『ケンダル 筋：機能とテスト—姿勢と痛み』（Kendall FP, 他／著, 栢森良二／監訳), p224, 西村書店, 2006
2）『運動機能障害症候群のマネジメント』（Sahrmann SA／著, 竹井 仁, 他／監訳), pp124-125, 医歯薬出版, 2005
3）園部俊晴：足関節の靱帯損傷に対するリハビリテーションとリコンディショニングの実際．『下肢スポーツ外傷のリハビリテーションとリコンディショニング』（小柳磨毅／編), pp173-187, 文光堂, 2011

第 2 章

神経系疾患の症例レポート

第2章 神経系疾患の症例レポート

1 脳梗塞（右半球、急性期）

榊原加奈

はじめに ～急性期脳梗塞（右半球）患者への理学療法

　脳血管障害における急性期理学療法は、急性期の疾病管理下で行われます。一般的に発症直後のリスク管理下においてベッドサイドから開始することが多く、その後の車椅子乗車からベッドサイド以外での練習が可能となる期間を指しています。**急性期治療における重要なポイントとしては、①リスク管理、②疼痛出現の回避、③廃用症候群の予防**、があげられます。急性期においては予後予測が困難な時期でもあり、あらゆる目標にも対応できるよう①～③が重要となります。

　また、脳血管障害を呈した患者さんはさまざまな疾患を併せ持っていることも多く、脳血管障害の知識だけではなく幅広い知識をもち、治療に活かして展開していく必要があります。

　本稿では、急性期脳血管障害のなかでも脳梗塞右半球症状を呈した患者さんに対しての症例レポートの書き方について述べていきます。右半球症状の特徴として、運動麻痺のほかに半側空間無視や注意障害・病態失認といった高次脳機能障害や、Pusher（プッシャー）現象などがあります。これらの症状の程度いかんによっては今後の回復に大きくかかわってくるため、症状の特徴や変化を理解したうえで治療プログラムを作成・変更していくことが重要となります。

　以上のような点を考慮して、症例レポートを作成していきましょう。

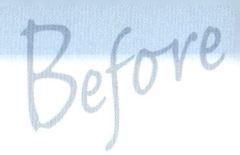

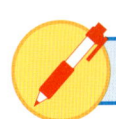

📝 タイトル・導入

　症例の患者像を伝えるために、身体的な特徴だけではなく評価・治療とかかわっていくうえでテーマとなるようなトピックを加えて記載しましょう。例えば初期評価報告では全体像を、最終評価報告では「○○に着目して」といったような記載をすることで、内容の変化が読み手に伝わりやすくなります。

【タイトル】
脳梗塞により左片麻痺を呈した症例❶

【導入】
今回、脳梗塞を発症し左片麻痺を呈した症例を担当し、評価・治療を行う機会をいただいたので、以下に報告する。

赤ペン添削

❶ レポート内容を読み手が具体的にイメージできるように詳しいタイトルに。

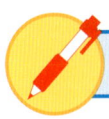

完成Report
→ p.151 参照

📝 症例紹介

　症例の発症前の活動性や生活環境などを記載していきます。発症前の生活レベルは今後の目標設定に役立ちます。

I 症例紹介

【氏名】Aさん
【年齢／性別】70歳代／女性
【体格】身長152 cm、体重60 kg、BMI 25.9❶
【診断名】脳梗塞（右中大脳動脈領域）
【家族構成】夫❷
【キーパーソン】夫
【住居環境】一軒家2階建て❸
【性格】我慢強く、何に対しても一生懸命。
【発症前生活】❹
　主婦、家事動作全般は患者本人が担当していた。ADL全般に自立しており、屋内外ともに独歩自立。
【主訴】動作困難、肩の疼痛❺
【ホープ】自宅退院、トイレ動作自立❺
【ニーズ】自宅内移動能力の獲得、トイレ動作の獲得。
【家族の希望】自宅内は自分で動けるようになってほしい。

第2章 1 脳梗塞（右半球、急性期）

> **赤ペン添削**
> 完成Report
> →p.151 参照
>
> ❶ 単位と基準値の記載を。
> ❷ 今後の介護力にかかわってくるため、夫について年齢や健康状態を記載しよう。
> ❸ 洋式・和式、生活スペース、段差の有無、自宅周辺環境などの詳細を。
> ❹ 運動習慣や喫煙・飲酒歴などは？
> ❺ 主訴・ホープは患者さんが言ったことをそのまま表記しよう。

医学的情報

疾患の理解や障害像の予測・リスク管理について記載し、身体状況の把握をしていきます。

> **Ⅱ 医学的情報**
> 【診断名】脳梗塞
> 【障害名】左片麻痺、感覚障害、高次脳機能障害
> 【合併症】血圧変動
> 【現病歴】
> 　2015年2月10日❶発症、翌日に入院。前日に全身の倦怠感と左上下肢の軽度のしびれの訴えがあった。翌日朝に自己体動が困難となり夫が救急要請❷した。
> 【既往歴】高血圧、脂質異常症、糖尿病予備軍❸
> 【画像所見】図1に示す。
>
> 図1 ● 発症時のMRI画像❹
>
> 【使用薬品❺】ヘパリン加生理食塩水静注、ビーフリード®輸液

> **赤ペン添削**
> 完成Report
> →p.151 参照
>
> ❶ 患者さんのプライバシー保護のため、年・月、までの表記とする。
> ❷ 救急要請時のバイタルサインや意識レベルなどの状況の詳細は？ 今後の予後にもかかわる。

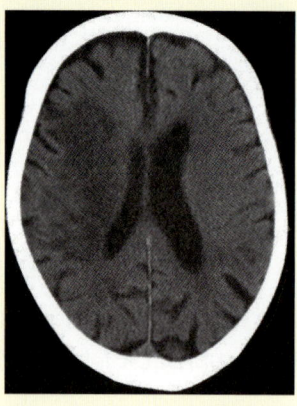

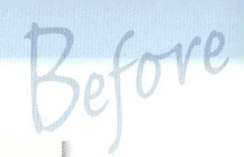

❸ 何歳くらいからの既往？
❹ 病変部を丸や矢印で示すとわかりやすい。画像についての説明も記載しよう。
❺ 発症前から使用していた薬はあった？

他部門情報

脳血管障害の患者さんに対しては、理学療法士だけでなくさまざまな職種とチームを組んで治療にあたります。カンファレンスを開催し、それぞれの専門性を活かし情報交換をすることで患者さんの状況を共通した認識で捉えることができます。

Ⅲ 他部門情報

【Dr. より】
　右中大脳動脈領域に高信号。収縮期血圧が200 mmHg以上とならないように注意し、血圧コントロール❶は徐々に実施。

【Nrs. より】
　危険行動はみられないが、特に夜間に不安言動や独語が多い。排泄はオムツ対応、夜間失禁が多い。全般的に身辺動作全介助。

【OT より】
　麻痺側上肢の随意性はまだ低く、感覚障害もあり動作時に自己管理が困難。肩関節の痛みが軽度みられる❷。

【ST より】
　左半側空間無視および注意障害・病態失認を中心とした高次脳機能障害を呈しており、現在は口頭指示の理解も不十分。嚥下機能自体に問題はないが、集中の継続困難と空間無視により食事動作要介助。

【MSW より】
　介護保険は未申請。家族は自宅への退院を希望。今後の身体機能の回復程度に合わせ環境調整が必要。

赤ペン添削

❶ 急性期脳梗塞ではどう血圧をコントロールする？ ➡ +α知識 ①
❷ OT としての治療目標を聞いてみよう。

完成Report
→p.152 参照

+α知識 ① 急性期脳梗塞における血圧管理

椎骨動脈系の脳梗塞や心原性脳梗塞は、急性期に神経症状の増悪が発生する場合がある。病巣によっては理学療法開始に関して厳重な配慮が必要である。脳卒中全般で、急性期では発症時から血圧上昇を認めることが多いが、急激な血圧低下となるようなコントロールは病巣部の回復の阻害や意識レベルの低下を招く恐れがあるため緩やかに行う。多くの脳梗塞急性期患者は運動により血圧上昇がみられ、主幹動脈閉鎖例においては離床時の血圧低下を認める場合がある。収縮期血圧＞220 mmHg、または拡張期血圧＞120 mmHgで降圧薬の使用を考慮する場合が多い。

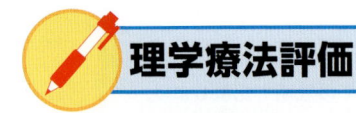

理学療法評価

Ⅳ 理学療法評価❶

1. **全体像**
   車椅子座位❷にてリハビリセンターに来室。声をかけると振り向くが少しぼーっとしている❸。

2. **バイタルサイン❹**
   - 安静時：血圧 146 / 86 mmHg、脈拍 67 bpm
   - 運動時❺：血圧 168 / 88 mmHg、脈拍 74 bpm

3. **神経学的所見**
   【脳神経検査❻】
   　軽度の舌の右側偏位・口角の降下がみられる。その他、細かい指示理解が困難。
   【病的反射・腱反射検査❼】
   - Babinski 反射：陽性
   - 腱反射：麻痺側上肢・下肢ともに減弱、非麻痺側大胸筋・上腕二頭筋軽度亢進

   【高次脳機能検査：言語訓練時の評価を参考】
   - 線分二等分検査：右方偏位❽がみられる
   - 線分抹消テスト：正中から左下部にかけての見落としが多い
   - 文字抹消テスト：1つの文字の継続した消去が困難、検査時は周囲が気になり集中力低下
   - 簡易認知機能検査（Mini-Mental State Examination：MMSE）：16 / 30点❾

赤ペン添削
完成Report
→ p.152 参照

❶ 評価日（○病日）を記載。

❷ 車椅子座位の姿勢の特徴は？

❸ 意識レベルを数値化しよう。

❹ 運動中止基準も確認しておこう。 ➡ +α知識 ②

❺ どんな運動を実施した？運動前後での変化は？

❻ 脳・神経の解剖と、起こりうる障害について整理しておこう。
　➡ おすすめ書籍Ⅰ

❼ 図で書くとわかりやすい。

❽ どの程度偏位している？

❾ この点数から検査結果を参考にして、どのように理学療法訓練場面に活かすことができるか考えておこう。

+α知識 ②**運動中止の基準**
　一般的に下記の基準で運動中止とする。
- 血圧低下が 10 mmHg 以上の場合は、5分後の回復や症状で判断。低下が 30 mmHg となったら中止
- 脈拍の増加が開始前の 30％以上、または 120/分以上で中止
- 起立性低血圧症状（気分の不良など）がみられた場合に中止

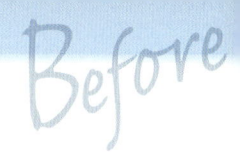

【随意性検査⑩：Brunstrom 検査にて記載】
- 上肢：ステージⅠ～Ⅱ ⎤
- 手指：ステージⅠ～Ⅱ ⎬ ⑪
- 下肢：ステージⅡ ⎦

【知覚検査】
- 表在覚（触覚・痛覚：刷毛・ピンを用いて実施）
- 深部覚（関節運動学）
  指示理解不十分⑫。

【筋緊張検査⑬】
表1に示す。

表1 ● 筋緊張検査

	低下	亢進	介助
背臥位⑭	［麻痺側］ 上下肢全体、腹斜筋、腹直筋	［非麻痺側］ 項頸部筋・上肢筋・背部筋群・下腿前面	自立
端座位	［麻痺側］ 腹直筋・腹斜筋・下肢全体	［非麻痺側］ 項頸部筋・上肢筋・背部筋群・下肢後面・下腿前面 ［麻痺側］ 上下肢＞背臥位	中等度介助
立位	［麻痺側］ 体幹・股関節周囲・下肢全体的 （端座位に比し亢進＋）	［非麻痺側］ 端座位と同部分さらに亢進、腹部＜背部 ［麻痺側］ 上下肢＞端座位	全介助

赤ペン添削
完成 Report → p.152 参照

⑩ 評価の際、どんなことがポイントになるかな？ ➡ +α知識 ③

⑪ 結果だけでなく、得られた反応の内容を記載しよう。非麻痺側の上下肢の動作はどうだった？

⑫ 急性期の場合は指示理解が十分に行えない場合が多い。動作観察のなかでも感覚の程度を推測しよう。

⑬ 検査方法は？ 筋緊張検査には MAS などが用いられる。 ➡ +α知識 ④

⑭ 背臥位は安静臥位といわれているが、片麻痺患者にとっては安定とは限らないことを知っておこう。

+α知識 ③随意性検査の評価ポイント
  随意性検査の際は下記の点に注意するとよい。
  ① 収縮の有無は？
  ② 関節運動が可能？
  ③ 分離の状況は？
  ④ 姿勢によって分離性は変化する？

4. 形態学的所見

【関節可動域（Range of Motion：ROM）検査㉕】

異常部分を記載、Pは疼痛
- 麻痺側㉖肩関節屈曲125P、肩関節外転90P、肩関節水平内転90P、肩関節外旋60P。 ⎤㉗
- 胸椎部屈曲傾向→骨性の偏位あり。

【疼痛検査㉘】
- 他動にて麻痺側肩関節屈曲・外転運動時の肩峰下に疼痛。
- 水平内転時に肩峰下、上腕二頭筋長頭腱部に疼痛。
- 寝返り動作時にも疼痛出現訴えあり㉙。

【徒手筋力検査（manual muscle test：MMT）にて評価㉚】
- 腹直筋2・腹斜筋2
- 非麻痺側上下肢は4レベル、筋出力時、麻痺側上下肢筋緊張の軽度変化あり㉛。

赤ペン添削
完成Report
→p.153 参照

㉕ 抵抗感・end feelの原因の解釈はできているか？
㉖ 非麻痺側の状態は？
㉗ 麻痺側肩関節の亜脱臼の有無は？ ➡ +α知識 ⑤
㉘ ROM検査と合わせて評価をする。脳卒中患者は可動域制限を伴う肩の痛みや股関節前面の痛みを訴えることが多くみられる。
㉙ これは動作観察の項目に記載する。
㉚ MMTでは、発症前のADLが大きく影響する。中枢疾患では体幹（中枢部）の不安定により厳密な評価は困難である。麻痺側は各筋の個別検査はできないが、非麻痺側の粗大な検査は必要であることを覚えておこう。
㉛ どんな変化がみられた？

+α知識 ④ Modified Ashworth Scale（MAS）

臥位→座位→立位と姿勢による変化を捉える。麻痺側・非麻痺側と両側検査を行い、麻痺側は連合反応の影響を、非麻痺側は代償が起きているかを記載する（表A）。

表A ● Modified Ashworth Scale

0	筋緊張増加なし
1	軽度筋緊張増加あり、屈伸にて引っかかりと消失、あるいは可動域終わりに若干の抵抗あり
1+	軽度の筋緊張あり、引っかかりが明らかで可動域の1/2以下の範囲で若干の抵抗あり
2	筋緊張増加がほぼ全可動域を通して認められるが、容易に動かすことができる
3	かなりの筋緊張増加があり、他動運動は困難
4	固まっていて、屈曲あるいは伸展不可能

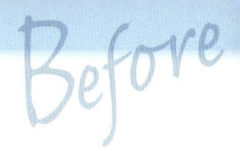

5. 運動学的所見

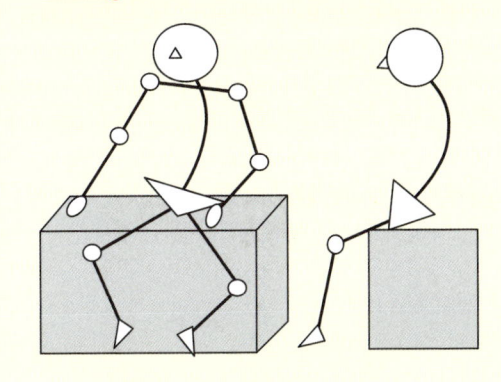

【姿勢観察㉒】

[端座位㉓（図2）]　　　　　　　　　[立位㉓（図3）]

図2 ● 端座位姿勢（前額面・矢状面）　　図3 ● 立位姿勢（前額面・矢状面）

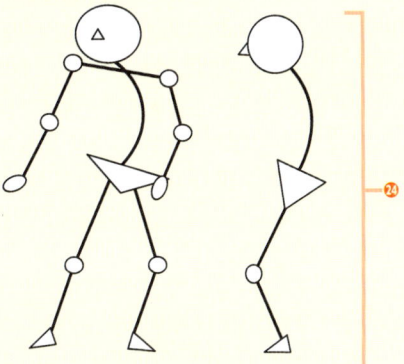

【動作観察㉕】

[非麻痺側への寝返り：全介助㉖]
　頭頸部屈曲は軽度可能、麻痺側上肢を腹部の上へのせられず介助。両股・膝関節屈曲介助、骨盤帯より非麻痺側方向へ介助にて倒す。

[起き上がり：全介助㉖]
　頭頸部の軽度左側屈可能。骨盤帯を押さえ、非麻痺側の肩を抱え、非麻痺側肩関節外転・内旋、肘関節屈曲させ、その後肘を伸ばし㉘上体を起こしながら下腿をベッドから下ろす。

赤ペン添削

完成Report
→p.153 参照

㉒ 姿勢は動作を見る前段階であり、動作へのつながりを評価する手がかりとする。

㉓ 正常と逸脱している部分や介助が必要な部分など、特徴的なところは記載しよう。

㉔ 端座位・立位の重心位置は？ ランドマークをもとに高さや回旋の左右差も見よう。➡おすすめ書籍Ⅱ

㉕ 連合反応の出現はある？

㉖ 動作のどの部分を介助する？

㉗ 開始時の姿勢は？

㉘ 専門用語を使用する。

【バランス検査㉙】
［座位バランス㉚］
①正中位→麻痺側
　重心は左後方。姿勢保持の介助を外すと体幹屈曲を伴い、さらに重心は左後方へ移動。頸部伸展は軽度みられるが体幹の立ち直りや保護伸展反応はみられない。
②正中位→非麻痺側
　足底部へ体重移動後、非麻痺側坐骨への重心移動不十分のまま麻痺側方向への蹴り返し・上肢での押し返しを強める。
③前方：重心は殿部に残存。体幹屈曲を強め、脊柱の伸展・骨盤前傾なし。
④後方：左後方へさらに重心が移動し、体幹屈曲位・骨盤後傾位のままくずれる。㉛

【ADL評価】
- FIM：合計30点、運動項目18点、認知項目12点
- BI：15 / 100点 ㉜

赤ペン添削
完成Report
→p.154 参照

㉙ 端座位保持以降の動作を見る前段階と考えよう。重心を移動したときに各関節はどのように動くか、効率の良い動きになっているかを観察すること。

㉚ 反応を見る方法は？ 左右では坐骨部、前方では足底部、後方では尾骨部など、"どこまでの重心移動は可能だがどこで倒れる"、といった反応の変化から、動作のために必要な重心移動が可能かどうかを記載する。

㉛ 歩行については評価できた？

㉜ 略語はフルスペルを加えよう。また、ADLは基本動作の組み合わせにより構成されている。点数の記載だけではなくどのような介助が必要かを記載しよう。

+α知識 ⑤麻痺側肩関節の管理

急性期では筋緊張の低下から麻痺側の肩関節が亜脱臼となることが多く、自己管理が困難な場合は肩関節保護装具の使用により亜脱臼の発症や進行を防ぐ（図A）。正しく装着できるようにスタッフ間の共通認識が必要である。

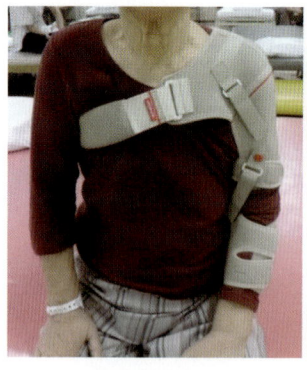

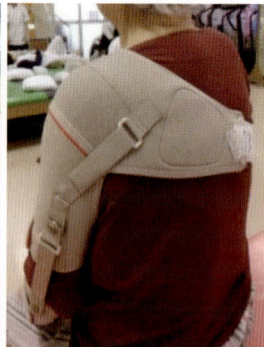

図A ● 肩関節保護装具の使用

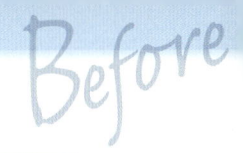

問題点

評価結果を踏まえて、神経学的・形態学的・運動学的それぞれにおいて統合と解釈を行い、問題点の抽出をしていきます。

Ⅴ 問題点

国際生活機能分類（International Classification of Functioning, Disability and Health : ICF）に基づいて記載❶

【健康状態】
　急性期脳梗塞

【身体構造・心身機能❷】
　#1　中等度の高次脳機能障害
　#2　麻痺側上下肢の随意性低下
　#3　体幹安定固定性の低下
　#4　麻痺側肩関節の疼痛
　♭1　バイタルサインの安定
　♭2　麻痺側肩関節以外の疼痛なし
　♭3　非麻痺側上下肢関節可動域制限なし
　♭4　非麻痺側上下肢著明な筋力低下なし

【活動】
　#5　寝返り・起居動作全介助
　#6　端座位保持中等度介助
　#7　移乗・移動動作全介助
　#8　車椅子操作❸の非実用性
　#9　臥床時間の延長
　#10　歩行動作全介助❹
　#11　排泄にオムツ使用（失禁の残存）
　♭5　車椅子座位は可能
　♭6　入院前生活は自立

【参加】
　#12　病室での引きこもり
　#13　家族以外の他者との交流制限
　#14　活動範囲の狭小化
　♭7　家族との交流は可能

【環境因子❺】
　・寝室2階・布団使用
　・自宅内手すり設置なし

【個人因子❻】
　・70歳代・女性
　・主婦（家事動作全般を担当）

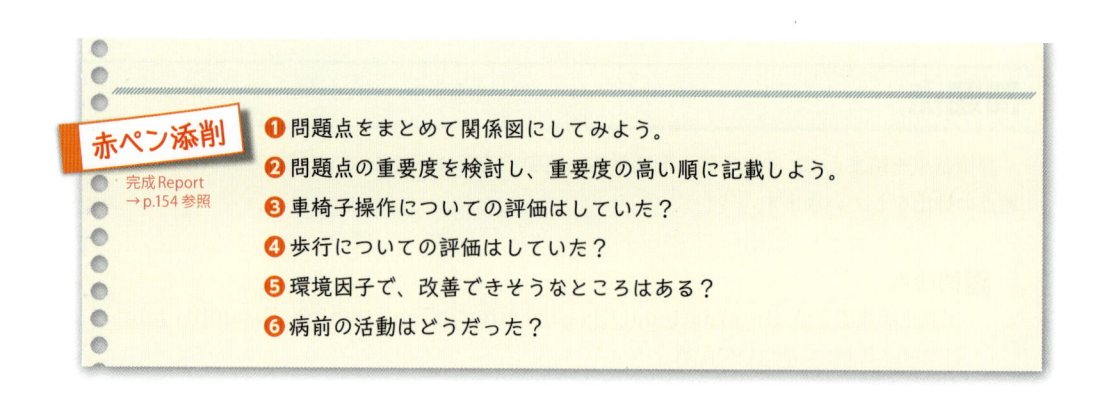

> **赤ペン添削**
> 完成Report
> →p.154 参照
>
> ❶ 問題点をまとめて関係図にしてみよう。
> ❷ 問題点の重要度を検討し、重要度の高い順に記載しよう。
> ❸ 車椅子操作についての評価はしていた？
> ❹ 歩行についての評価はしていた？
> ❺ 環境因子で、改善できそうなところはある？
> ❻ 病前の活動はどうだった？

ゴール設定

脳血管障害の急性期は投薬治療における劇的な改善がみられる反面、状態の悪化もあり短期間で様相の変化が起こることがあります。一般的な予後予測を参考にしたうえで患者さんの特徴を踏まえて目標を設定しましょう。

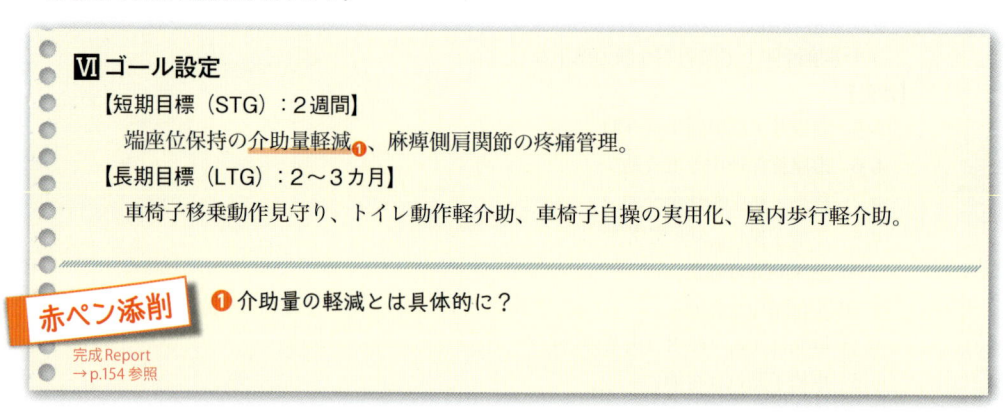

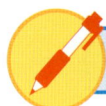

> **Ⅶ ゴール設定**
> 【短期目標（STG）：2週間】
>   端座位保持の介助量軽減❶、麻痺側肩関節の疼痛管理。
> 【長期目標（LTG）：2～3カ月】
>   車椅子移乗動作見守り、トイレ動作軽介助、車椅子自操の実用化、屋内歩行軽介助。

> **赤ペン添削**
> 完成Report
> →p.154 参照
>
> ❶ 介助量の軽減とは具体的に？

治療プログラム

急性期のリスク管理上負荷量に注意をしてⅤであげた問題点を改善させる治療プログラムをあげます。

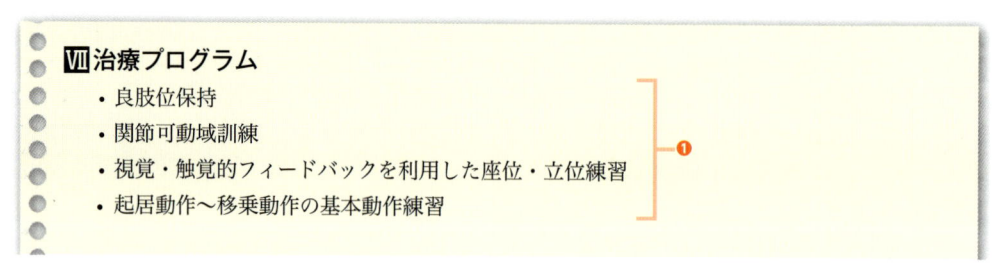

> **Ⅷ 治療プログラム**
> ・良肢位保持
> ・関節可動域訓練
> ・視覚・触覚的フィードバックを利用した座位・立位練習　❶
> ・起居動作～移乗動作の基本動作練習

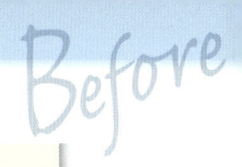

赤ペン添削

❶ どのような目的でその訓練を行うのか内容の詳細を記載する。

完成Report
→ p.154 参照

考 察

Ⅷ 考察❶

問題点としてまず麻痺側随意運動性の低下があげられる。随意性検査や筋緊張検査、姿勢の観察評価から麻痺側の麻痺は重度であり、基本動作の多くをセラピストの介助で行っている。また端座位保持時にみられる非麻痺側上下肢の押しに対してはDaviesらによると❷各姿勢・動作での頭部の動きの回復や体幹筋への刺激など全身的な触覚・運動感覚入力が必要であるといわれており、視覚・触覚的フィードバックを利用した抗重力正中位での座位姿勢の獲得を目標とする。また早期では足底の非接地にて麻痺側殿部の挙上をする、❸上肢での支持を前方にするなどの方法があげられる。

次に感覚障害も呈していることから特に麻痺側上肢の管理が煩雑となり、肩関節の疼痛が出現していると考える。❸安静臥位や車椅子上でのポジショニングや拘縮予防のためROM訓練は注意して実施しなければならないといえる。脳卒中患者の可動域制限を伴う肩関節疼痛の出現は高頻度で発生し、疼痛によりリハビリの遅延や薬物服薬の増大は患者のその後のADLやQuality of Life（QOL）に大きく影響を及ぼすとされている。疼痛に対する治療として関節内圧を陰圧にするような牽引運動や伸張運動を行うことは避け、❸関節適合面を意識しながら軽度に関節可動域運動を行う。また後下方関節包が弛緩した状態での外旋運動も慎重に行わなければならないと考えられる❹。現在肩関節の亜脱臼はみられていないが、上肢機能が乏しいほど合併することが多く、対処が必要である❺。

劣位半球障害による高次脳機能障害の半側空間無視に対しては、榊ら❶によると健側方向からの視覚情報を制限することで外的空間に対する注意が均一化され、非麻痺側上・下肢の過剰な動きを抑制する効果があると述べている。右半側空間からの情報を可能な限り遮断し、左半側への注意を促すことが必要と考える。❸

機能障害の予測としては、本症例は入院時の意識レベルがJCSで2桁、理学療法実施時のレベルが1桁と軽度意識障害の残存に加え、高次脳機能障害を呈しており身体機能障害も重度であること、年齢が70歳以上であることを踏まえると、重度麻痺は残存し、ADLでは多くの介助を要すると予測する❻。しかし、今後さらに積極的なリハビリが実施されると考えられ❹、その妨げとならないように短期目標に麻痺側肩関節の疼痛管理をあげた。また現状の身体機能から端座位保持の安定をあげた。座位の安定には抗重力位における体幹伸位保持能力が必要となり、大殿筋をはじめとした骨盤外側後方の筋活動も殿部の安定性には必要な要素である。座位保持獲得のために立位訓練や歩行訓練❼といった抗重力位での訓練を取り入れ、廃用性の筋力低下を予防する。安定端座位保持の安定から車椅子移乗動作の介助量を軽減し、日中の臥床時間の短縮となり廃用症候群の回避となると考える。

長期目標として、現在のご家族の希望は自宅内移動自立であるが、高次脳機能障害の合併や発症時・現在の身体状況、今後の介護力から予後予測をもとにすると、車椅子の併用

でのADLとなることも考えられるため、移乗・移動動作や本人のホープであるトイレ動作に関しては軽介助レベル、車椅子自操能力の獲得をあげ、自宅退院⑧をめざして訓練を実施していく。

赤ペン添削
完成Report
→p.154参照

❶ 前述した問題点の考察を行う前に、評価のまとめとして統合と解釈を記載することで患者さんの全体像を伝えやすくなる。➡おすすめ書籍Ⅲ
❷ 引用・参考文献の表示のしかたは？ 引用文献には番号をつけてレポートの最後にまとめよう。
❸ 句点・読点（。，）の統一を。
❹ 「考える」のは"評価者である自分"であるため受動態記載ではない。
❺ 肩関節疼痛に対する対策はどのように行う？
❻ どこまで予後の予測が可能？
❼ 歩行についての評価はしていた？
❽ 自宅退院に向けて必要なことは？

おすすめ書籍

Ⅰ）『絵で見る脳と神経 第3版』（馬場元毅／著），医学書院，2009
→ 脳や神経の勉強の入門としては絵が多く読みやすい内容となっている。臨床現場では患者説明時に参考になる。

Ⅱ）『姿勢アセスメント―セラピストのためのハンズ・オンガイド』（Jane J／著，武川 功，弓岡光徳／監訳），医歯薬出版，2014
→ 姿勢評価の基本から座位・立位姿勢の分析について詳細に理解しやすく記載されており、姿勢の特徴から、動作分析へのつながりを考えるうえでも参考になる。

Ⅲ）『障害別・ケースで学ぶ理学療法臨床思考―PBLで考え進める』（嶋田智明／編），文光堂，2007
→ 症例がもつ障害像が数多くあげられており、それに対する評価・分析・考察の方法が記載されている。論理的に患者像を考察していくうえで参考になる。

完成後の症例レポート

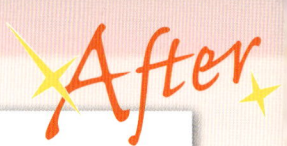

脳梗塞により重度左片麻痺を呈し、基本動作の介助を多く必要としている症例
～端座位保持の自立をめざして～

〇〇大学理学療法学科3年　実習花子
実習指導者：榊原加奈

今回、脳梗塞を発症し左片麻痺を呈した症例を担当し評価・治療を行う機会をいただいたので、以下に報告する。

I 症例紹介
【氏名】Aさん
【年齢／性別】70歳代／女性
【体格】
身長152 cm、体重60 kg、BMI 25.9 kg/m² （標準：18.5以上25未満）
【診断名】脳梗塞（右中大脳動脈領域）
【家族構成】夫（70歳代後半、現病歴に高血圧）
【キーパーソン】夫
【住居・周囲環境】
一軒家2階建て、生活スペース1階、食事はテーブルと椅子を使用。寝室は2階で布団使用、家内・階段手すりなし。洋式トイレ。家内段差は浴室に3 cm程度。徒歩10～15分のところによく利用するスーパーあり、周囲の交通量は多め。
【性格】我慢強く、何に対しても一生懸命。
【発症前生活】
主婦、家事動作全般を担当。ADLは自立、リズム体操などの運動も習慣的に参加。喫煙・飲酒歴はあるが10年前に禁煙。
【主訴】
「左の手足が重い・肩が痛い」「思うように動けない」
【ホープ】
「自宅に帰りたい」「トイレに1人で行けるようになりたい」
【ニーズ】
自宅内の移動能力の獲得、トイレ動作の獲得。
【家族の希望】
自宅内は自分で動けるようになってほしい。

II 医学的情報
【診断名】脳梗塞
【障害名】左片麻痺、感覚障害、高次脳機能障害
【合併症】血圧変動
【現病歴】
2015年2月発症、翌日入院。前日に全身倦怠感と左上下肢に軽度のしびれの訴えがあった。翌日朝、自己体動が困難となり夫が救急車を要請。声かけにより開眼はするが発声は聞かれなかった。
【既往歴】
高血圧（50歳代～）、脂質異常症（60歳代～）、糖尿病予備軍（60歳代～）
【画像所見】
図1に示す。
【使用薬品】
発症前：プラビックス®、ノルバスク®
現在：ヘパリン加生理食塩水静注、ビーフリード®輸液

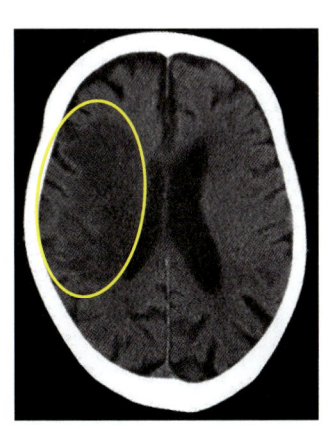

図1● 発症時のMRI画像
右中大脳動脈前枝領域の側頭葉白質部分の梗塞

Ⅲ 他部門情報

【Dr.より】
右中大脳動脈領域に高信号。収縮期血圧200 mmHg以上とならないように注意し、血圧コントロールは徐々に実施。

【Nrs.より】
危険行動はみられないが、特に夜間に不安言動や独語が多い。排泄はオムツ対応、夜間失禁が多い。全般的に身辺動作全介助。

【OTより】
麻痺側上肢の随意性は低く、動作時自己管理が困難、肩関節疼痛あり。詳細なADL訓練は困難であり、まずは座位保持の安定性向上が目標。

【STより】
左半側空間無視および注意障害・病態失認を中心とした高次脳機能障害。現在は口頭指示理解も不十分。嚥下機能自体に問題はないが、集中の継続困難と空間無視により食事動作要介助。

【MSWより】
介護保険未申請。家族は自宅への退院を希望。今後の身体機能の回復程度に合わせ環境調整が必要。

Ⅳ 理学療法評価（発症後5〜8日間）

1. 全体像
車椅子座位にてリハビリセンターに来室、意識レベルはJapan Coma Scale（JCS）Ⅰ-2、体格は中肉中背、座位保持は可能であるが重心が右側へ偏位、顔は右側を向いている。左上下肢の随意運動はみられない。

2. バイタルサイン
- 安静時：血圧146 / 86 mmHg、脈拍67 bpm
- 運動時（端座位保持動作）：血圧168 / 88 mmHg、脈拍74 bpm
- 10分後：血圧147 / 72 mmHg、脈拍78 bpm

3. 神経学的所見

【脳神経検査】
軽度の舌の右側偏位・口角の降下がみられる。その他、細かい指示理解が困難。

【病的反射・腱反射検査】
図2に示す。

【高次脳機能検査：言語訓練時の評価を参考】
- 線分二等分検査：正中より3 cmの右方偏位。紐の中心を示すよう指示をすると、右側寄りを指す。
- 線分抹消テスト：正中から左下部にかけての見落としが多い。
- 文字抹消テスト：1つの文字の継続した消去が困難、検査時は周囲が気になり集中力低下。
- 簡易認知機能検査（Mini-Mental State Examination：MMSE）：16/30点

【随意性検査：Brunstrom評価にて記載】
- 上肢：ステージⅠ〜Ⅱ
  上肢自動運動はほぼみられず他動での肩関節屈曲120〜130°にて疼痛訴えあり。疼痛出現時に軽度上肢屈筋群に収縮あり。
- 下肢：ステージⅡ
  下肢自動運動はほぼみられないが、下肢伸展運動指示が入ると軽度伸展収縮あり。
- 手指：ステージⅠ〜Ⅱ
  手指の自動屈曲運動はほぼみられないが、運動指示が入ると軽度の収縮あり。
- 非麻痺側上下肢：上肢動作はADL上の使用は可能も動作は稚拙。下肢の運動性は保たれているが努力性。

【知覚検査】
- 表在覚（触覚・痛覚：刷毛・ピンを用いて実施）
  指示理解不十分。参考：触覚＜痛覚
- 深部覚（関節運動学）
  指示理解不十分。参考：手指＜上肢＜下肢

【筋緊張検査】
表1に示す。
触診・被動性、麻痺側をModified Ashworth

図2 病的反射・腱反射

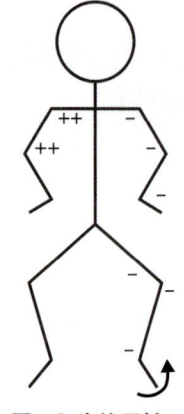

Babinski反射：陽性
腱反射：麻痺側上肢・下肢ともに減弱、非麻痺側大胸筋・上腕二頭筋軽度亢進

表1 ● 筋緊張検査

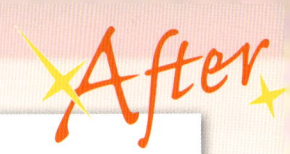

	低下	亢進	介助	MAS
背臥位	[麻痺側] 上下肢全体、腹斜筋、腹直筋	[非麻痺側] 項頸部筋・上肢筋・背部筋群・下腿前面	自立	0
端座位	[麻痺側] 腹直筋・腹斜筋・下肢全体	[非麻痺側] 項頸部筋・上肢筋・背部筋群・下肢後面・下腿前面 [麻痺側] 上下肢>背臥位	中等度介助	1
立位	[麻痺側] 体幹・股関節周囲・下肢全体的（端座位に比し亢進+）	[非麻痺側] 端座位と同部分さらに亢進、腹部<背部 [麻痺側] 上下肢>端座位	全介助	2

Scale（MAS）にて評価。

4. 形態学的所見

【関節可動域（Renge of Motion：ROM）検査】
異常部分を記載、Pは疼痛
- 麻痺側肩関節屈曲125P、肩関節外転90P、肩関節水平内転90P、肩関節外旋60P。
- 麻痺側は上下肢ともに抵抗感はなく、肩関節はend feelとなる前に疼痛を生じる。
- 胸椎部屈曲傾向→骨性の偏位あり。
- 非麻痺側は特異なし。
- 麻痺側肩関節の亜脱臼はみられない。

【疼痛検査】
- 他動にて麻痺側肩関節屈曲・外転運動時の肩峰下に疼痛。
- 水平内転時に肩峰下、上腕二頭筋長頭腱部に疼痛。
- 現在は肩手症候群様の手関節痛や手指の変形はみられていない。

【徒手筋力検査（Manual Muscle Test：MMT）にて評価】
- 運動指示理解は不十分
- 腹直筋2・腹斜筋2
- 非麻痺側上下肢は4レベル、筋出力時麻痺側上下肢に軽度筋緊張の亢進。

5. 運動学的所見

【姿勢分析】（特徴部分を記載）
[端座位（図3）：中等度介助]
重心は左偏位、非麻痺側上・下肢での押し・蹴

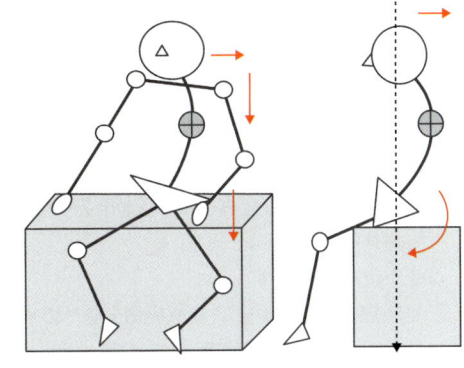

図3 ● 端座位姿勢（前額面・矢状面）

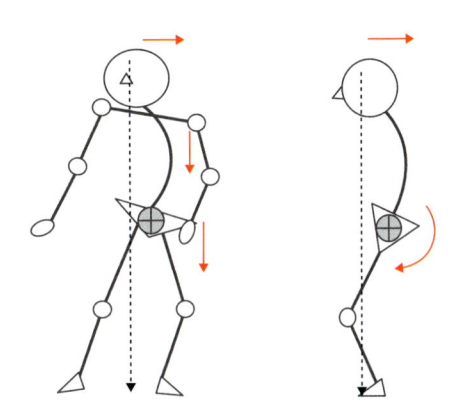

図4 ● 立位姿勢（前額面・矢状面）

り返しが強く、麻痺側方向へ押してしまう。
[立位（図4）：全介助・安全面に考慮しセラピスト2人にて介助]
重心は左偏位。非麻痺側下肢での麻痺側方向への蹴り返しが強い。

【動作観察】
[非麻痺側への寝返り：全介助]
頭頸部屈曲は軽度可能。麻痺側上肢の腹部への移動、両股・膝関節屈曲、非麻痺側方向への骨盤帯誘導は介助。動作時に麻痺側肩関節が後方に残存すると疼痛あり。

[側臥位〜起き上がり：全介助、非麻痺側上肢協力あり]
側臥位から開始、頭頸部の軽度左側屈可能。骨盤帯は保持介助、非麻痺側肩甲帯部を抱え非麻痺側肩関節外転・内旋、肘関節屈曲させon elbow誘導。肘関節伸展し体幹側屈しながら下腿を降下。端座位姿勢保持は介助。

【バランス検査】
[座位バランス：骨盤にて介助・重心移動]
① 正中位→麻痺側
　開始肢位の座位保持自立困難、重心は左後方。姿勢保持介助を外すとさらに重心は左後方へ移動。頸部伸展は軽度みられるが体幹立ち直り・保護伸展反応（−）。
② 正中位→非麻痺側
　足底部へ体重移動後、非麻痺側坐骨への重心移動不十分のまま麻痺側方向への蹴り返し・上肢での押し返しを強める。
③ 前方：重心は殿部に残存。体幹屈曲を強め、脊柱の伸展・骨盤前傾なし。
④ 後方：左後方へさらに重心が移動し、体幹屈曲位・骨盤後傾位のままくずれる。

[歩行観察：全介助]
麻痺側下肢へ長下肢装具を利用し、膝関節を伸展位保持。後方より介助し非麻痺側下肢の蹴り返しの出現に注意しながら重心を非麻痺側に移動、麻痺側下肢振り出しを介助し麻痺側立脚期へと移行する。非麻痺側下肢の振り出しは性急である。

【ADL評価】
- Function Independence Measure（FIM）：合計30点、運動項目18点、認知項目12点
- Barthel Index（BI）：15/100点
- すべての項目において減点。暴言などはみられないが指示理解不十分。移動は車椅子全介助。食事内容はきざみ食、半側空間無視と注意障害のため食事時に介助を要す。排便・排尿コントロールはときどき失敗あり。その他項目は非実施や全介助。

Ⅴ 問題点
国際生活機能分類（International Classification of Functioning, Disability and Health：ICF）に基づいて記載（図5）。

Ⅵ ゴール設定
【短期目標（STG）：2週間】
端座位保持の介助量軽減（家族との移乗動作獲得）、麻痺側肩関節の疼痛管理。

【長期目標（LTG）：2〜3カ月】
車椅子移乗動作見守り、トイレ動作軽介助、車椅子自操の実用化、屋内歩行軽介助。

Ⅶ 治療プログラム
- 良肢位保持（安静臥位・動作時・車椅子座位ポジショニング）
- 関節可動域訓練（麻痺側肩関節適合面を意識し、ごく軽度に行う）
- 視覚・触覚的フィードバックを利用した座位・立位練習（立位姿勢での体幹・下肢抗重力筋活動、足底感覚入力）
- 起居動作〜移乗動作の基本動作練習（廃用性症候群予防を含む。麻痺側上下肢の異常な筋緊張亢進とならないような健側上下肢の使用、良姿勢での車椅子座位保持）

Ⅷ 考察
本症例は重度左上下肢麻痺を呈し、左半側空間無視や注意障害といった劣位半球に特徴的な高次脳機能障害や、急性期における活動性低下により日内の臥床時間が長く、廃用症候群の進行が危惧される。また感覚障害や病態失認から麻痺側上肢の管理が不十分となり肩関節疼痛が生じている。腹斜筋群を代表とした筋緊張の低下による筋出力不全のために体幹の安定保持が不十分であり、端座位は非麻痺側上下肢での押しや蹴り返しがみられ、ほぼすべてのADL動作は全介助レベルである。現在、麻痺の増悪や重篤な合併症の出現はないが、高血圧や糖尿病予備軍の現病歴も踏まえ内科的状況にも留意して理学療法を進めていく必要があると考える。

問題点として、まず麻痺側上下肢の随意性低下・体幹の安定性の低下があげられる。随意性検査や筋緊張検査、姿勢評価から麻痺は重度であり、基本動作の介助量は多い。また端座位保持時にみられる非麻痺側上肢の押しや蹴り返しはPusher現象と考える。Daviesら[1]によるとこれらの改善には各姿勢・動作での頭部の動きの回復や体幹筋への刺激など全身的な触覚・運動感覚入力が必要であるといわれており、視覚・触覚的フィードバックを利用した抗重力正中位での座位姿勢の獲得を目標とする。また早期では足底の非接地にて麻痺側殿部の挙上をする、上肢での支持を前方にするなどの方法があげられる[2]。

次に感覚障害や注意障害・病態失認から、麻痺側上肢の管理が煩雑となることが肩関節の疼痛出現の一因として考え、安静臥位や車椅子上でのポジショニングや拘縮予防のROM訓練は注意して実施する。

```
┌─────────────────────┐
│【健康状態】          │
│・急性期脳梗塞        │
└─────────────────────┘
```

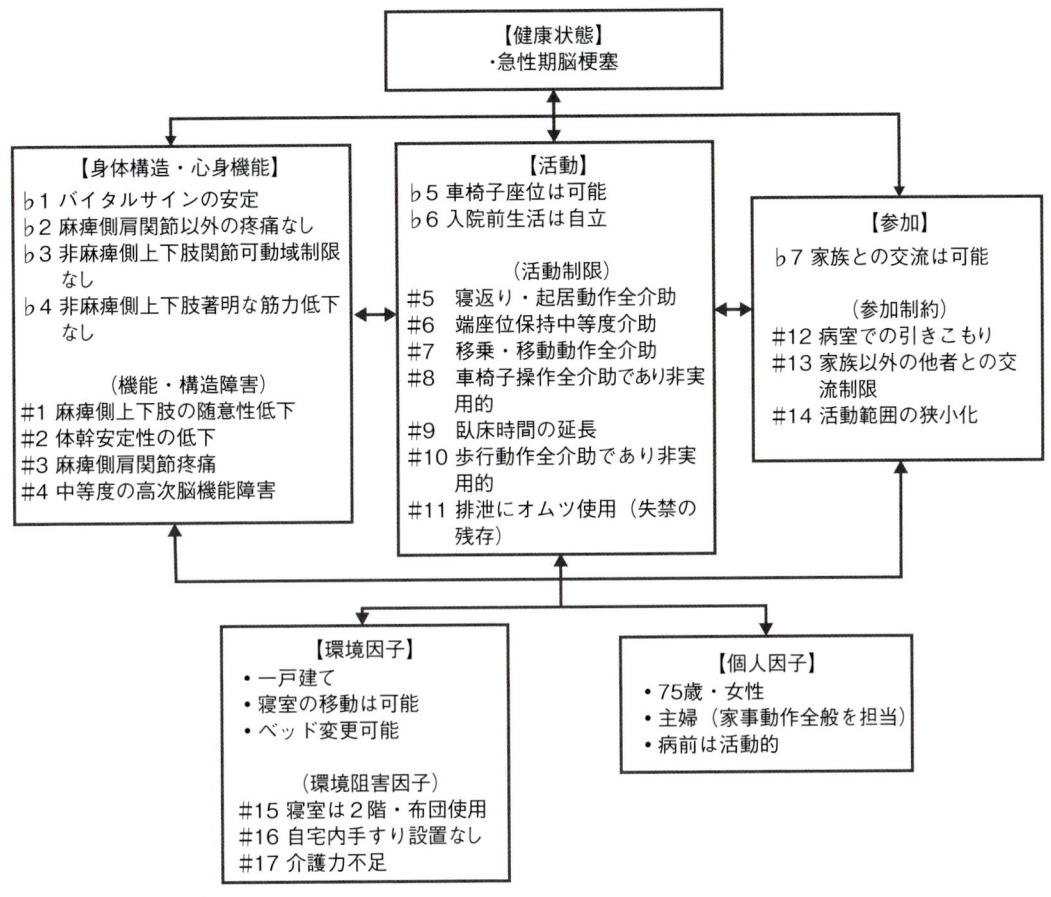

【身体構造・心身機能】
b1 バイタルサインの安定
b2 麻痺側肩関節以外の疼痛なし
b3 非麻痺側上下肢関節可動域制限なし
b4 非麻痺側上下肢著明な筋力低下なし

(機能・構造障害)
#1 麻痺側上下肢の随意性低下
#2 体幹安定性の低下
#3 麻痺側肩関節疼痛
#4 中等度の高次脳機能障害

【活動】
b5 車椅子座位は可能
b6 入院前生活は自立

(活動制限)
#5 寝返り・起居動作全介助
#6 端座位保持中等度介助
#7 移乗・移動動作全介助
#8 車椅子操作全介助であり非実用的
#9 臥床時間の延長
#10 歩行動作全介助であり非実用的
#11 排泄にオムツ使用（失禁の残存）

【参加】
b7 家族との交流は可能

(参加制約)
#12 病室での引きこもり
#13 家族以外の他者との交流制限
#14 活動範囲の狭小化

【環境因子】
・一戸建て
・寝室の移動は可能
・ベッド変更可能

(環境阻害因子)
#15 寝室は2階・布団使用
#16 自宅内手すり設置なし
#17 介護力不足

【個人因子】
・75歳・女性
・主婦（家事動作全般を担当）
・病前は活動的

図5● 問題点（ICF）

現在肩関節の亜脱臼はみられていないが、片麻痺患者の80％に発生する[3]といわれており、疼痛出現や亜脱臼の回避として肩関節保護装具などの利用や安静臥位時に麻痺側肩関節下へタオルを挿入するなどの検討が必要と考える。

劣位半球障害による高次脳機能障害の半側空間無視に関して、榊ら[4]は健側方向からの視覚情報を制限することで外的空間に対する注意が均一化され、非麻痺側肢の過剰な動きを抑制する効果があると述べている。右半側空間からの情報を可能な限り遮断し、左半側への注意を促す治療環境が必要と考える。

機能障害の予測としては、本症例は入院時の意識レベルがJCSで2桁、理学療法実施時の意識レベルが1桁と軽度意識障害の残存に加え、高次脳機能障害を呈しており身体機能障害も重度であること、年齢が70歳以上であることから、二木ら[5]が述べている文献上の予後予測では重度麻痺の残存によりADLでは多くの介助を要すると示されている。しかし今後、積極的なリハビリの実施により予後は変化すると考え、現状の身体機能から短期目標として端座位保持の安定をあげた。座位の安定には抗重力位における体幹伸展位保持能力が必要となり、そのためには大腰筋の随意的な活動が求められる。大殿筋をはじめとした骨盤外側後方の筋活動も殿部の安定性には必要な要素であるとされることから、座位保持獲得のために立位訓練や、歩行訓練を取り入れることで、空間認知や姿勢定位といった脳のシステムの安定化につながる[3]。両下肢荷重を促すことで廃用性の筋力低下が予防でき、端座位保持の安定から車椅子移乗動作の介助量が軽減し、日中の臥床時間の短縮となり廃用症候群の回避となると考える。

長期目標として、移乗・移動動作や本人のホープであるトイレ動作に関しては軽介助レベルでの獲得、

そのほか車椅子自操が可能となること、屋内歩行が軽介助となることをあげた。しかし、現在は歩行も実用性には乏しく、発症時・現在の身体状況、高次脳機能障害の合併などから前述した予後予測をもとにすると長期的に車椅子の併用でのADLとなることも考慮する。今後、介助方法などの家族指導や車椅子導入や手すりの設置などの自宅環境の調整、社会資源の利用について準備を行う必要があると考える。

引用・参考文献

1）『ステップス・トゥ・フォロー 改訂第2版』（Davies PM, 他／著, 冨田昌夫／監訳, 額田一夫／訳）, シュプリンガー・フェアラーク東京, 2012
2）網本 和：Pusher現象例の基礎と臨床．理学療法学, 29：75-78, 2002
3）吉尾雅春：脳卒中急性期理学療法に期待すること―回復期理学療法の立場から．PTジャーナル, 47：487-493, 2013
4）榊 広光：半側空間無視を伴う片麻痺患者に対する運動療法．PTジャーナル, 30：625-631, 1996
5）二木 立：脳卒中リハビリテーション患者の早期自立度予測．リハビリテーション医学, 19：201-223, 1982
6）『ケースで学ぶ理学療法臨床思考―臨床推論能力スキルアップ』（嶋田智明／編）, pp6-12, 文光堂, 2006

第2章　神経系疾患の症例レポート

2 脳梗塞（左半球、回復期）

中村　学

はじめに　〜脳梗塞患者に対する回復期理学療法

　脳梗塞（Cerebral Infarction：CI）は、脳卒中（Cerebral Vascular Accident：CVA）の1つで、近年では高齢者において脳出血よりも発症頻度が増加傾向にあります。急性期での手術、治療薬の進歩があり死亡率が減少している反面、リハビリにかかわる患者数と重症例の割合も増加し、携わる理学療法士も増加しています。

　CVAに対する理学療法はガイドライン〔脳卒中治療ガイドライン（日本脳卒中学会）〕策定以降、より早期から介入することを推奨しています。廃用症候群を早期から予防しつつ、脳の可塑性（回復）を促し身体機能を向上させるためには、早期からリハビリを行い、機能回復を促す必要があります。こうした流れから、回復期リハビリにおいては在宅復帰を見据えた患者さんの身体機能回復、日常生活活動能力向上に特化した介入を行います。したがって、一般的な評価項目は、関節可動域、運動障害、バランス能力や歩行・応用動作評価に加え、脳画像から得られる情報に基づいた身体機能回復、ADL向上の予後予測が必要不可欠です。

　CVAの症状は多種多様ですが、画像診断技術の発展から病巣部位の特定が可能となり、治療アプローチは病巣に応じて徐々に細分化されています。治療では主に運動麻痺や筋力低下、バランス能力低下などに対するアプローチを行いますが、必要に応じて電気刺激療法、装具療法、高次脳機能障害に対するアプローチなどを併用する場合があります。加えて在宅復帰に向けて歩行補助具の選定や自宅環境整備、生活目標の設定なども必要です。

　以上の点を踏まえて、症例レポートを作成しましょう。

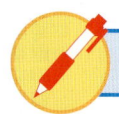

タイトル・導入

CVA患者においては、どういった機能・能力障害がありどの動作が困難となっているのか端的に伝えられるようにしましょう。また、対象のニーズ・ホープが特徴的であればそれを記載し、どの動作を自立していく必要があるのか把握できるよう記載しましょう。

【タイトル】
脳梗塞❶により右片麻痺を呈し、屋外歩行自立❷を目標とする症例

【導入】
今回の実習にあたり、脳梗塞により左❸片麻痺を呈した患者さんの理学療法評価を行う機会をいただいたので、ここに報告する。

赤ペン添削
完成Report
→p.170 参照

❶ どの領域の脳梗塞？ 前大脳動脈、中大脳動脈、後大脳動脈？
❷ 歩行補助具などを使用する必要があればその記載を。
❸ 損傷半球、麻痺側などは左右の記載間違いに気を付けよう。

症例紹介

CVA患者の一般的情報や社会的背景では病前生活と比較・検討します。ニーズ・ホープに反映させた目標を設定するために情報収集をしましょう。家屋環境も把握してどのような動作獲得が必要か事前に知ることも大切です。

I 症例紹介
1. 一般的情報
   【氏名】A氏
   【年齢/性別】72歳❶/男性
   【身長・体重・BMI】161 cm、48 kg、18.5 kg/m²
   【利き手】右手
   【主訴】買い物に行くこと❷
   【ニーズ】階段昇降動作自立❸
   【ホープ】「野球観戦や図書館に行きたい」
2. 社会的情報
   【家族構成】独居
   【経済状況】年金
   【家屋環境】マンションの2階❹
   【病前のADL】ADL自立。よく外出していた❺。

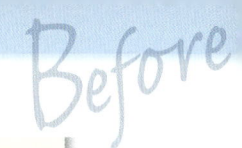

赤ペン添削
完成Report
→p.170参照

❶ 実際の年齢を把握する必要はあるが、年齢は〇〇歳代と記載しよう。
❷ 主訴は患者本人が「何に困っているか？」に対する記載をしよう。患者さんの訴えをそのまま記するとよい。
❸ 主訴に沿った内容？ 屋外歩行自立は？ ここがレポートの内容と最も関連する。
❹ 階段昇降動作は必須？ 段差の有無や間取りも記載しよう。
❺ 生活範囲は？ 生活に必要なサービスの導入を検討するために必要（買い物、病院受診など）。

医学的情報

　ここが現在の患者さんの身体機能を把握する最も重要な情報です。脳血管疾患ではどこの血管に障害が生じ、どの領域が損傷されたかを把握し、発症からの経過や出現している症状・他部門情報から今後の理学療法プログラム・予後予測に役立てましょう。

II 医学的情報
【診断名】脳梗塞❶
【画像所見】カルテより抜粋❷（図1）

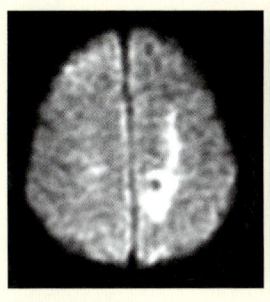

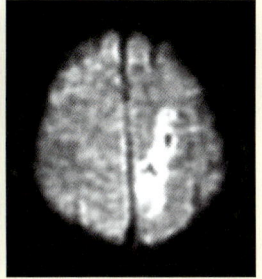

図1 ● 画像所見

【現病歴】
　診断の50日前、風呂場で転倒して以来右下肢の動きが悪くなる❸。50日後、脳外科を受診、MRIにて左前大脳動脈領域の脳梗塞と診断され入院。
【既往歴】高血圧、脂質異常症、頻脈性不整脈、腰部脊柱管狭窄症
【服薬状況】プルゼニド®、マイスリー®、タケプロン®、バイアスピリン®、アムロジン®
【他部門情報】
　・Dr：予後として杖なしでの歩行は困難、屋外歩行はかろうじて可能。
　・Ns：服薬は朝昼夜と配布されたものを自己管理している。
　・OT：注意・遂行機能・構成障害❹あり。
　・MSW：未聴取❺
❻

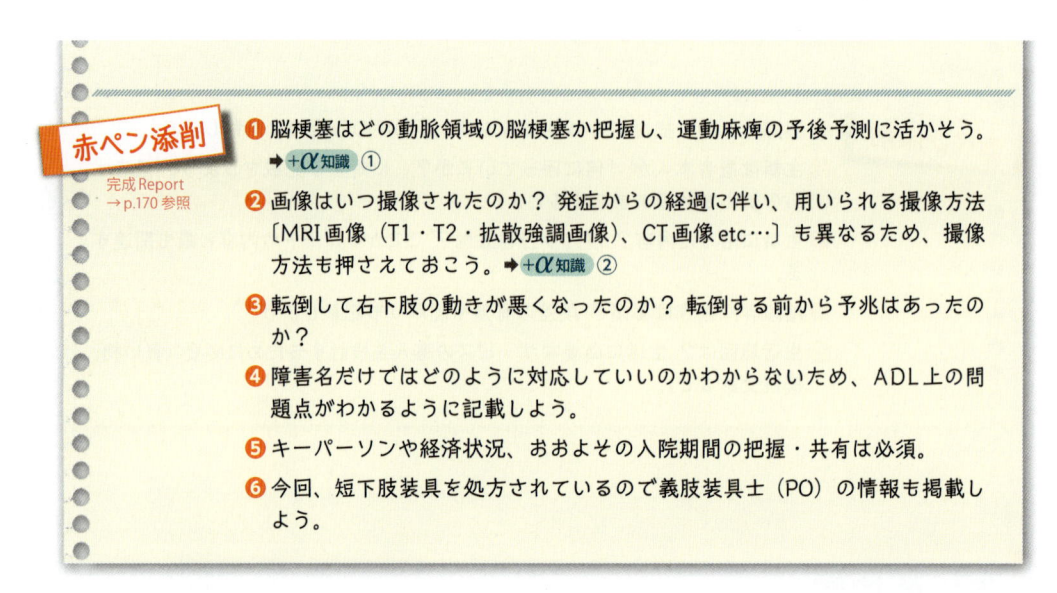

赤ペン添削
完成Report
→ p.170 参照

❶ 脳梗塞はどの動脈領域の脳梗塞か把握し、運動麻痺の予後予測に活かそう。
→ +α知識 ①

❷ 画像はいつ撮像されたのか？ 発症からの経過に伴い、用いられる撮像方法〔MRI画像（T1・T2・拡散強調画像）、CT画像etc…〕も異なるため、撮像方法も押さえておこう。→ +α知識 ②

❸ 転倒して右下肢の動きが悪くなったのか？ 転倒する前から予兆はあったのか？

❹ 障害名だけではどのように対応していいのかわからないため、ADL上の問題点がわかるように記載しよう。

❺ キーパーソンや経済状況、おおよその入院期間の把握・共有は必須。

❻ 今回、短下肢装具を処方されているので義肢装具士（PO）の情報も掲載しよう。

+α知識 ①大脳動脈の支配領域

前大脳動脈＝前頭葉、中大脳動脈＝頭頂葉支配ではない（図A）。頭頂レベルでは、前大脳動脈・中大脳動脈がそれぞれ大脳の内側・外側を支配している。頭頂レベルでは、前大脳動脈CI＝下肢に重度の麻痺、中大脳動脈CI＝上肢に重度の麻痺が出現しやすいことがわかる（図B、C）。

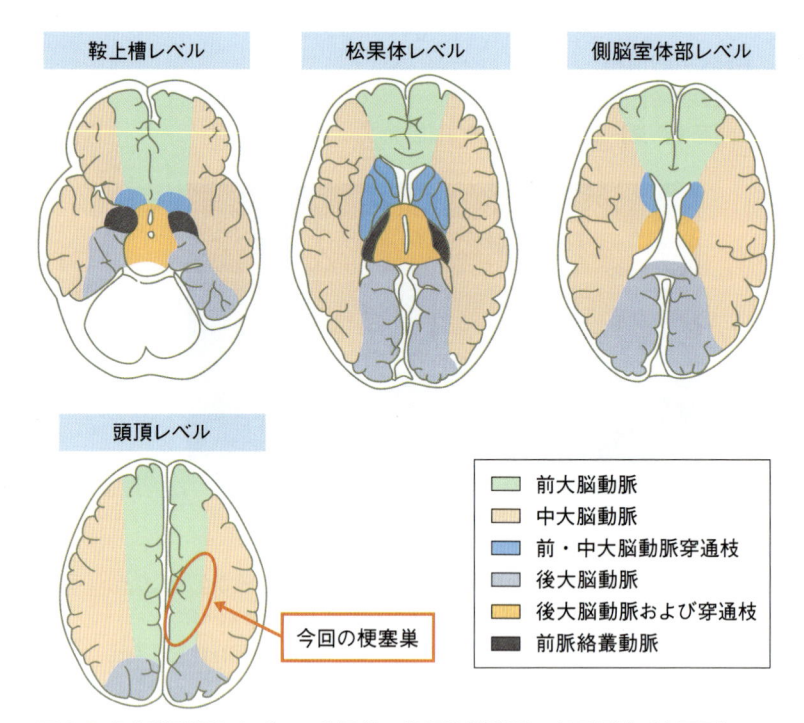

鞍上槽レベル　松果体レベル　側脳室体部レベル

頭頂レベル

今回の梗塞巣

- 前大脳動脈
- 中大脳動脈
- 前・中大脳動脈穿通枝
- 後大脳動脈
- 後大脳動脈および穿通枝
- 前脈絡叢動脈

図A ● 各大脳動脈およびその穿通枝、前脈絡叢動脈の支配領域（水平面）

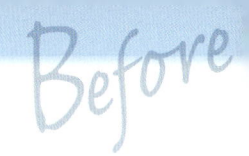

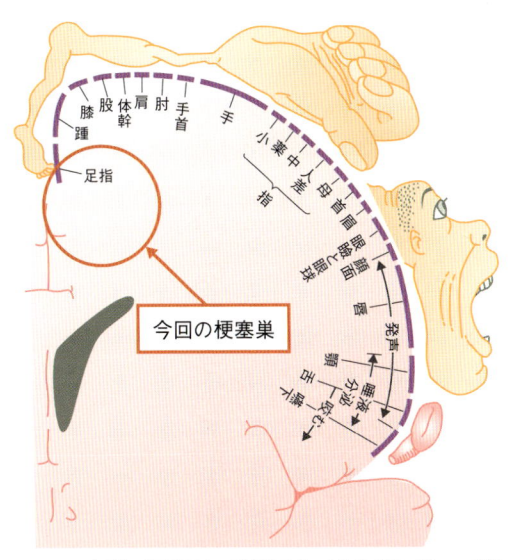

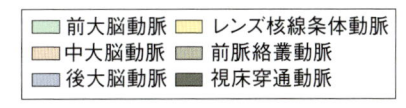

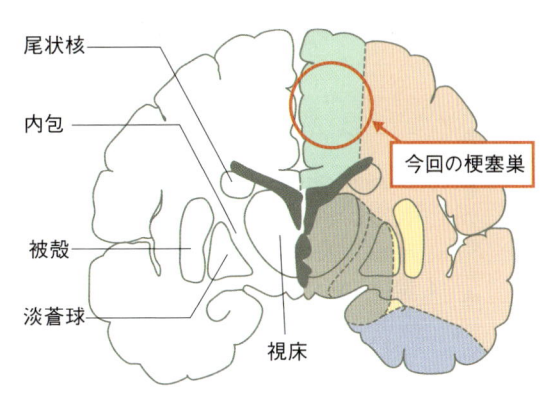

図B ● 皮質の運動野の機能局在（中心溝に沿って縦に切った面）

図C ● 大脳動脈支配領域（冠状断）
〔図の部分は『絵でみる脳と神経 第2版』（馬場元毅／著），p193，医学書院，2001より引用〕

+α 知識 ②発症からの経過に伴い用いられる撮像方法の違い

　脳梗塞による梗塞巣は急性期のCT画像に描出されにくいが，亜急性期以降は低吸収領域として描出される．発症してからの経過に伴い，梗塞巣を描出しやすい撮像方法は違うため，理解したうえで梗塞巣を正確に捉えるように心がけよう．
〔参考文献：寺尾詩子，他：脳血管障害．『理学療法リスク管理マニュアル 第3版』（聖マリアンナ医科大学病院リハビリテーション部理学療法学科／著），p13，三輪書店，2011〕

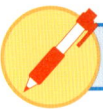

理学療法評価

　運動器疾患で評価する内容に加え、脳血管疾患では運動機能検査や反射検査、筋緊張検査、姿勢反射検査などを実施します。機能障害検査時は運動・動作が陰性症状からくるものか、陽性症状からくるものか整理しながら進めましょう。

Ⅲ 理学療法評価（第84病日目より3日間評価を実施）

1. 全体像

　コミュニケーションは良好、意識障害はない。練習に対して自主的にトレーニングを行い、リハビリに対する意欲が高い。

2. バイタルサイン

評価実施前後に座位で測定した。

	評価前			評価後		
	脈拍	収縮期血圧	拡張期血圧	脈拍	収縮期血圧	拡張期血圧
1日目	69	129	83	81	132	82
2日目	65	124	72	75	132	84
3日目	66	126	82	75	134	82

3. Brunnstrom Recovery Stage（BRS）

右下肢stageⅢ：明らかな関節運動は起こるが、stageⅣの座位での膝90°以上屈曲や踵接地での背屈は実施不可であった。また、上肢・手指ともに運動麻痺はみられなかった。

4. 関節可動域検査❶

麻痺側 / 非麻痺側で表記

測定部位	角度	測定部位	角度
股関節屈曲	120 / 125	膝関節伸展	−5 / 0
股関節伸展	5 / 15	足関節背屈※1	5 / 15
股関節外転	40 / 40	足関節背屈※2	5 / 15
股関節内転	20 / 15	足関節外転❷	10 / 15
股関節外旋	50 / 55	足関節内転	5 / 10
股関節内旋	30 / 25	体幹屈曲	30

※1 膝関節90°屈曲位、※2 膝関節伸展位

5. 徒手筋力検査

非麻痺側のみ実施

測定肢位	段階
股関節屈筋	4
股関節屈曲・外転・外旋筋	4
股関節伸筋	4
股関節伸筋（膝関節屈曲位）❸	3
膝関節屈曲	4
外返し❷	4

- 握力（麻痺側 / 非麻痺側）：29.4 kg / 30.7 kg

赤ペン添削

完成Report
→ p.171 参照

❶ 本症例の問題点に関連しそうな項目を優先的に記載しよう。

❷ MMTで外返しを行っているなら、ROM検査でも足関節外転ではなく、外返しを測定するべきでは？

❸ 非麻痺側筋力低下が起きている場合の統合と解釈はできているだろうか？代償動作は？

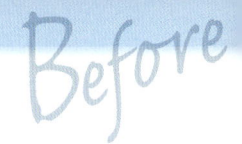

6. 深部反射・病的反射 ❹

麻痺側／非麻痺側で表記

膝蓋腱反射	＋＋＋ / ＋
膝屈曲反射	± / −
アキレス腱反射	＋＋ / ±
Babinski反射	陽性 / 陰性
把握反射	陰性 / 陰性

7. 筋緊張検査

	足関節	膝関節
触診	麻痺側下腿三頭筋は非麻痺側に比べ硬かった	左右差なし
被動性 ❺	麻痺側足関節背屈時に痙性がみられた	麻痺側膝関節伸展時は左右差なし
伸展性 ❺	麻痺側足関節背屈は非麻痺側に比べ減弱していた ❻	麻痺側膝関節屈筋群は非麻痺側と比べ減弱していた

❼

赤ペン添削

完成Report
→p.171 参照

❹ 脳卒中後の痙縮筋は筋緊張が亢進しているため、クローヌスの検査は必須。
❺ 膝蓋腱反射の著明な亢進がみられているが、膝関節伸筋の被動性・伸展性は検査したか？
❻ 痙縮筋の筋緊張亢進の程度を数値で評価できないか？
❼ 筋緊張評価の流れと他の検査との統合は可能か？ 考えてみよう。
　➡ +α知識 ③

+α知識 ③筋緊張評価と統合・解釈（図D）

評価を円滑に行い、かつ患者さんの負担を増大させないため、触診やROM検査と筋緊張検査を同時並行で行う必要がある。また、腱反射検査は筋緊張検査と関連の深い検査項目であり、検査項目の統一を図ると統合しやすい。

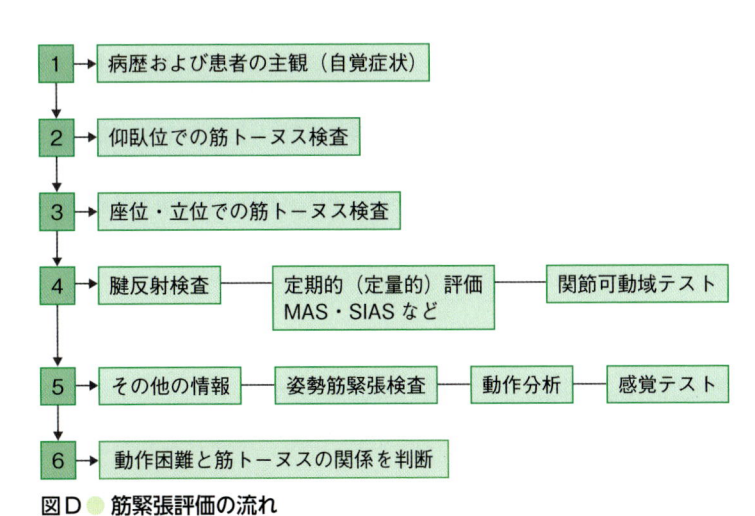

```
1 → 病歴および患者の主観（自覚症状）
2 → 仰臥位での筋トーヌス検査
3 → 座位・立位での筋トーヌス検査
4 → 腱反射検査 ─ 定期的（定量的）評価 ─ 関節可動域テスト
              MAS・SIAS など
5 → その他の情報 ─ 姿勢筋緊張検査 ─ 動作分析 ─ 感覚テスト
6 → 動作困難と筋トーヌスの関係を判断
```

図D ● 筋緊張評価の流れ
〔『脳卒中に対する標準理学療法介入―何を考え、どう進めるか？』（潮見泰蔵／編），p246，文光堂，2007より引用〕

8. 知覚検査
- 表在感覚❽
  足底：触覚6、痛覚7〜8
- 深部感覚❽
  関節位置覚：母趾MP関節3/5、足関節4/5
  受動運動覚：母趾MP関節3/5、足関節4/5

9. 姿勢反射検査
立位で前方、側方、後方ステップ反応を確認した❾

測定項目	反応	備考
前方ステップ反応	陽性	非麻痺側下肢での前方への踏み出しが起き、頸部の立ち直りはみられなかった
側方ステップ反応	両側陰性	両側とも外乱を加えた際、双方とも反応は起こらず、およそ45°以上傾斜すると転倒するとのことだった
後方ステップ反応	陽性	非麻痺側下肢での後方への踏み出しが起こり、頸部の立ち直りはみられなかった

10. バランス検査
Functional Balance Scale（FBS）（装具未使用）の減点項目（1項目4点満点）

立ち上がり	3	閉脚立位	0
着座	3	360°方向転換	0
前方リーチ	3	段差踏み替え	0
移乗	2	片脚立位保持	0

FBS合計36点❿

11. 姿勢観察⓫
立位：頸部屈曲頭部伸展位、頭頸部右回旋位、骨盤後傾位⓬、右股関節屈曲・外転・外旋位、右膝関節屈曲位、右肩甲骨挙上位⓬、骨盤左回旋⓬

赤ペン添削

完成Report
→p.171 参照

❽ 感覚検査は何を満点として検査しているか記載しよう。

❾ ステップ反応のみ？ 姿勢反射検査は外乱負荷に応じた反応・方略をみよう。

❿ 点数も重要だが、どのような課題（静的or動的課題）に減点が多かったのか把握しよう。

⓫ 観察項目ではあるが、姿勢反射・バランス検査の前に記載するほうが読者に伝わりやすい。

⓬ 姿勢観察は3平面で分けずに、部位の記載をまとめて頭部から順に書くと読みやすい。

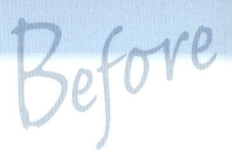

12. 動作観察

- 歩行観察（杖・装具使用：屋外）⑬
  右股関節屈曲・外転・外旋位、右膝関節軽度屈曲位でのイニシャルコンタクト（IC）⑭。右足関節底屈制限のため⑭ LRが短く、MStでの右股関節伸展、右膝関節伸展、右足関節背屈減少。TStからTSwにかけて共同運動により右股関節外旋・外転位での右股関節屈曲、骨盤左回旋位。MSwでの右膝関節屈曲減少。右足尖部の引っかかりが時々あり。⑮

13. 歩行能力評価

短下肢装具使用（ダブルクレンザック足継手：底屈制限、0～10°背屈制限）

- 10m歩行：屋内で3回実施した平均値
  （歩数：25、時間：14.48秒、歩行速度：0.7 m/秒、歩行率：1.78 step/秒、歩幅：39.2 cm）
- 6分間歩行試験：屋内で実施、歩行距離170 m

14. ADL評価

Functional Independence Measure（FIM）の減点項目

ベッド・車椅子移乗	6	浴槽移乗	4
トイレ移乗	6	階段昇降	4
移動（歩行）	6	記憶	6

FIM合計 116 / 126点

赤ペン添削

完成Report
→p.172 参照

⑬ 装具を装用する必要性を感じる記載がない。まずは裸足歩行の評価を実施し、そこでみられる機能障害を装具でどのように補っているかが重要ではないか？ ➡ +α知識 ④、➡ おすすめ書籍Ⅲ

⑭「歩行相：運動の異常」の形式で統一して記載したほうが読者に伝わりやすい。歩行観察は「～のため」のような原因の記載は考察で述べ、ここでは現象のみを記載する。

⑮ レジュメ・レポートの容量にもよるが、ニーズから考えると階段昇降動作の評価も追加すべき。

+α知識 ④立脚相におけるロッカー機能と短下肢装具の働き（図E、F）

観察しうる脳卒中患者の裸足歩行の特徴は、①Heel Rocker時の踵接地消失、②Ankle Rocker時の下腿の前方回転消失、③Forefoot Rockerの消失などがある（図E）。
装具の機能・設定にもよるが、装具を装用することで、①Heel Rocker時の踵接地確保、②Forefoot Rocker以降のクリアランスの確保が可能となる（図F）。

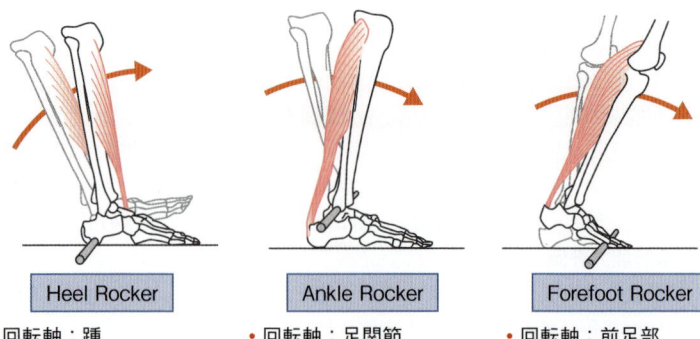

図E 立脚相における3つのロッカー

Heel Rocker
- 回転軸：踵
- 動作筋：足関節背屈筋群
- 作　用：足部の滑らかな接地下腿の前方回転

Ankle Rocker
- 回転軸：足関節
- 動作筋：足関節底屈筋群
- 作　用：下腿の前方回転制動

Forefoot Rocker
- 回転軸：前足部
- 動作筋：足関節底屈筋群
- 作　用：身体の前方回転制動

〔『脳卒中に対する標準的理学療法介入—何を考え、どう進めるか？』(潮見泰蔵／編), p110, 文光堂, 2007より引用〕

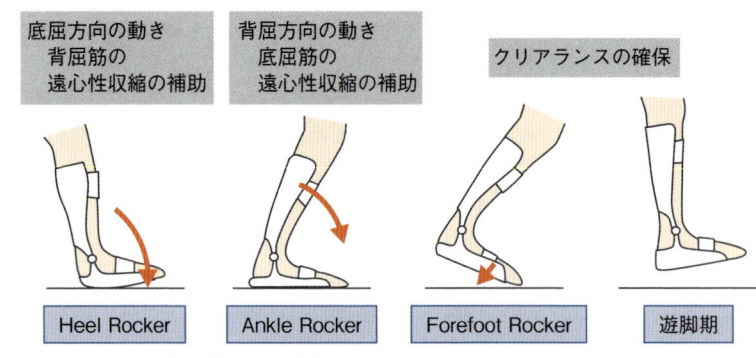

図F ロッカー機能と短下肢装具の働き

- Heel Rocker：底屈方向の動き　背屈筋の遠心性収縮の補助
- Ankle Rocker：背屈方向の動き　底屈筋の遠心性収縮の補助
- Forefoot Rocker：クリアランスの確保
- 遊脚期

〔『脳卒中理学療法ベスト・プラクティス　科学としての理学療法実践の立場から』(奈良 勲、松尾善美／編), p164, 文光堂, 2014より引用〕

問題点・ゴール設定・治療プログラム

　脳血管障害患者の場合、問題は多岐にわたることが多いため、その患者さんが最も必要としているニーズや動作を把握し、そこを改善させるために必要な評価結果を優先して問題点を提示しましょう。次に評価結果を踏まえ、どの程度の目標がどのくらいの期間で達成可能か十分吟味してから記載します。最後にその目標を達成するためにどんな治療アプローチをすべきか、具体的に考えてみましょう。

Ⅳ 問題点

健康状態	
・脳梗塞（左前大脳動脈領域） ・高血圧	

心身機能・身体構造 ❷	活動
♯1 右下肢随意性低下 ♯2 右下肢関節可動域制限 ♯3 右下肢深部感覚鈍麻 ♯4 右下肢筋緊張亢進 ♯5 左下肢筋力低下 ♭1 認知機能に問題なし ♭2 非麻痺側下肢関節可動域制限なし	♯6 バランス能力低下 ♯7 屋外歩行一部介助 ♯8 階段昇降一部介助 ♭3 屋内歩行修正自立 ♭4 セルフケア自立
	参加 ❸
	♯9 外出制限 ♯10 社会参加制約

環境因子	個人因子
・住居がマンション2階 ・エレベータなし	・独居 ・温和で真面目

❶

Ⅴ ゴール設定

短期目標：装具・杖を使用し屋外歩行見守り、階段昇降見守り ❹
長期目標：装具・杖を使用し屋外歩行近距離自立、階段昇降自立

Ⅵ 治療プログラム

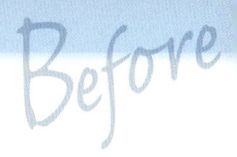

- 下肢関節可動域エクササイズ（ROMex）
- 電気刺激療法 ❺
- 右下腿三頭筋・ハムストリングスのリラクセイション
- 歩行練習 ❻
- 階段昇降練習

赤ペン添削

完成Report
→ p.172 参照

❶ ICFは図示するとわかりやすい。

❷ 身体機能は評価結果を反映している？

❸ 参加制約は症例のニーズに合わせた記載をしよう。

❹ ゴール設定は具体的な数値・期間（いつまでにどのくらい達成できるか）を記載しよう。

❺ どの筋・関節に対して行うのか不明確なため、アプローチする筋や方法などを記載する。

❻ どの相に着目して行うのか？　また、どのような練習課題を設定するのか記載しよう。

考察

Ⅶ 考察

　本症例は、左前大脳動脈領域の脳梗塞を発症し、3カ月経過する症例である。現在の状況から、退院後自宅にて独居で生活するためには屋外歩行自立、階段昇降自立が必要である。まず本症例の予後予測❶について、聴取した内容より発症時にベッド上生活が自立していたことから、6カ月時に屋外歩行可能であり、装具・T字杖を使用し屋外歩行自立、階段昇降自立は可能であると考え、目標に設定した。

　次に装具・T字杖使用での屋外歩行能力について述べる。現在の歩行能力は軽介助であり、歩行速度遅延❷、体力低下、右足尖部の引っかかりによる前方への転倒リスクがあるため、屋外歩行が自立困難となる主な要因であると考えた。

　歩行分析❸を行ったところ、ICでの足尖接地、MSt〜TStでの右足関節背屈減少、股関節伸展減少、MSwでの右膝関節屈曲減少、足尖引っかかりといった異常歩行がみられた。これらの異常歩行を呈する要因として、右下肢の運動麻痺、関節可動域制限、感覚鈍麻、筋緊張亢進をあげた。運動麻痺について、下肢のBRSはstageⅢであることがTstでの右膝関節伸展減少、MSwでの右膝関節屈曲減少、TSwでの右膝関節伸展減少を引き起こしていると考えた。関節可動域制限について、正常歩行ではTStにおいて20°の足関節背屈を要するが、関節可動域検査の結果より、右足関節背屈可動域制限がTStでの右足関節背屈減少を引き起こし、前足部の引っかかりによる転倒のリスクを高めていることにも関連すると考えた。感覚鈍麻について、近く❺検査の結果より、感覚はすべての相において必要だが、特にTStにおいては下肢が後方に引かれ、視覚的情報が損なわれることを避け、TStにおける右股関節伸展減少を引き起こしていると考えた。筋トーヌス検査の結果より、TStでの足関節背屈減少、右膝関節伸展減少、MSwにおける右膝関節屈曲減少❻を引き起こしていると考えた。❹

　本症例の評価結果から下肢の努力的な振り出し、蹴り出しの減少がみられ、それが歩幅減少となり、歩行速度低下を引き起こすと考えた。歩行速度低下について、10m歩行をみると同年代健常者の1.18 m/秒と比較し遅い。実際の生活を考えると、横断歩道を渡る際には1.0 m/秒の歩行速度を要するため、歩行速度は不十分である。以上のことから、屋外歩行自立のためには、異常歩行を効率的でかつエネルギー消費の少ない歩行へと改善させること❼、さらに屋外歩行に必要な全身持久力の向上が必要であると考えた。

　以上より治療プログラムは、右足関節背屈可動域改善のためROMexを行い、背屈筋力向上のため電気刺激療法も実施する。また動作獲得のために❽歩行練習と階段昇降練習を実施していく。

　本症例は病前から外出が多く、行動範囲も広く、活動的な生活を送っていた。現在屋内でのADLはほぼ自立しているが、ホープに沿って病前に近づけることが、QOLの向上の観点から重要と考えた。

赤ペン添削

完成Report
→ p.173 参照

❶ 下肢の運動麻痺は今後どうなると予測しているだろうか？ 予後からみてどのようなところに着眼点をおくか考察してみるとよい。

❷ 低下・軽減・亢進・遅延などの言葉の使い方を確認しよう。

❸ 裸足歩行なのか、装具歩行なのか記載しよう。

❹ ここで評価結果を順に考察すると文章が長くなってしまう。異常歩行1つに

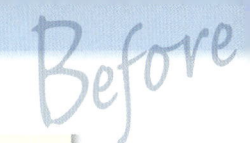

複数の評価結果を並べて記載したほうが読み手に伝わりやすい。
❺ 文字の変換ミスに注意。
❻ 麻痺側ハムストリングスの伸張性低下の評価のみでは、ここまで言えない。反射検査やROM検査で問題となっているところはどこだったか？
❼ どこをどうすればこのような結果になると予想しているのかを、考察で記載するべき。
❽ これが本来の目的？ 効率的でエネルギー消費の少ない歩行獲得のためにはどうする？

おすすめ書籍

Ⅰ）『PT・OT・STのための脳画像のみかたと神経所見 第2版』（森 惟明，鶴見隆正／著），医学書院，2010
→ リハビリスタッフ向けの脳画像に関する書籍で、画像・イラストともにわかりやすく書かれている。症例集つきで、コンパクトにまとめられている。

Ⅱ）『姿勢調節障害の理学療法』（奈良 勲，内山 靖／編），医歯薬出版，2012
→ 姿勢調節について体系的に知りたいときにおすすめの1冊。姿勢評価や姿勢調節機構、疾患別の姿勢調節障害、治療アプローチなど多岐にわたって書かれている。

Ⅲ）『ボディダイナミクス入門 片麻痺者の歩行と短下肢装具』（山本澄子，他／著），医歯薬出版，2011
→ 片麻痺者の歩行バイオメカニクスや装具の有無で歩行がどう変わるのか記載している。CD-ROMつきで床反力なども可視的に理解しやすい内容。

Ⅳ）『脳卒中に対する標準的理学療法介入 —何を考え、どう進めるか？』（潮見泰蔵／編），文光堂，2007
→ 脳卒中に対する理学療法の考え方と具体的な実践方法が解説してある。標準的な介入方法を知ることで、考察などに活かせる内容。

Ⅴ）『標準理学療法学専門分野 神経理学療法学』（奈良 勲／監，吉尾正春，森岡 周／編），医学書院，2013
→ 脳卒中の理学療法に関する最新の知見をもとに、脳画像と臨床症状についてや各症状の解説が詳細に説明されており理解しやすい。各評価方法や治療アプローチも紹介されており、臨床実習中の学生・臨床で働く理学療法士におすすめの1冊。

左前大脳動脈領域の脳梗塞により右片麻痺を呈し、装具・杖を使用した屋外歩行自立を目標とする症例

○△大学理学療法学科3年　実習太郎
実習指導者：中村　学

今回の実習にあたり、左前大脳動脈領域の脳梗塞により右片麻痺を呈した症例の屋外歩行自立に必要な理学療法評価および治療を行う機会をいただいたので以下に報告する。

I 症例紹介

1. 一般的情報
【氏名】A氏
【年齢／性別】70歳代／男性
【身長・体重・BMI】161 cm、48 kg、18.5 kg/m^2
【利き手】右手
【主訴】「右足が動きにくくて外がうまく歩けない」
【ニーズ】屋外歩行自立、階段昇降動作自立
【ホープ】「野球観戦や図書館に行きたい」

2. 社会的情報
【家族構成】独居
【経済状況】年金
【家屋環境】
マンションの2階（間取り1K）、階段に手すりあり、玄関に段差あり。
【病前のADL】
ADL自立。買い物や趣味でよく外出していた。

II 医学的情報
【診断名】左大脳動脈領域の脳梗塞
【画像所見】診断日と第21病日目に撮影（図1、2）

【現病歴】
予兆なく風呂場で転倒して以来右下肢の動きが悪くなり、整形外科を受診するも異常所見なし。脳外科を受診し、MRIにて左前大脳動脈領域の脳梗塞と診断され入院、保存療法を受けた。20日間、急性期病院にてリハビリ実施後、第21病日目に当院回復期病棟へ転院。

【既往歴】
高血圧、脂質異常症、頻脈性不整脈、腰部脊柱管狭窄症

【服薬状況】
プルゼニド®、マイスリー®、タケプロン®、バイアスピリン®、アムロジン®

【他部門情報】
- Dr：予後として杖なしでの歩行は困難、屋外歩行はかろうじて可能。
- Ns：服薬は朝昼夜と配布されたものを自己管理している。
- OT：注意障害（分配性注意障害）・遂行機能障害・構成障害があり、特に注意障害は屋外歩行時に周囲への配慮が欠ける可能性がある。
- MSW：リハビリに意欲あり、経済的にも早期退院の可能性はない。キーパーソンは弟。
- PO：裸足歩行の遊脚相では下垂足を呈しており、歩行能力向上に向けて短下肢装具（ダブルクレンザック足継手付き）を処方済み。

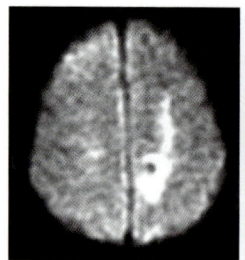

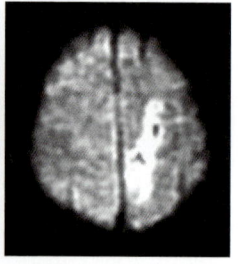

図1 ● MRI拡散強調画像（診断日に撮像）

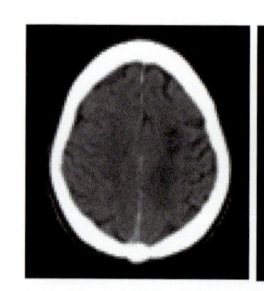

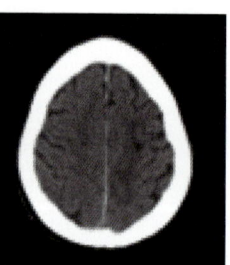

図2 ● CT画像（第21病日目に撮像）

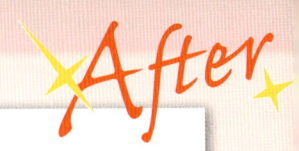

III 理学療法評価（第84病日目より3日間評価を実施）

1. 全体像
コミュニケーションは良好、意識障害はない。練習に対して自主的にトレーニングを行い、リハビリに対する意欲が高い。

2. バイタルサイン
評価実施前後に座位で測定した。

	評価前			評価後		
	脈拍	収縮期血圧	拡張期血圧	脈拍	収縮期血圧	拡張期血圧
1日目	69	129	83	81	132	82
2日目	65	124	72	75	132	84
3日目	66	126	82	75	134	82

3. Brunnstrom Recovery Stage（BRS）
右下肢stageⅢ：明らかな関節運動は起こるが、stageⅣの座位での膝90°以上屈曲や踵接地での背屈は実施不可であった。また、上肢・手指ともに運動麻痺はみられなかった。

4. 関節可動域検査
麻痺側／非麻痺側で表記

測定部位	角度
股関節屈曲	120 / 125
股関節伸展	5 / 15
股関節内旋	30 / 25
膝関節伸展	－5 / 0
足関節背屈※1	5 / 15
足関節背屈※2	5 / 15
外返し	10 / 20

※1 膝関節90°屈曲位、※2 膝関節伸展位

5. 徒手筋力検査
非麻痺側のみ実施

測定肢位	段階
股関節屈筋	4
股関節屈曲・外転・外旋筋	4
股関節伸筋	4
股関節伸展（膝関節屈曲位）	3※
膝関節屈曲	4
外返し	4

※段階4実施時に骨盤前傾して代償

- 握力（麻痺側／非麻痺側）：29.4kg / 30.7kg

6. 深部反射・病的反射
麻痺側／非麻痺側で表記

膝蓋腱反射	＋＋＋ / ＋
膝屈曲反射	± / －
アキレス腱反射	＋＋ / ±
Babinski反射	陽性 / 陰性
膝クローヌス	＋＋＋ / －
足クローヌス	＋＋ / －

7. 筋緊張検査
伸張性はModified Ashworth Scale（MAS）で評価した。

	足関節	膝関節
触診	麻痺側下腿三頭筋は非麻痺側に比べ硬かった	左右差なし
被動性	麻痺側足関節背屈時に痙性がみられた	麻痺側膝関節屈曲時に痙性がみられた
MAS	下腿三頭筋：2	大腿四頭筋：2 ハムストリングス：1＋

8. 知覚検査
- 表在感覚（非麻痺側下肢を10として記載）
  足底：触覚6、痛覚7〜8
- 深部感覚（5回施行中の正答数を記載）
  関節位置覚：母趾MP関節3／5　足関節4／5
  受動運動覚：母趾MP関節3／5　足関節4／5

9. 姿勢観察
立位頸部屈曲頭部伸展位、頭頸部右回旋位、右肩甲骨挙上位、骨盤後傾・左回旋位、右股関節屈曲・外転・外旋位、右膝関節屈曲位、右足関節背屈位

10. 姿勢反射検査

座位体幹立ち直り反応	陽性（頸部・体幹反応あり）
立位外乱時の反応	側方：立ち直り反応乏しい 前方：足関節戦略＜股関節戦略
前方ステップ反応	陽性（左足ステップあり）

11. バランス検査
Functional Balance Scale（FBS）（装具未使用）の減点項目（1項目4点満点）

第2章 2 脳梗塞（左半球、回復期）

立ち上がり	3
着座	3
前方リーチ	3
移乗	2
閉脚立位	0
360°方向転換	0
段差踏み替え	0
片脚立位保持	0

FBS合計36点：麻痺側下肢に荷重したステップ課題で減点あり。

12. 動作観察

- 歩行観察（裸足歩行）

  イニシャルコンタクト（IC）で右股関節外転・外旋位、右足尖接地。LR〜MStで右膝関節伸展位、右足関節底屈位。MSt〜TStは股関節伸展はみられず、骨盤左回旋位。MSwでの右膝関節屈曲減少、右足尖部の引っかかりあり。

- 階段昇降動作観察

  昇段（2足1段手すり使用）：非麻痺側下肢の昇段後、体幹前傾・骨盤後退位で麻痺側下肢を昇段。

  降段（2足1段手すり使用）：麻痺側降段時に非麻痺側膝関節深屈曲し、体幹後傾位で降段。

13. 歩行能力評価

短下肢装具使用（ダブルクレンザック足継手：底屈制限、0〜10°背屈制限）

- 10m歩行：屋内で3回実施した平均値
  （歩数：25、時間：14.48秒、歩行速度：0.7 m/秒、歩行率：1.78 step/秒、歩幅：39.2 cm）
- 6分間歩行試験：屋内で実施、歩行距離170 m

14. ADL評価

Functional Independence Measure（FIM）の減点項目

ベッド・車椅子移乗	6	浴槽移乗	4
トイレ移乗	6	階段昇降	4
移動（歩行）	6	記憶	6

FIM合計 116 / 126点

Ⅳ 問題点

ICF分類を用いて示す（図3）。

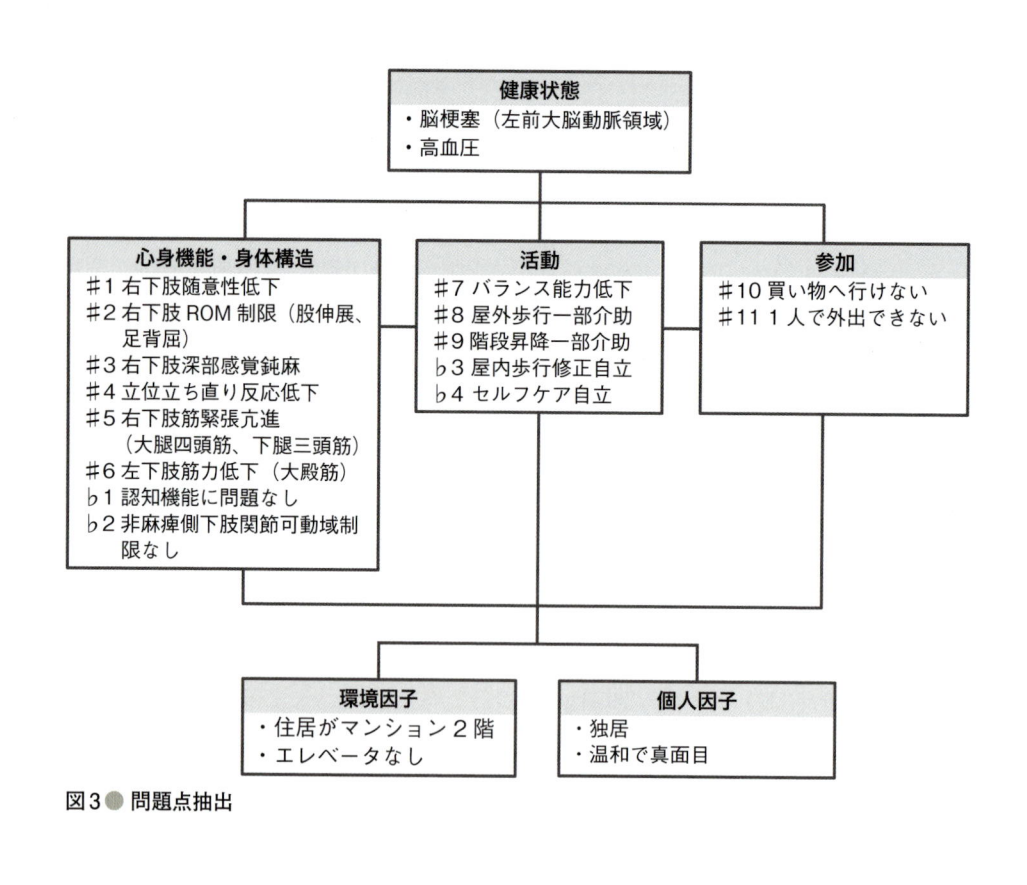

健康状態
- 脳梗塞（左前大脳動脈領域）
- 高血圧

心身機能・身体構造
- ♯1 右下肢随意性低下
- ♯2 右下肢ROM制限（股伸展、足背屈）
- ♯3 右下肢深部感覚鈍麻
- ♯4 立位立ち直り反応低下
- ♯5 右下肢筋緊張亢進（大腿四頭筋、下腿三頭筋）
- ♯6 左下肢筋力低下（大殿筋）
- ♭1 認知機能に問題なし
- ♭2 非麻痺側下肢関節可動域制限なし

活動
- ♯7 バランス能力低下
- ♯8 屋外歩行一部介助
- ♯9 階段昇降一部介助
- ♭3 屋内歩行修正自立
- ♭4 セルフケア自立

参加
- ♯10 買い物へ行けない
- ♯11 1人で外出できない

環境因子
- 住居がマンション2階
- エレベータなし

個人因子
- 独居
- 温和で真面目

図3 ● 問題点抽出

Ⅴ ゴール設定

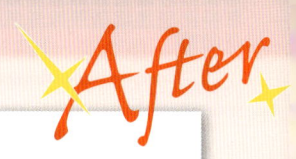

短期目標（3週間）：装具・杖を使用し屋外歩行50 m見守り、階段昇降10段見守り

長期目標（2カ月後）：装具・杖を使用し屋外歩行200 m自立、階段昇降20段自立

Ⅵ 治療プログラム

- 下肢関節可動域エクササイズ（ROMex）（右股関節伸展、足関節背屈）
- 電気刺激療法（前脛骨筋に対し設定40 Hz / 300 μ秒 / 20 mA）
- 右下腿三頭筋・ハムストリングスの持続的伸張
- 麻痺側下肢荷重位のステップ練習
- 歩行・段差昇降練習（半歩荷重位の反復練習）
- エルゴメーター（全身持久力の向上）

Ⅶ 考察

本症例は、左前大脳動脈領域の脳梗塞を発症し、3カ月経過する症例である。現在の状況から、退院後自宅にて独居で生活するためには屋外歩行自立、階段昇降自立が必要である。まず本症例の予後予測について、聴取した内容より発症時にベッド上生活が自立していたことから、6カ月時に屋外歩行可能であり、装具・T字杖を使用し屋外歩行自立、階段昇降自立は可能であると考えた。しかし下肢の運動麻痺が主症状の前大脳動脈領域の脳梗塞のため、下肢運動麻痺の回復は今後も時間を要し、装具などを使用する必要性があると考えた。そこで下肢の運動機能向上と歩行獲得に必要な要素を検討するため歩行に関連する評価と治療について以下に考察した。

次に装具・T字杖使用での屋外歩行能力について述べる。現在の歩行能力は軽介助であり、歩行速度低下、体力低下、右足尖部の引っかかりによる前方への転倒リスクがあるため、屋外歩行が自立困難となる主な要因であると考えた。

裸足での歩行分析を行ったところ、ICでの足尖接地、MSt〜TStでの右足関節背屈減少、股関節伸展減少、MSwでの右膝関節屈曲減少、足尖引っかかりといった異常歩行がみられた。これらの異常歩行を呈する要因として、右下肢の運動麻痺、関節可動域制限、感覚鈍麻、筋緊張亢進をあげた。まず足尖接地については運動麻痺の影響により、足関節背屈が困難なため生じている。その後下腿三頭筋の筋緊張が亢進し、前方への重心移動が障害されTstでの右股関節伸展減少を引き起こしている。さらにハムストリングスの運動麻痺と大腿四頭筋の筋緊張亢進によるMSwの右膝関節屈曲減少が前足部の引っかかりによる転倒のリスクを高めていることに関連すると考えた。MSt〜TStでの右足関節背屈減少、股関節伸展減少については関節可動域検査の結果より、右足関節背屈可動域制限がTStでの右足関節背屈減少を引き起こし、大腿四頭筋の筋緊張亢進により股関節伸展を困難にしていると考えた。また深部感覚鈍麻の影響もあり、TStにおいては下肢が後方に引かれ、視覚的情報が損なわれることを避け、TStにおける右股関節伸展減少を引き起こしていると考えた。

本症例の評価結果から歩幅減少、歩行速度低下を引き起こすと考えた。そこで右下肢には短下肢装具を用い、足尖接地を改善し、MSt〜TStにかけての股関節、足関節運動を妨げない継ぎ手の設定をした。歩行速度低下について、10 m歩行をみると同年代健常者の1.18 m/秒と比較し遅い。実際の生活を考えると、横断歩道を渡る際には1.0 m/秒の歩行速度を要するため、歩行速度は不十分である。以上のことから、屋外歩行自立のためには、麻痺側下肢がTStで股関節伸展、足関節背屈まで行えるエネルギー消費の少ない歩行へと改善させること、さらに屋外歩行に必要な全身持久力の向上が必要であると考えた。

以上より治療プログラムは、右股関節伸展、足関節背屈可動域改善のためROMexを行い、背屈筋力向上のため電気刺激療法も実施する。また半歩荷重位での麻痺側股関節伸展、足関節背屈の学習とバランス能力向上目的に、ステップ練習と歩行練習、段差昇降練習を実施していく。エルゴメーターを使用し心肺機能向上と全身持久力向上をめざしていく。

本症例は病前から外出が多く、行動範囲も広く、活動的な生活を送っていた。現在屋内でのADLはほぼ自立しているが、ホープに沿って病前に近づけることが、QOL向上の観点から重要と考えた。

参考文献

1）二木 立：脳卒中リハビリテーション患者の早期自立度予測．リハビリテーション医学，19：201-223，1982

第2章 神経系疾患の症例レポート

3 脳出血（小脳、急性期）

三森由香子

はじめに

　脳血管疾患は、年間約140万人が罹患する疾患で、介護が必要になる疾患の第1位となっています。それゆえ、リハビリ介入が不可欠な疾患といえます。脳出血のなかで、小脳は発症の好発部位の1つとされ、脳出血全体の約10％を占めるといわれています。小脳が障害されると、平衡機能障害や四肢体幹の失調など運動のコントロールに関する症状が出現するため、理学療法士がかかわる機会が多い疾患です。小脳出血後は、運動機能障害だけでなく、めまいや頭痛、嘔吐、さらに構音障害や嚥下障害などさまざまな症状を合併しやすいため、医師・看護師との連携、リハビリ科医や作業療法士、言語聴覚士、さらに医療ソーシャルワーカー（MSW）など多職種での連携が必要となります。

　一般的に、脳血管障害に対する急性期のリハビリ介入の目的は、廃用症候群の予防と早期からの運動学習によるセルフケアの早期自立、とされています。しかし実際には、既往歴や合併症の状況を把握しリスクを管理したうえで、早期から予後を見通したアプローチをする必要があります。そのためには、理学療法評価だけでなく、他部門からの情報や転帰先、発症前のADLなどさまざまな情報を収集して、問題点を多角的に捉え、それらを整理してゴール設定やプログラムの立案をすることが重要になります。

　以上のような点を考慮して、症例レポートを作成しましょう。

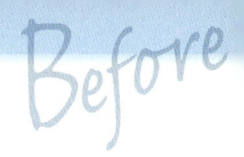

タイトル・導入

　読み手に適切に患者像を伝え、レポートのなかで伝えたい内容をアピールするため、症状の特徴、個人的・社会的因子や転帰先などからキーワードを2〜3語含めるようにするとすっきりしたタイトルになります。【はじめに】（導入）は、タイトルをさらに詳しく文章化したものと捉えると、文章を構成しやすいでしょう。

【タイトル】
　小脳出血後、失調症状を呈した症例❶

【はじめに】
　今回、小脳出血後の症例を担当し❷、理学療法評価および治療介入を行う機会をいただいたので、以下に報告する❸。

赤ペン添削
完成 Report
→ p.186 参照

❶ 特徴的な症状や介入にあたってポイントとした部分など、もう少し具体的な記載にしよう。
❷ 発生からの期間や担当した時期なども併せて記載しよう。
❸ 対象症例のどこをポイントに報告するのか、タイトルよりさらに具体的な内容を記載しよう。

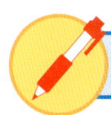

症例紹介

　症例紹介では、症例本人の情報のほか、キーパーソンも含めた家族情報や家屋環境についても記載しましょう。家族状況やキーパーソンは、介助が必要になった場合に時間的・身体的に協力を得られるか、などの情報が含まれることが好ましいです。また、就業している場合には、具体的な業務内容についても情報を収集しておきましょう。

Ⅰ 症例紹介
　【氏名】S.T❶
　【年齢／性別】50歳代／男性
　【体格】168 cm、75 kg、BMI 26.6 kg/m² （肥満）
　【個人的背景】
　　　家族：妻、息子、娘の4人家族❷
　　　キーパーソン：妻❸
　　　家屋：一戸建て❹
　【社会的背景】職業：会社員❺
　【ホープ】「歩けるようになりたい」「仕事に戻りたい」

赤ペン添削

完成Report
→p.186 参照

❶ 患者個人の特定につながるため、氏名やイニシャルは避ける。
❷ 家族構成では、家族の就業や同居の有無などの状況も確認しておく。
❸ キーパーソンについては、介助や協力が得られる状況か確認しておく。
❹ 家屋環境は具体的に情報収集しておこう。自宅復帰を考える際に重要な情報になる。
❺ 業務内容（デスクワーク？ 体力仕事？）などを確認しておこう。

医学的情報

医学的情報では、診断名や現病歴のほか、画像所見や血液データ、使用薬剤などの情報を整理します。また、既往歴やその治療状況など発症前の身体状況についても忘れずに記載しましょう。

Ⅱ 医学的情報
【診断名】右小脳出血❶
【主訴】「吐き気とめまいがする」
【現病歴】
　2015年1月6日❷：仕事中にめまい、嘔吐あり。改善しないため救急要請し当院に搬送、CTにて小脳出血と診断され、開頭血腫除去術を施行された。
　2015年1月9日❷：ベッドサイドでの理学療法、作業療法、言語聴覚療法開始。
　2015年2月14日❷：転院。
【既往歴】高血圧、糖尿病❸、視床出血❹
【使用薬剤】抗浮腫薬（グリセオール®）、脳循環代謝改善薬（ニカルジピン）❺
【画像】
図1に示す。

図1 ● CT画像 ❻

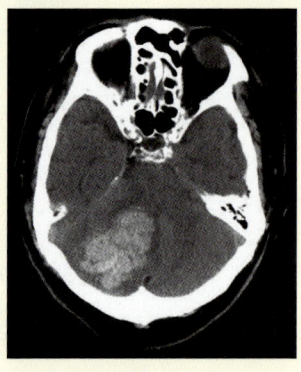

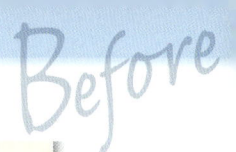

【血液データ⑦】

	初期	最終
TP (g/dL)	6.2	7.2
Alb (g/dL)	2.7	3.6
Hb (g/dL)	10.5	13.5
CRP (mg/dL)	4.23	0.44

赤ペン添削

完成Report
→p.186 参照

① 出血部位の詳細は？
② 病歴も個人の特定につながる可能性があるので日にちの記載は避けよう。
③ 治療状況や経過、投薬の有無などの詳細は？
④ 後遺症やADL・社会生活の制限などがあった？
⑤ 使用している薬剤があれば記載し、副作用についても併せて確認しておこう。
⑥ 画像所見は、必ず撮影日を記載しよう。また部位や大きさも必ず確認しておく。小脳出血の場合、一般的には出血部の最大径3 cm以上が手術適応となる。出血の局在だけでなく、出血の大きさや脳質穿破の有無などの随伴症状もチェックしよう！
⑦ 血液データも検査日を明確に。また記載したデータの選択基準なども記載しよう。

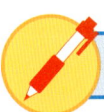

他部門情報

　医師からの病状に関する情報のほか、OT・STなどリハビリ関連部門の情報や、看護師から病棟での状況、MSWから転帰先の調整状況などの情報を聴取しましょう。

Ⅲ 他部門情報①

【医師からの情報】
　離床開始までには時間がかかる見込みである②。手術によって十分に血腫は排出されており、ある程度の機能回復は見込めると考えている。リハビリ病院へ転院の方針②である。

【作業療法士より】
　体幹や上肢近位のトレーニングを中心に行っている③。

【言語聴覚士より】
　嚥下リハビリを行っている③。構音障害については、初期より改善が得られており、このまま介入継続して改善が見込めると考えている。

赤ペン添削

完成Report
→p.187 参照

① 看護師やMSWからの情報収集も忘れずに！
② 安静制限や転帰先などは、時間的な予定を確認した？理学療法の進め方やゴールを検討する際に重要な情報になる。
③ 介入内容だけでなく、現在の問題点なども簡単に整理しておこう。

理学療法経過

発症後、自分が担当する前に理学療法介入をしている場合はその間の情報を整理しておきます。また、急性期にリハビリ施行上のリスクや問題があったかなども併せて記載しましょう。→おすすめ書籍Ⅰ

Ⅳ 理学療法経過
2015年1月9日：ベッドサイドでの理学療法介入開始❷。
2015年1月13日：車椅子乗車が許可され、離床サポートを開始するが、離床がなかなか進まず❸。
2015年1月20日：徐々に端座位練習を進め、車椅子座位が可能となったためリハビリ室での介入開始。
2015年2月17日：転院のため介入終了。

赤ペン添削
完成Report
→p.187参照

❶ 日付は特定できないように記載しよう。
❷ リハビリ開始時など、自分が担当する前の情報も可能な限り収集しよう。
❸ なぜ進まなかった？ 具体的に記載しよう。

理学療法評価

理学療法評価の目的は、理学療法内容の検討、治療介入による変化の把握のほか、第三者に伝達することも目的となります。評価にあたっては利用できる評価バッテリーを使用して、結果を数値などで明確に整理しましょう。一方で、適合する評価方法がない場合も多く、ときにはオリジナルな評価を行わなくてはいけないときもあります。その場合、再現できるように詳細な方法を記載し、数値で評価できるようにすると、変化を捉えられ、第三者にも伝わりやすくなります。

また評価期間の設定は迷うところではありますが、脳血管障害の急性期においては、3日から長くても5日程度で評価を終えるのが適当でしょう。

Ⅴ 理学療法評価
表1に示す。

表1 ● 理学療法評価

	初期評価❶	最終評価❶
1) 意識レベル	ややボーッとしている❷	GCS 15 (E4 V5 M6)
2) コミュニケーション	構音障害あり❸	軽度構音障害あり❸
3) バイタルサイン❹	BP 110/80 mmHg → 130/90 mmHg台、HR 80 → 100/分台、SpO₂ 96〜97％※ ※BP、HRは理学療法前後での変化	BP 100/70 mmHg台前後、HR 80/分台、SpO₂ 98％以上

（次ページに続く）

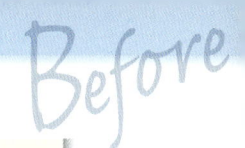

		初期評価❶	最終評価❶
4) 脳神経検査		顔面神経：麻痺+❺、舌下神経麻痺+	顔面神経：軽度麻痺+❺
5) 関節可動域検査		著明な制限なし	著明な制限なし
6) 筋力❻		股関節屈曲 (3/4)、股関節外転 (3/4) 膝関節伸展 (4/4+)、足関節背屈 (4+/4+)	股関節屈曲 (4+/5)、股関節外転 (4+/5) 膝関節伸展 (4+/5)、足関節背屈 (5/5)
7) 運動麻痺検査(SIAS-motor)		(4, 4, 5, 5, 4)❼	(5, 5, 5, 5, 5)❼
8) 反射検査❽		左右差なく、正常範囲	初期と変化なし
9) 感覚検査		表在覚：問題なし❾ 深部覚：問題なし❾	初期と変化なし
10) 四肢失調検査		右失調症状あり❿	右軽度失調症状あり❿
11) 体幹失調⓫		失調あり⓫	軽度失調あり⓫
12) 姿勢・動作分析	1. 端座位	・骨盤後傾で不安定 ・疲労感訴えあり⓭ ・上肢の支持なしでは体幹動揺あり	・端座位保持：自立 ・10分以上可能、疲労訴えなし ・体幹の動揺なく、正中位での保持が可能
	2. 立位	・体幹側屈+、widebase ・体幹動揺あり ・上肢支持なければ立位保持困難	・起立：上肢支持して監視にて可能 ・立位保持：上肢支持なしでも監視にて可能 ・足部揃えて、体幹の動揺なし
	3. 歩行	・骨盤周囲の不安定性あり、足部振り出し位置不定で体幹の動揺あり ・短距離⓭で疲労訴えあり ・歩行中、視線は足部を注視	・杖使用して監視にて可能 ・2動作、交互型歩行 ・100m程度連続歩行可能 ・足部振り出し位置ほぼ一定で、体幹の著明な動揺なし
13) 座位バランス評価	立ち直り反応	右側不安定	左右とも立ち直り可能
	外乱刺激	評価困難	軽度の外乱に耐える
14) ADL評価 (FIM)		89点⓯	109点⓯

赤ペン添削

完成Report
→p.187 参照

❶ 評価した日付の記載を忘れずに。

❷ 意識レベルの評価には、GCS（Glasgow Coma Scale）もしくはJCS（Japan Coma Scale）などの評価バッテリーを使用して数値で記載しよう。

❸ 構音障害の程度は？ ➡ +α知識 ①

❹ 理学療法介入中の変化の有無や中止基準との関係は？

❺ 右or左？ 脳血管障害では重要な情報になるので漏れなく記載しよう。

❻ 筋力評価の指標は？ MMT以外の評価方法もあるので、MMTの評価結果であることを明記しよう。

❼ 右or左？ 左右の記載を忘れずに。

❽ 何反射の検査？

❾ 問題なしと判断した根拠は？ 検査の詳細を記載しよう。

❿ 失調の具体的な検査方法や症状、左右差は？

⓫ 失調の有無だけでなく程度も記載。評価バッテリーはある？ ➡ +α知識 ②

⑫ その姿勢や動作の全体像（動作が自立なのか、介助がいるのか）→姿勢保持可能な時間や動作遂行可能な距離など→局所的な特徴（姿勢分析や歩行分析など）、という順で読み手にわかりやすいように整理しよう。
⑬ 具体的にどのくらいの時間や距離で疲労する？
⑭ 妥当な評価？ 座位で外乱を加えるなどの操作はリスクも生じるので十分注意が必要。症例に応じたオリジナルの評価を考えてみよう。➡+α知識 ③
⑮ FIM合計点だけ？ スペースの関係で全項目詳細は示せなくても、運動項目と認知項目の各合計点は記載しよう。
⑯ 耐久性に関しての記載は？ 問題点にあがっているので、何らかの評価が必要。

+α知識 ① 構音障害についての評価

簡便にできる構音障害の評価の1つに、発話明瞭度の評価がある（**表A**）。日常的な会話から発話の明瞭度を評価者の聴覚印象により5段階で評価する。

表A● 発話明瞭度検査

1	よくわかる
2	ときどきわからない語がある程度
3	聞き手が話題を知っているとわかる程度
4	ときどきわかる語がある程度
5	まったく理解不能

+α知識 ② 体幹失調の評価

体幹の失調の評価方法の1つに躯幹協調試験（Trunk Ataxic Test）があげられる（**表B**）。両上肢を胸前で組んだ状態の端座位で、両下肢を挙上したときの体幹の動揺・失調状態を評価する。

表B● 躯幹協調試験（Trunk Ataxic Test）

ステージⅠ	失調を認めない
ステージⅡ	試験肢位にて軽度の動揺・失調を認める
ステージⅢ	試験肢位にて中等度の失調を認める。通常の椅座位にて軽度の失調を認める
ステージⅣ	通常の椅座位にて中等度の失調を認めるもの

+α知識 ③ 座位評価

座位評価の評価バッテリーは少ない。そのため、対象者に適したオリジナルの評価方法を定義するのも1つの方法である。例えば、座位でのリーチ動作を評価することなども簡便かつ安全にできる座位評価の1つである（**図A**）。

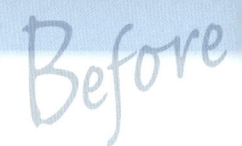

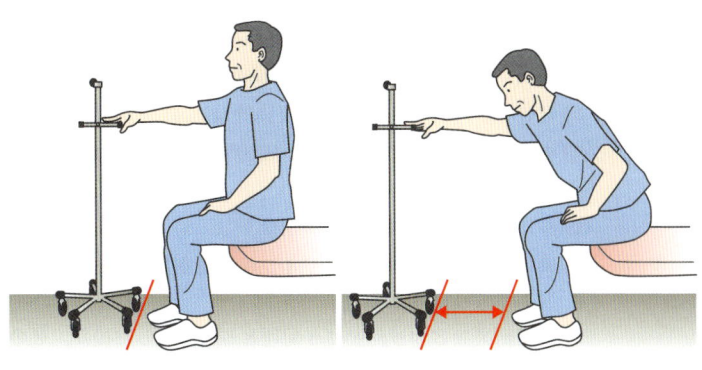

図A ● 座位でのリーチ検査
再現しやすい座位（股関節、膝関節90°、上肢を肩の高さに挙上など）を設定し、前方や左右方向へのリーチ距離を測定する。点滴架台など身近な可動式の道具を利用するのもオススメ。

問題点抽出

問題点のつながりや理学療法として介入可能なポイントを考慮したうえで、優先順に整理します。脳血管障害の急性期においては、一般的に社会的情報よりも医学的・身体機能的な問題が重要となることが多いです。評価から何をどう問題として整理したのか、その過程については、問題点抽出の部分もしくは考察のなかで必ず記載しましょう。

Ⅵ 問題点抽出
表2に示す。

表2 ● 問題点抽出

初期評価時	最終評価時
Impairment #1 意識レベル軽度低下 ❶ #2 動作時バイタル変動 #3 筋力低下 ❷ #4 四肢失調症状 #5 体幹失調による座位保持不安定 #6 離床時間の制限 　・術後安静制限 　・小脳症状（めまい、頭痛） #7 構音障害 ❸ **Disability** #8 耐久性・活動性の低下（#1〜6） #9 姿勢バランス能力低下（#1〜5） 　・端座位近位監視 　・立位保持要介助 #10 起居移乗動作能力低下（#1〜5） 　・起立時上肢支持必要 　・歩行時要介助 #11 ADL能力低下（#1〜6）❹ **Handicap** #12 院内生活での活動量低下（#8〜11） #13 転院先においての治療の非効率化（#8〜11）	**Impairment** #1 体幹失調による立位保持・歩行不安定 #2 右下肢筋力低下 #3 四肢軽度の失調症状 #4 バイタル変動 ❺ **Disability** #5 姿勢バランス能力低下（#1〜3） 　・立位保持監視 #6 起居移乗動作能力低下（#1〜3） 　・歩行補助具および監視必要 #7 ADL能力低下（#1〜6） 　・セルフケア一部監視 **Handicap** #8 自宅生活自立困難（#5〜7） #9 復職困難（#5〜8）

赤ペン添削

完成Report
→ p.188 参照

❶ 問題点はこれが一番重要？ 記載する順を考えよう。
❷ どこの筋力低下？ もう少し具体的に。
❸ 構音障害も問題ではあるが、PTが介入しない問題点についてはここにあげなくてもよい。
❹ 具体的にはADLがどのように低下している？
❺ 最終評価時点でバイタルサインの変動が問題となる結果ではない。評価をもう一度確認しよう。
❻ 評価結果などから何をどう問題として整理したのか、その過程については、問題点抽出の部分もしくは考察のなかで必ず記載しよう〔今回は"考察"に記載。(p.184 添削❸を参照)〕。

ゴール設定

　脳血管障害後のリハビリは長期に及ぶことも多く、ゴールの検討においては、最終的な目標を考えたうえで各時期における目標を検討する必要がある。ゴール設定には、現在の身体機能や全身状態、予後予測などの医学的情報のほか、発症前のADL状況や年齢・職業、さらに家庭・家屋環境などの個人的社会的因子、また転帰先などの情報を漏れなく把握する必要があり、またそれぞれの影響の重要度を検討しておくとゴール設定を整理しやすくなります。ゴール設定の際には、以下のように図を作成することも思考過程の整理に役立ちます（図B）。

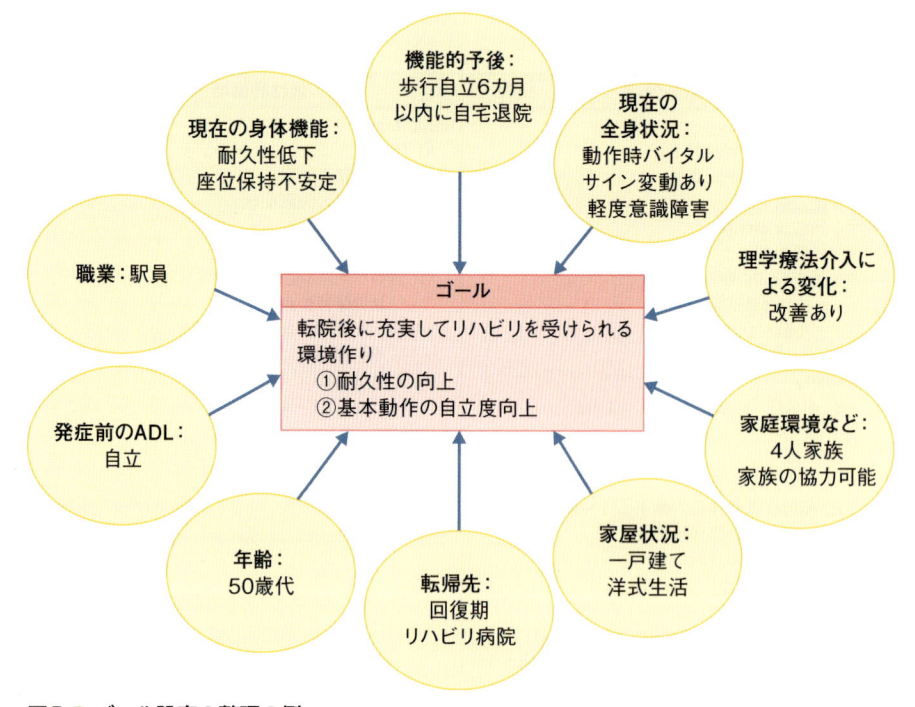

図B ● ゴール設定の整理の例

- 機能的予後：歩行自立6カ月以内に自宅退院
- 現在の全身状況：動作時バイタルサイン変動あり 軽度意識障害
- 現在の身体機能：耐久性低下 座位保持不安定
- 理学療法介入による変化：改善あり
- 職業：駅員
- 家庭環境など：4人家族 家族の協力可能
- 発症前のADL：自立
- 家屋状況：一戸建て 洋式生活
- 年齢：50歳代
- 転帰先：回復期リハビリ病院

ゴール
転院後に充実してリハビリを受けられる環境作り
①耐久性の向上
②基本動作の自立度向上

Ⅷ ゴール設定

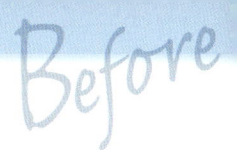

表3に示す。

表3 ● ゴール設定

初期評価時	最終評価時
【短期目標❶】 ・端座位保持❷ ・歩行器歩行監視レベル獲得	【短期目標：転院後〜】 ・杖なし歩行自立 ・整容・トイレ動作自立
【長期目標❶】 ・立位保持自立　5分 ・杖歩行軽介助レベルの獲得	【長期目標：帰宅時】 ・ADL自立 ・復職❸

赤ペン添削
完成Report
→p.188 参照

❶ 期間に関する記載がない。どのくらいの時点を目安とする？
❷ 目標時間など具体的な目標を設定しよう。
❸ 復職はどのような勤務体系を想定？ 先々のことだがイメージはつけておこう。

✏ プログラム立案と治療経過

問題点を解決し、ゴールを達成できるプログラムを立案しましょう。臨床場面では体力的、時間的に治療介入に制限があることも少なくないため、効率を考えたプランを立てましょう。

Ⅷ プログラム立案と治療経過

①筋力増強練習❶：端座位で行い、座位バランス練習も兼ねる。体力に応じ量を増加する❷。
②四つ這い、ブリッジ練習：初期はリハビリ時間中に施行し、自主トレーニングも可能なように指導する。
③座位バランス練習❸：端座位保持練習から開始し、徐々に座位でのリーチ練習や座位での体幹の運動などを追加する。
④立位バランス練習：上肢支持をなくしての立位保持やリーチ動作、片脚立位などの練習を5分程度を目標に行う。
⑤歩行練習：歩行器歩行から開始し、徐々に杖歩行へ進める。体幹の動揺に注意する❹。
＊リハビリ時間以外にも離床を促す❺。 ❻

赤ペン添削
完成Report
→p.189 参照

❶ どの部位の筋力増強練習を行うの？
❷ どのくらいを目安に行うのか、回数など具体的に記載しよう。
❸ 目標時間などを記載しよう。
❹ 治療介入において工夫できることはある？
❺ 病棟や家族などに依頼していることがあれば具体的に記載しよう。
❻ 治療経過についての記載は？ 表などを作成すると理解を得られやすい。
　➜ おすすめ書籍Ⅱ

考察

考察では、主に評価結果から問題点を検討した思考経路や、ゴール設定の経緯、さらにゴール達成のためにどのようなプログラムを立案したのかという、思考の流れの整理がメインになります。症例紹介からプログラム立案までの部分に記載がない内容が、考察の部分に記載されていることのないように注意しましょう。

Ⅸ 考察

今回、<u>脳出血後❶</u>の症例に対し、理学療法評価および治療介入を行う機会をいただいたので<u>報告する❷</u>。

初期評価と経過より、問題点として、耐久性・活動性の低下をあげた。<u>活動性の低下を改善させるため、体幹失調などの失調症状を改善させること、座位や移乗・歩行動作などの動作能力を改善させることが重要だと考えた❸</u>。

以上のことから、初期評価時のゴール設定において、<u>短期目標は10分以上の安定した端座位保持の自立と歩行器を使用した歩行の獲得とした❹</u>。端座位の保持は体幹の安定性の向上にも持久力の面からも獲得が期待される。また、❺歩行器を使用して歩行が可能となれば、病棟でもトイレ時などに歩行の機会が増え、全体としての活動性の向上と動作練習機会の増大が見込めると考えた。また、❺長期目標は、立位保持の自立と軽介助での杖歩行の獲得とした。これらの動作の獲得は、活動性の向上にも寄与するほか、本人のホープでもある歩行の獲得、さらに復職も視野に入れたうえで、長期的に不可欠な動作であると考えた。また、❺<u>外科的手術が適応となる小脳出血患者でも、約半数は発症後6カ月には自宅退院が可能であるといわれている❻</u>。本症例は、意識障害が軽度で、早期からの歩行練習が開始可能であったこと、<u>年齢も若く認知機能の障害もなかった❼</u>ことなどから、将来的には歩行の自立、復職も視野に入れた社会復帰が可能であるのではないかと考えた。

よって治療プログラムは、離床の促進、失調症状の改善と動作の安定性向上を主な目的として立案した。さらに病棟にも協力を依頼し、車椅子乗車時間を延長することで耐久性が向上できるように努めた。

理学療法介入の結果、筋力および体幹を中心とした失調症状の改善と端座位保持の自立、さらに端座位リーチ機能の改善、<u>歩行能力の改善を認めた❽</u>。最終評価時には、<u>病棟での離床時間が増え、日中はほぼベッドにいる時間がなくなり、❾回復期リハビリ病院へ転院しても耐久性が問題となることはない状況まで改善したと考える</u>。

本症例は、年齢が比較的若く、理学療法介入による機能改善を認めており、脳出血部の血腫の吸収や浮腫の改善などにより、今後さらなる症状の改善が見込めると考えられる❿。

赤ペン添削

完成 Report
→ p.189 参照

❶ 対象症例の特徴をもう少し詳しく記載するように。

❷ 何を報告する？ 考察全体の導入になるような要約の記載を追加しよう。

❸ 問題点を抽出した思考経路を記載することが重要！ 場合によっては、図を用いるなどしてどのように問題点を整理したのか記載しよう。

❹ ゴール設定の詳細は、すでに述べてあるので記載しなくてOK。細部の情報を盛り込みすぎると伝えるべき論点がぶれてしまう。

❺ 同じ接続詞が続いて、読みにくいので修正を。

❻ 誰が言っているの？ 出典があれば、出典元情報をきちんと記載しよう。

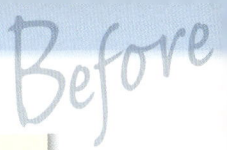

❼ 認知機能については評価が記載されていないので、考察できないね。

❽ 目標が達成できたのか否か、明記しよう。

❾ 同じことの繰り返しなので、すっきりと整理して。

❿ 最終評価時の目標などを踏まえ、今後の予測などを、もう少し具体的に追加しよう。➡おすすめ書籍Ⅲ

おすすめ書籍

Ⅰ）『理学療法リスク管理マニュアル 第3版』（聖マリアンナ医科大学リハビリテーション部／著），三輪書店，2011
→ 中枢神経系に限らずさまざまな疾患や病態に関するリスクがまとめられた1冊。基準や根拠となる詳細な数値が記載されているため、すぐに臨床に活用できる内容になっている。

Ⅱ）『理学療法学ゴールド・マスター・テキスト5 中枢神経系理学療法学』（柳澤 健／編），メジカルビュー社，2010
→ 中枢神経系の疾患に関する理学療法評価の方法や具体的な治療内容が各種盛り込まれている。イラストも多く実例がイメージしやすいので手にとりやすい1冊。

Ⅲ）『脳卒中機能評価・予後予測マニュアル』（道免和久／編），医学書院，2013
→ 脳卒中に関するさまざまな評価方法が掲載されているほか、臨床的に利用しやすく根拠のある機能予後予測が多数まとめられている。

失調症状と臥床による廃用症候群を呈した小脳出血患者に対する、耐久性と起居移動動作能力改善をめざしたリハビリ病院転院までの介入

○○大学理学療法学科3年　臨床花子
実習指導者：三森由香子

今回、小脳出血後の症例を、リハビリ室での理学療法介入時からリハビリ病院転院までの期間担当し、理学療法評価および治療介入を行う機会をいただいた。本症例は、小脳出血発症後手術適応と診断され、術後臥床を強いられたため、小脳障害による失調症状に加え、廃用症候群による症状を呈していた。リハビリ病院転院までに、耐久性の向上と失調症状の改善による起居移動動作能力の改善を主な目的に介入させていただいたので、以下に報告する。

I 症例紹介

【氏名】Aさん
【年齢／性別】50歳代／男性
【体格】168 cm、75 kg、BMI 26.6 kg/m² （肥満）
【個人的背景】
　家族：妻（主婦、同居、ほぼ毎日面会可能）、息子（社会人、日中仕事）、娘（大学生、同居）の4人家族
　キーパーソン：妻（生来健康で介助協力得られる）
　家屋：一戸建て（2階建て、階段あり、椅子・テーブル・ベッドの洋式生活）
【社会的背景】
　職業：会社員（デスクワーク）
【ホープ】
　「歩けるようになりたい」「仕事に戻りたい」

II 医学的情報

【診断名】右小脳出血（小脳右半球～小脳虫部）
【主訴】「吐き気とめまいがする」
【現病歴】
　発症当日：仕事中にめまい、嘔吐あり。改善しないため救急要請し当院に搬送、CTにて小脳出血と診断され、開頭血腫除去術を施行された。
　第3病日：ベッドサイドでの理学療法、作業療法、言語聴覚療法開始。
　第39病日：転院。
【既往歴】
　高血圧・糖尿病：健康診断で指摘されるも、未治療
　視床出血：1年前に発症、出血量少なく保存療法にて加療の後、退院。日常生活自立、職場復帰可能であった。
【使用薬剤】
　抗浮腫薬（グリセオール®）
　　副作用：悪心・嘔吐、頭痛、低カリウム血症
　脳循環代謝改善薬（ニカルジピン）
　　副作用：嘔吐、麻痺性イレウス、低酸素血症、狭心症・頻脈など循環障害
【画像】
　図1に示す。
【血液データ】

	初期（第1病日）	最終（第36病日）
TP (g/dL)	6.2	7.2
Alb (g/dL)	2.7	3.6
Hb (g/dL)	10.5	13.5
CRP (mg/dL)	4.23	0.44

＊正常値以外のデータを記載

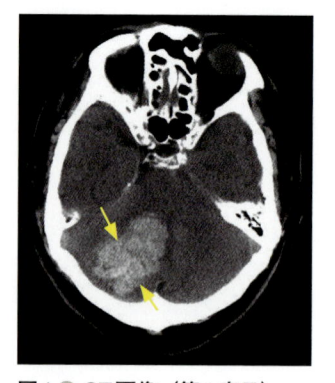

図1● CT画像（第1病日）
小脳半球～虫部にかけて5×6 cm大の出血あり（➡）。

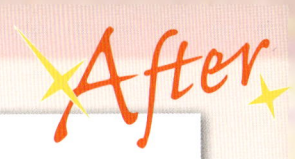

III 他部門情報

【医師からの情報】
血腫除去術後、排液が多く、離床開始までには1週間程度の時間を要する見込み。手術によって十分に血腫は排出されており、時間を要するがある程度の機能回復は見込める。1カ月程度でリハビリ病院へ転院の方針である。

【作業療法士より】
上肢の巧緻動作は比較的保たれているが、体幹が安定しないと手指動作も安定しないため、体幹や上肢近位のトレーニングを中心に行っている。

【言語聴覚士より】
嚥下機能の低下があるため、経口摂取をめざすトレーニングを行っている。構音障害については、初期より大幅に改善している。

【看護師より】
妻が毎日面会に来ており、協力が仰げる。初期は日中も臥床していることが多かったが、最近は日中ほとんどの時間を車椅子で過ごしている。夜間～朝方に発熱することがあるが、日中やリハビリ後に嘔吐やバイタルサインの変動はない。

【MSWより】
回復期リハビリ病院への転院の手続きを進めている。体調が落ち着いていれば、早い段階で転院の手続きを行う予定である。

IV 理学療法経過

第3病日：ベッドサイドでの理学療法介入開始。血腫除去術後で頭部排液ドレーン挿入中のため、安静度はベッド上安静であり、四肢関節可動域、筋力トレーニングのみ施行。

第7病日：車椅子乗車が許可され、離床サポートを開始するが、端座位での血圧低下、気分不快あり、離床がなかなか進まず。

第14病日：徐々に端座位練習を進め、車椅子座位が可能となったためリハビリ室での介入開始。

第39病日：転院のため介入終了。

V 理学療法評価

表1に示す。

表1 ● 理学療法評価

	初期評価 （発症後14～17日）	最終評価 （発症後35～37日）
1) 意識レベル	GCS 14 (E4 V4 M6)	GCS 15 (E4 V5 M6)
2) コミュニケーション	構音障害あり、発話明瞭度3～4	軽度構音障害あり、発話明瞭度2
3) バイタルサイン	BP 110/80 mmHg→130/90 mmHg台、HR 80/分→100/分台、SpO_2 96～97％[※1] 理学療法中BP、HRの上昇あるが、医師の指示範囲内であり介入可能 ※1 BP、HRは理学療法前後での変化	BP 100/70 mmHg台前後、HR 80/分台 理学療法介入前後で著変なし
4) 脳神経検査	顔面神経：右麻痺＋、舌下神経麻痺＋	顔面神経：右軽度麻痺＋
5) 関節可動域検査	著明な制限なし	著明な制限なし
6) 筋力評価（MMT）	股関節屈曲（3/4）、股関節外転（3/4） 膝関節伸展（4/4＋）、足関節背屈（4＋/4＋）	股関節屈曲（4＋/5）、股関節外転（4＋/5） 膝関節伸展（4＋/5）、足関節背屈（5/5）
7) 運動麻痺検査（SIAS-motor）	右（4、4、5、5、4）	右（5、5、5、5、5）
8) 深部腱反射	左右差なく、正常範囲	初期と変化なし
9) 感覚検査	表在覚：問題なし（右10/10、左10/10） 深部覚：問題なし（右5/5、左5/5）	初期と変化なし
10) 四肢失調検査	右失調症状あり ①回内外検査：右側動作緩慢 ②鼻指鼻試験：右側動揺あり	右軽度失調症状あり ①回内外検査：動作速度が速いと右側のみごく軽度拙劣 ②鼻指鼻試験：左右差なし
11) 体幹失調（躯幹協調試験）	ステージIII	ステージII

（次ページに続く）

(前ページの続き)

			初期評価 (発症後14〜17日)	最終評価 (発症後35〜37日)
12) 姿勢・動作分析		1. 端座位	・端座位保持：近位監視にて可能 ・1〜2分程度で疲労感訴えあり ・骨盤後傾位で、上肢の支持なしでは体幹動揺あり	・端座位保持：自立 ・10分以上可能、疲労訴えなし ・体幹の動揺なく、正中位での保持が可能
		2. 立位	・起立：平行棒内監視にて可能 ・立位保持：平行棒内上肢支持ありでは自立、支持なしでは軽介助にて可能、widebaseで体幹動揺あり	・起立：上肢支持して監視にて可能 ・立位保持：上肢支持なしでも監視にて可能 ・足部揃えて、体幹の動揺なし
		3. 歩行	・歩行器使用して軽介助で可能 ・20〜30 m程度で疲労訴えあり ・骨盤周囲の不安定性あり、足部振り出し位置不定で体幹の動揺あり ・歩行中、視線は足部を注視	・杖使用して監視にて可能 ・2動作、交互型歩行 ・100 m程度連続歩行可能 ・足部振り出し位置ほぼ一定で、体幹の著明な動揺なし
13) 座位バランス評価（端座位で前方リーチテスト）※2			15 cm	25 cm
14) ADL評価（FIM）			89 / 126点（運動54 / 91点、認知満点）	109 / 126点（運動74 / 91点、認知満点）
15) 耐久性（リハビリ状況）			休憩を入れながら何とか20分のPT介入、疲労感強い	40分のPT介入で疲労感なし、OT・STも連続して介入可能

※2 足底接地、股・膝関節90°の端座位で肩関節90°屈曲位にて測定。

表2 ● 問題点抽出

初期評価時	最終評価時
Impairment #1 離床時間の制限 　・術後安静制限 　・小脳症状（めまい、頭痛） #2 体幹失調による座位保持不安定 #3 筋力低下（両下肢近位筋） #4 四肢失調症状 #5 動作時バイタル変動 #6 意識レベル軽度低下 Disability #7 耐久性・活動性の低下（#1〜6） #8 姿勢バランス能力低下（#1〜5） 　・端座位近位監視 　・立位保持要介助 #9 起居移乗動作能力低下（#1〜5） 　・起立時上肢支持必要 　・歩行時要介助 #10 ADL能力低下（#1〜6） 　・セルフケア、移動に要介助 　・臥床時間の増大 Handicap #11 院内生活での活動量低下（#7〜10） #12 転院先においての治療の非効率化（#7〜10）	Impairment #1 体幹失調による立位保持・歩行不安定 #2 右下肢筋力低下 #3 四肢軽度の失調症状 Disability #4 姿勢バランス能力低下（#1〜3） 　・立位保持監視 #5 起居移乗動作能力低下（#1〜3） 　・歩行補助具および監視必要 #6 ADL能力低下（#1〜5） 　・セルフケア一部監視 Handicap #7 自宅生活自立困難（#4〜6） #8 復職困難（#4〜7）

Ⅵ 問題点抽出

表2に示す。

Ⅶ ゴール設定

表3に示す。

表3 ● ゴール設定

	初期評価時	最終評価時
短期目標	【期間：2週間】 ・端座位保持自立10分以上 ・歩行器歩行監視レベル獲得	【期間：転院後〜】 ・杖なし歩行自立 ・整容・トイレ動作自立
長期目標	【期間：転院時、約4週間】 ・立位保持自立5分 ・杖歩行軽介助レベルの獲得	【期間：帰宅時】 ・ADL自立 ・復職（デスクワーク中心）

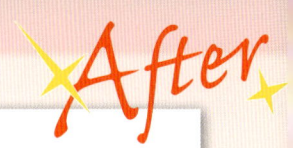

図2● プログラム・治療経過

介入日数	1	2	3	4	5	6	7	8	9	10	11	12	13	14	15	16	17	18	19	20
①筋力増強練習	→→→→→→→→→→→→→→→→→→→																			
②四つ這い、ブリッジ練習	→→→→→→→→→→→→→→→→→→→																			
③座位バランス練習	→→→→→→→→→																			
④立位バランス練習	→→→→→→→→→→→→→→→→→→→																			
⑤歩行練習（歩行器）	→→→→→→→→→→→→→																			
（杖）													→→→→→→→							

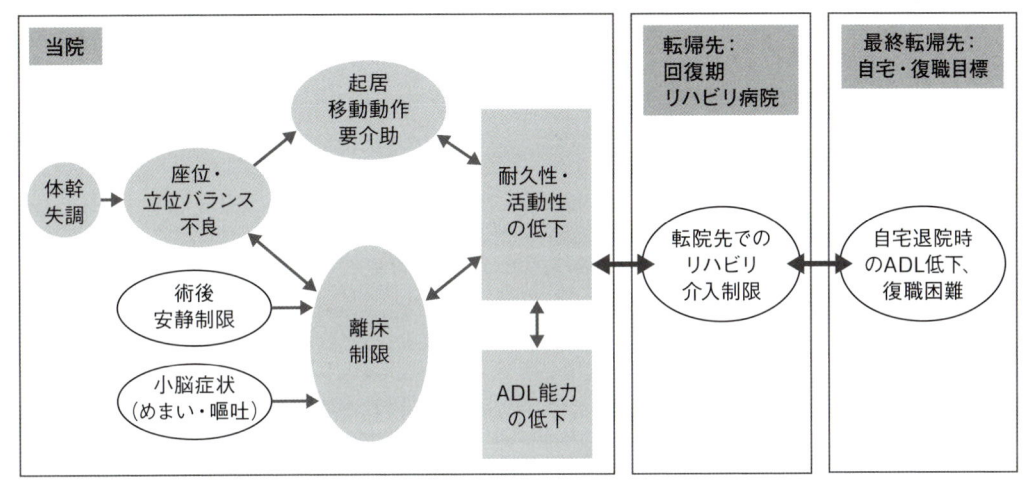

図3● 問題点の思考経路

Ⅷ プログラム立案と治療経過

図2に示す。

① 筋力増強練習：主に下肢の筋力トレーニングを行う。端座位で行い、座位バランス練習も兼ねる。各運動10回から開始し、体力に応じ量を増加する。

② 四つ這い、ブリッジ練習：初期はリハビリ時間中に施行し、自主トレーニングも可能なように指導する。

③ 座位バランス練習：端座位保持練習から開始し、徐々に座位でのリーチ練習や座位での体幹の運動などを追加する。5分〜10分程度を目標にする。

④ 立位バランス練習：上肢支持をなくしての立位保持やリーチ動作、片脚立位などの練習を5分程度を目標に行う。

⑤ 歩行練習：歩行器歩行から開始し、徐々に杖歩行へ進める。体幹の動揺が強ければ、弾性包帯を使用して骨盤・股関節周囲の固定性を向上させた状態での歩行練習も検討する。

＊リハビリ時間以外にも離床時間を増やすため、病棟で車椅子乗車時間を延長する。

Ⅸ 考察

今回、手術適応となった小脳出血後の50歳代男性の症例に対し、理学療法評価および治療介入を行う機会をいただいた。本症例は、初期からリハビリ病院への転院が検討されており、長期的なリハビリの介入が見込まれたため、耐久性の向上と座位や歩行をはじめとした基本的な動作能力の向上を主な目標と考え、介入した経過を以下に考察する。

初期評価と経過より、問題点として、耐久性・活動性の低下をあげた（図3）。これは手術直後に安静を強いられたことやめまいや嘔吐などの症状により臥床期間が長かったことにより初期に離床が進まなかったことが大きな要因と考える。また、体幹失調による座位や立位のバランス不良、移乗や歩行動作能力の低下が、病棟での離床の機会を制限し、耐久性の低下を助長する悪循環に陥っていると考えた。

そのため、失調症状を改善させること、座位や移乗・歩行動作などの動作能力を改善させ、活動性低下の悪循環を断ち切ることが重要だと考えた。

　以上のことから、初期の短期目標は端座位保持の自立と歩行器を使用した歩行の獲得とした。端座位の保持は体幹の安定性の向上にも持久力の面からも獲得が期待される。また、歩行器を使用して歩行が可能となれば、病棟でもトイレ時などに歩行の機会が増え、活動量の向上と動作練習機会の増大が見込めると考えた。次に長期目標には、立位保持の自立と軽介助での杖歩行の獲得をあげた。これらの動作の獲得は、活動性の向上にも寄与するほか、本人のホープでもある歩行の獲得、さらに復職も視野に入れたうえで、長期的に不可欠な動作であると考えた。

　前島ら[1]によると外科的手術が適応となる小脳出血患者でも、約半数は発症後6カ月には自宅退院が可能であるとされている。本症例は、意識障害が軽度で、早期からの歩行練習が開始可能であり、年齢も比較的若年であることなどから、将来的には歩行の自立、復職も視野に入れた社会復帰が可能であるのではないかと考えた。

　よって治療プログラムは、離床の促進、失調症状の改善と動作の安定性向上を主な目的として立案した。さらに病棟にも協力を依頼し、車椅子乗車時間を延長することで耐久性が向上できるように努めた。

　理学療法介入の結果、筋力および体幹を中心とした失調症状の改善と端座位保持の自立、さらに端座位リーチ機能の改善、歩行能力の改善を認め、初期に設定した目標は達成できた。最終評価時には、日中はほぼベッドにいる時間がなくなり、回復期リハビリ病院へ転院しても耐久性が問題となることはない状況まで改善したと考える。

　本症例は、年齢が比較的若く、理学療法介入による機能改善を認めており、脳出血部の血腫の吸収や浮腫の改善などにより、今後さらなる症状の改善が期待できる。リハビリの継続により、最終的には、本人の希望でもある復職が達成可能ではないかと考える。

引用文献

1）前島伸一郎，他：急性期病院における小脳出血の機能予後と転帰．脳卒中，33：98-105，2011

第2章 神経系疾患の症例レポート

4 パーキンソン病

岡安　健

はじめに

　パーキンソン病（Parkinson's Disease）は中脳黒質緻密層や脳幹部の青斑核などの神経細胞が脱落・変性することでドパミンが減少し、さまざまな運動障害が出現する神経変性疾患です。有病率は人口10万人に対して150人程度であり、50歳以降に多く発症します。パーキンソン病は神経難病のなかでも臨床において比較的よくみられる疾患で、患者数は増加傾向にあります。

　安静時振戦・筋固縮・無動・姿勢反射障害のいわゆる「四大徴候」といわれる運動機能障害に加えて、起立性低血圧や便秘をはじめとする自律神経症状、うつ症状や認知機能低下などの精神症状も出現します。

　代表的な治療としてはL-ドパ製剤やドパミンアゴニストなどの投薬治療や、破壊術・脳深部刺激をはじめとする手術療法に加えて、運動療法を中心とした総合的なリハビリがあげられます。なかでも、投薬治療とリハビリの併用は有効とされ、エビデンスレベルの高い研究報告が多くみられ、その施行が推奨されています。

　実際に理学療法を進めていくには、先に述べた「四大徴候」のみに目を向けるのではなく、ジスキネジアなどの不随意運動や、パーキンソン病特有の投薬による合併症（wearing off、on-off、no-on症状など）、症状の頻度・出現時間などを熟知することが不可欠です。医師、看護師、作業療法士、ソーシャルワーカーなど、他職種との連携により治療を展開していくことが重要です。

　以上のような点を考慮して、症例レポートを作成しましょう。

タイトル・導入

レポート作成においてタイトルは読み手が患者さんの障害像や治療者の目的、意図を瞬時に読み取るために重要な項目となります。タイトルはこれらの情報をできる限り含めたものにする工夫が必要です。

【タイトル】
パーキンソン病により理学療法を施行した一症例❶

【導入】
今回、パーキンソン病を呈し、歩行能力およびADL能力が低下した症例について評価・治療をする機会をいただいたのでここに報告する❷。

赤ペン添削
完成Report
→p.204 参照

❶ Hoehn & Yahr分類でパーキンソン病の重症度を記載し、注目した問題点に対して行った理学療法の内容を含めたタイトルにしよう。→ +α知識 ①

❷ タイトルと同様にパーキンソン病の重症度や低下したADLを具体的に記し、理学療法を行うことで患者さんがどのように変化したかを簡潔に記載しよう。

+α知識 ① Hoehn & Yahr（ホーン・ヤール）分類

Hoehn & Yahr分類は、症状がごく軽いStage Ⅰ（1）度から、全面的な介助が必要なStage Ⅴ（5）度まで5段階に分けられた評価スケールで、病気の重さや治療の成果をみるための指標となる（表A）。

表A ● Hoehn & Yahrの重症度分類

Stage Ⅰ	一側性障害。機能障害はないか、あっても軽度
Stage Ⅱ	両側性障害。姿勢保持障害はなく、日常生活や仕事では多少の不自由さがあるが、行いうる
Stage Ⅲ	姿勢保持障害がみられる。活動はある程度制限されるが職種によっては仕事が可能。機能障害は軽度または中等度であるが、1人で生活が可能である
Stage Ⅳ	重度の機能障害。歩行や立位保持はなんとか可能だが、日常生活は介助を要し、労働能力は失われる
Stage Ⅴ	起立不能。介助なしではベッド上または車椅子での生活になる

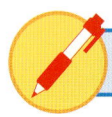

症例紹介

パーキンソン病患者への理学療法では、キーパーソンとなりうる家族情報を含めた詳細な患者情報が不可欠です。また、カルテや患者本人から、医学的な基礎情報に加えて患者自身の社会背景やニーズ、ホープを詳細に情報収集することで理学療法を行う目的が明確になるので、得られた情報はできる限り記載しましょう。

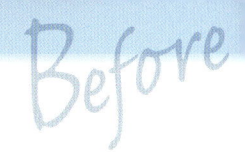

I 症例紹介

- 【氏名】A様
- 【年齢／性別】60歳代／男性
- 【体格】身長163 cm、体重60.5 kg、BMI 22.8 kg/m² （普通型）
- 【診断名】パーキンソン病❶
- 【家族構成】妻❷
- 【キーパーソン】妻
- 【家屋構造】一戸建て（2階建て）、居室は1階、寝室は2階。トイレは洋式、寝具はベッド❸
- 【生活の流れ】朝6時起床。午前中自宅で休憩、午後出勤❹
- 【職業】自営業：飲食店経営❺
- 【合併症】起立性低血圧、on-off現象、すくみ足、固縮
- 【服薬情報】L-ドパ製剤❻
- 【転倒歴】2週間に1回程度の頻度で転倒する❼
- 【主訴】「体が動かしにくい」「歩くと転びそうになる」「めまいがする」
- 【ニーズ】歩行耐久性向上。歩行バランス向上。転倒の回避。
- 【ホープ】「屋外を1人で歩きたい」❽

赤ペン添削
完成Report → p.204 参照

❶ 高齢者は重複障害を呈しやすい。パーキンソン病以外の診断の有無をカルテなどから収集しよう。

❷ 近隣在住の親戚の有無などの情報もあるとよい。

❸ 家屋構造は自宅復帰へ向けてのポイントになる。居室・寝室・トイレ・風呂場・玄関などの生活導線を考慮して家屋構造を聞き出そう。

❹ パーキンソン病患者は症状の日内変動がみられるので症状変動（日常の活動の様子）を表などで可視化できるとよい。

❺ 業務内容や職場での詳細な役割は？

❻ パーキンソン病薬だけでなく他の薬剤の使用はないか。パーキンソン病ではL-ドパ製剤を単剤で使用することは多くない。ドパミンアゴニスト使用の有無を確かめよう。➡ +α知識 ②

❼ 転倒の頻度だけでなく、時間帯を聴取しよう。

❽ 屋外の移動を獲得する目的を具体的に聞き出そう。

+α知識 ②パーキンソン病治療薬

パーキンソン病に対する代表的な薬剤はL-ドパ製剤とドパミンアゴニストである。L-ドパ製剤は不足しているドパミンを補う薬といえる。一方、ドパミンアゴニストはドパミン受容体の働きを活発にしてドパミン伝達を促進する薬である。これらの薬を一緒に服用することでパーキンソン症状の調整を行うことが多いとされる。

現病歴

受診歴や服薬歴、リハビリ歴などを詳細に収集するとともにパーキンソン病の特性と統合しながら理解していくことが治療立案のポイントです。

Ⅱ 現病歴

2012年4月頃より頻繁に転倒をするようになったため、近隣の神経内科を受診、パーキンソン病と診断され、内服治療❶を開始。2014年頃❷からはすくみ足やめまいも出現し、就業困難❸となる。2015年2月に内服薬の調整およびリハビリテーション目的にて当院に入院し、理学療法開始❹。

赤ペン添削
完成Report
→p.204 参照

❶ 内服薬の種類を記載しよう。内服治療と身体機能の経過が理解しやすくなる。
❷ パーキンソン病の進行は患者個々で差がある。できれば経過は年単位ではなく月単位で記載しよう。
❸ 就労状況だけでは不十分。ADL状況も記載することが必要である。
❹ 開始日時や他部門介入時期などの情報は大切。

他部門情報

担当医からの医学的情報や看護師からの病棟での活動状況、作業療法士や言語聴覚士からのリハビリに関する情報など、カルテから収集しきれない情報を得ることによって、チームアプローチが可能となります。

パーキンソン病では血液検査や尿検査、髄液検査などでは特徴的な所見がみられません。しかし、患者さんが高齢で、複数の疾患を有し、姿勢反射障害などを呈する場合は、血液データや呼吸状態の指標となる血液ガス検査などの検査データを把握することで、鑑別疾患や合併症について知ることができます。

Ⅲ 他部門情報

【担当医】
パーキンソン病発症から3年程度経過し、症状のコントロールが不良となったために服薬調整❶を行っている。画像所見では全体的な脳萎縮はあるものの特に異常な所見はみられない。内服薬を追加❶しているので、症状の変化に注意しながらリハビリを進めていく。

【看護師】
病棟では自分の身の回り動作は監視レベルで可能。移乗や歩行の際には付き添い、ときには簡単な介助を行っている❷。

【作業療法士】
反応の遅延がみられるが、認知面など精神的な問題はない❸と思われるので、作業療法ではADL練習を中心に行っている。現在は基本的なADLも立位以外は自立しており、身の回り動作においても移動以外は監視から軽介助にて可能である❹。

Ⅳ 検査データ

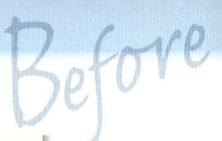

表1に示す。

表1 ● 血液検査

項 目	入院時	評価時
血算・血液生化学検査		
WBC (/μL)	8,600	9,200
Hb (g/dL)	15.2	14.4
Alb (g/dL)	4.2	4.4
CRP (mg/dL)	0.01	0.01
Na (mEq/L)	140	140
K (mEq/L)	4.2	4.1
血糖 (mg/dL)	97	101
Cre (mg/dL)	1.00	1.00
血液ガス検査		
$PaCO_2$ (mmHg)	39	40
PaO_2 (mmHg)	91	89
HCO_3^- (mmol/L)	26.1	26.3

赤ペン添削
完成Report → p.204 参照

❶ 内服薬の種類や追加した薬剤を記載しよう。また、コントロールの現状を把握しよう。

❷ パーキンソン病は症状が変動しやすい。病棟での症状の変化を聞き出して症状変動のパターンをつかもう。

❸ HDS-R（改訂長谷川式簡易知能評価スケール）などの結果は？

❹ BI（Barthel Index）やFunctional Independence Measure（FIM）などの結果を記載しよう。

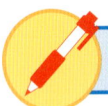

治療経過（担当理学療法士からの情報）

Ⅴ 治療経過（担当理学療法士からの情報）

入院中のパーキンソン症状改善や廃用症候群の予防❶を目的に入院後5日目より理学療法を開始した。身体機能としては、姿勢反射障害が出現しておりHoehn & Yahr分類のStage Ⅲ❷の状態。自律神経症状も出現し、ADL能力が低下していた。❸ 歩行では内服調整が不良なときはすくみ足などが出現するために軽度の介助を要していた。❹ 四肢・体幹の固縮に対するROM練習、下肢・体幹に対する筋力エクササイズ、姿勢反射障害に対するバランス練習、歩行練習、ADL練習などを行って現在に至る。

赤ペン添削

完成Report
→p.205 参照

❶ 理学療法開始時のパーキンソン症状や身体機能はとても重要である。もう少し詳細に。

❷ Hoehn & Yahr 分類はパーキンソン病の重症度を捉えるために一般的に使用されている。UPDRS（Unified Parkinson's Disease Rating Scale）はパーキンソン病治療ガイドライン（日本神経学会）でも強く推奨されている。Quality of Life（QOL）の評価や精神機能の評価なども組み合わせて患者さんの障害像を理解しよう。

❸ ADL 能力は BI や FIM などの客観的な評価の情報を収集しよう。

❹ 症状の日内変動のパターンを聞き出すことによってプログラムの立案と進行がスムースになる。

理学療法評価

Ⅵ 理学療法評価

1. 全体像❶

問いかけに対する反応はやや遅延しているがコミュニケーションは良好。意欲的に理学療法に取り組んでいる。

2. バイタルサイン測定❷

表2に示す。

表2 ● バイタルサイン

項　目	安静時	理学療法施行後
血圧（mmHg）	106 / 58	92 / 50
HR（bpm）	62	68

3. 問診

- パーキンソン症状に関する自覚症状：すくみ足、固縮
- 患者本人のパーキンソン症状に対する理解度：症状のパターンを把握していない
- 妻のパーキンソン症状に対する理解度：症状のパターンを把握していない

4. Hoehn & Yahr 分類

- Hoehn & Yahr 分類：Stage Ⅲ
- 生活機能症度分類：Ⅱ-a 度

赤ペン添削

完成Report
→p.205 参照

❶ どのような方法で来室したか？ 顔の表情や動作開始までの大まかな時間は？ などパーキンソン症状を踏まえた全体像を記載しよう。

❷ 理学療法施行中のバイタルサインは？ 起立性低血圧症状がある場合は不可欠な情報。

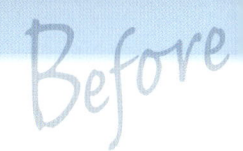

5. UPDRS（Unified Parkinson's Disease Rating Scale）❸
- 精神機能、行動、気分に関する部分：1点
- ADLに関する部分：on時9点、off時20点
- 運動能力検査に関する部分：on時18点
- 治療の合併症に関する部分：5点

合計33点（on時）

6. 固縮と安静時振戦❹
表3に示す。

表3　固縮と安静時振戦

固縮		安静時振戦	
筋肉	固縮の状態	場所	程度
頸部周囲	右胸鎖乳突筋＋	顔面	−
上腕二頭筋	右＋　左−	右上肢	＋
体幹	右＋　左−	左上肢	−
ハムストリングス	右＋＋　左−	右下肢	＋
下腿三頭筋	右＋　左−	左下肢	−

7. 無動・運動合併症（motor complication）
- on-off現象あり
- wearing off現象なし ❺

8. 自律神経機能
- 便秘あり
- 起立性低血圧あり ❻

赤ペン添削

完成Report
→p.205 参照

❸ UPDRSとはどのような基準？ ➡ +α知識 ③

❹ 身体図などを使用してわかりやすく記載する。また、固縮・振戦は身体のどの部分に起こり、どの程度か？ 確認しておこう。 ➡ +α知識 ④

❺ 運動合併症は現象の有無だけでなく、1日のなかでの出現時間や出現頻度なども記載する。

❻ 詳細な内容も記載しよう。

+α知識 ③ UPDRS 概要

パーキンソン病を総合的に評価・判断する基準として、広く利用されており、Hoehn & Yahr分類に比べて患者さんの状態を詳細に評価することができる。大きくは4項目に分けられており、詳細を含めて全体で42の項目を基本に5段階に分けて点数で評価するので、パーキンソン病の重症度を点数で表すことができる。
1. 精神機能、行動、および気分に関する部分
2. ADLに関する部分
3. 運動能力検査に関する部分
4. 治療の合併症に関する部分

+α知識 ④ パーキンソン病患者にみられる固縮の特徴

パーキンソン病患者は固縮による可動域制限がみられる場合が多いとされる。特に体幹の回旋が制限された場合はADL能力低下への影響が懸念されるので、詳細に評価することが重要である。

9. 関節可動域検査（ROMT）・徒手筋力検査（MMT）

表4に示す。

表4 ● ROMT・MMT

ROMT（単位°）			筋力（MMT）		
	右	左		右	左
肩挙上	115	135	三角筋	4	5
外転	120	150	上腕二頭筋	5	5
外旋	35	55	腸腰筋	4	4
肘屈曲	110	135	大腿四頭筋	5	5
伸展	−5	0	ハムストリングス	4	5
股屈曲	110	115	下腿三頭筋	5	5
伸展	5	10	前脛骨筋	4	5
外転	25	35	腓骨筋	4	5
膝屈曲	130	130			
伸展	−5	−5			
足背屈	10	10			
底屈	30	35			

10. バランス能力

- Functional Reach Test（FRT）：21 cm
- Timed Up and Go Test（TUG）：19.2秒

11. 姿勢観察

【立位】
立位姿勢では座位姿勢と現象が近く、頸部は前屈位でいわゆる「首下がり」状態。加えてやや右回旋しており視線は床面へ向いている。上部体幹は屈曲位で、肩甲帯の前方への突出とあいまって座位よりも強い円背傾向を示している。骨盤は後傾位で股関節軽度屈曲・外転・外旋位、膝関節軽度屈曲位。重心は後方へ偏位している。

12. 動作観察

【寝返り】
左足底で床面を蹴るようにして左殿部を浮かし、左上肢を体幹の反対側へ移動させて側臥位をとる。

【起き上がり】
動作は頸部の屈曲で開始され、続いて肩関節を伸展させ左前腕部を床面へつくことで上部体幹を床面から浮かす。その後、徐々に体幹を起こしていきながら両手掌で床面を押し、体幹を起き上がらせる。

【立ち上がり】
床面に両手掌をつき、体幹を前傾させる。殿部が床面から浮くと同時に両下肢の伸展が開始され、やや後方へ倒れそうになりながら一気に立位となる。

赤ペン添削

完成Report
→ p.206 参照

❼ 固縮や姿勢反射障害の出現がある場合は体幹の可動域も評価、記載しよう。

❽ 同年代の基準値・カットオフ値は？

❾ 姿勢は矢状面・前額面・水平面に分けて観察しよう。

❿ 動作について、それぞれ重心の位置、体幹の回旋不良など特徴的な現象は？

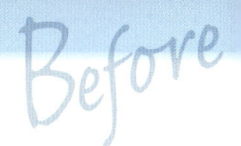

13. 歩行能力・歩行時のパーキンソン現象

表5に示す。

表5 ● 歩行能力

項　目	
歩行速度	0.35 m/秒
連続歩行距離	500〜1,000 m
ケイデンス	47.3 steps/分
歩行時のパーキンソン症状	小刻み歩行・軽度のすくみ足
応用歩行	横歩き：何とか可能 後ろ歩き：要介助 方向転換：小刻み現象出現

14. 歩行分析❶❷

右立脚初期では足関節の背屈が十分ではなく、床面とのクリアランスが減少している。立脚中期へ移行する際も常に両下肢の股関節と膝関節は屈曲位であり、軽度のすり足歩行を呈している状態。上部体幹は軽度前傾位だが重心は後方へ偏位しており、右へ傾斜している。右立脚初期から中期にかけて体幹の右方向への傾斜は増大する。立脚中期では片足支持時間が短縮して、歩幅も小さく、いわゆる「小刻み歩行」の現象が出現している。また、股関節や膝関節は軽度屈曲しており、体幹の前傾や右傾斜は最大となる。立脚後期では股関節の伸展や足関節の底屈が少なく、前方への推進力が低下しているために歩行速度も低下している。

15. ADL評価

- FIM使用
  運動項目：78点 ❸
  認知項目：34点

赤ペン添削

完成Report
→ p.207 参照

❶ 特徴を箇条書きで記載するとわかりやすい。

❷ 歩行分析ではなく歩行観察になっていないか？　現象の原因をできる限り記載しよう。

❸ 点数だけでは不十分。項目ごとに表にして記載するとよりわかりやすい。また、より詳細なセルフケアの状況を記載するようにしよう。

問題点

問題点の抽出では内服調整を加味したパーキンソン症状の変動を念頭に入れておきましょう。認知機能や身体機能に問題があると判断した場合は、なるべく具体的に表現しましょう。

Ⅷ 問題点

Impairment

#1 起立性低血圧 ❶

#2 下肢筋力低下 ❷
　　#3 固縮 ❸
　　#4 パーキンソン運動症状 ❹
Disability
　　#5 バランス低下 ┐
　　#6 歩行能力低下 ├ ❺
　　#7 ADL能力低下 ┘
　　#8 パーキンソン症状の変動パターン未把握 ❻
Handicap
　　#9 生活範囲の狭小化 ❼

赤ペン添削

完成Report
→ p.207 参照

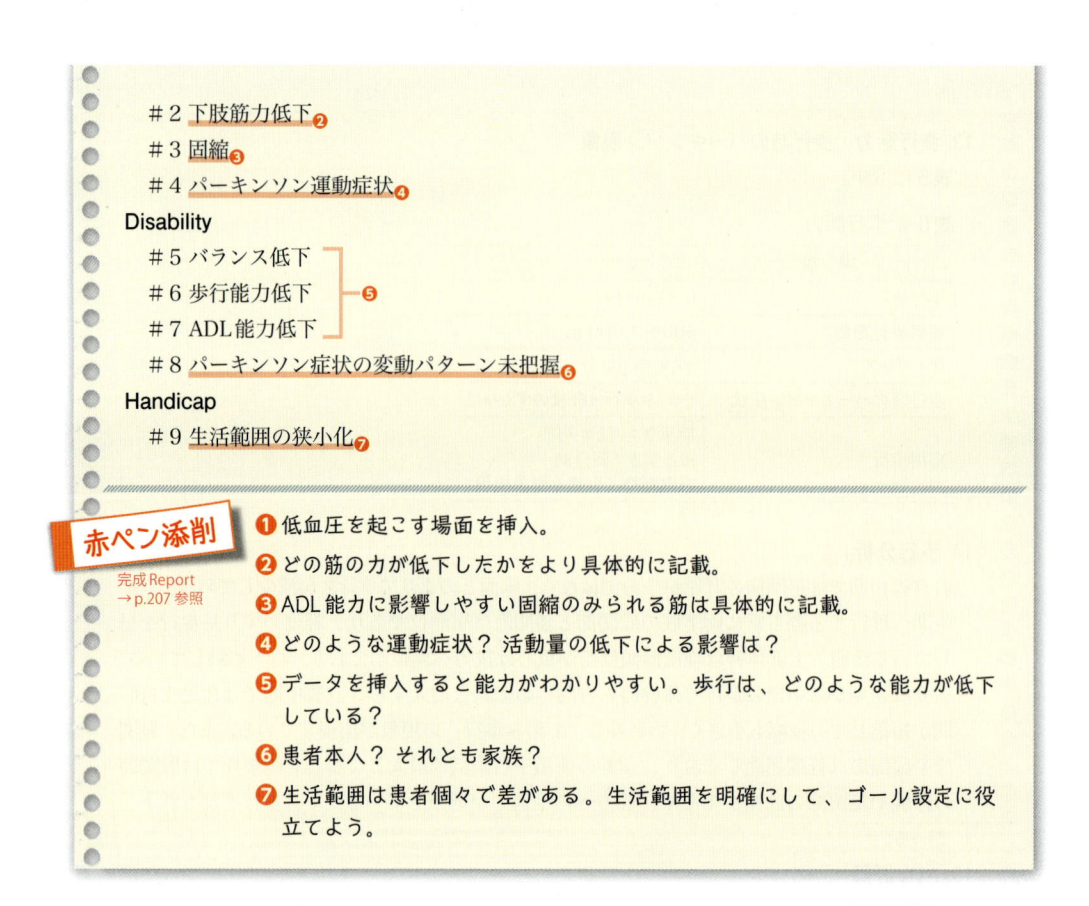

❶ 低血圧を起こす場面を挿入。
❷ どの筋の力が低下したかをより具体的に記載。
❸ ADL能力に影響しやすい固縮のみられる筋は具体的に記載。
❹ どのような運動症状？ 活動量の低下による影響は？
❺ データを挿入すると能力がわかりやすい。歩行は、どのような能力が低下している？
❻ 患者本人？ それとも家族？
❼ 生活範囲は患者個々で差がある。生活範囲を明確にして、ゴール設定に役立てよう。

ゴール設定

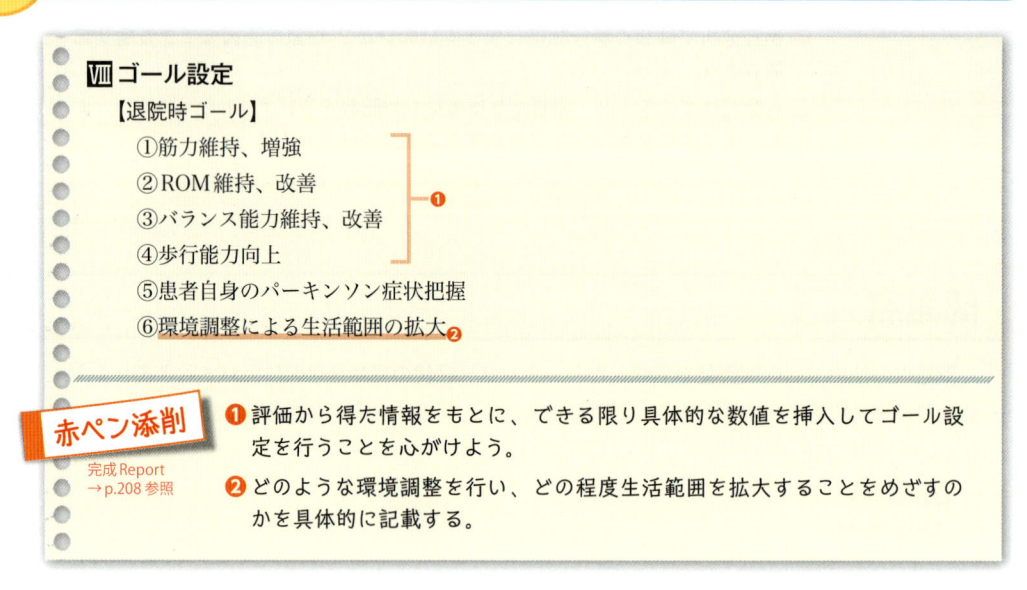

Ⅷ ゴール設定
　【退院時ゴール】
　　①筋力維持、増強 ┐
　　②ROM維持、改善 │
　　③バランス能力維持、改善 ├ ❶
　　④歩行能力向上 │
　　⑤患者自身のパーキンソン症状把握 ┘
　　⑥環境調整による生活範囲の拡大 ❷

赤ペン添削

完成Report
→ p.208 参照

❶ 評価から得た情報をもとに、できる限り具体的な数値を挿入してゴール設定を行うことを心がけよう。
❷ どのような環境調整を行い、どの程度生活範囲を拡大することをめざすのかを具体的に記載する。

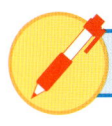

治療プログラム

身体機能に対するプログラムだけでなく、廃用症候群予防、病棟生活や自宅退院後の生活が円滑に送れるための患者・家族教育を含め、先を見据えたプログラムを立案しましょう。

Ⅸ 治療プログラム
- パーキンソン症状の変動を把握するための患者教育❶
- ストレッチおよびROM練習❷
- 下肢・体幹に対する筋力練習❸
- 立位バランス練習❹
- 歩行練習❺
- ADL練習❻
- 家族指導❼

赤ペン添削

完成Report
→p.208参照

❶ 患者教育に用いるテクニック・用具なども記載しよう。「パーキンソン症状ノート」などがよく使われるね。→ +α知識 ⑤
❷ 対象とする筋やストレッチの方法は？
❸ 筋力エクササイズの回数・負荷量の設定は？
❹ どのような方法で行う？
❺ 歩行時に出現する症状に対する具体的なアプローチを記載。
❻ 重点的に練習が必要なADLをあげよう。
❼ 自宅での自主トレーニングや住宅改修のアドバイス、介護保険などの社会的サービスを考慮しよう。

+α知識 ⑤ パーキンソン症状ノートの活用

パーキンソン病の運動症状はさまざまなパターンで変動することが知られている。このような運動症状の変動パターンを、本人のみならずキーパーソンとなりうる家族や関係する医療従事者が把握し、患者さんの生活を的確にサポートするための指標として「パーキンソン症状ノート」の作製が推奨される。患者さんの活動状況、内服時間、パーキンソン症状の出現時刻と継続時間、症状の程度などを本人や家族がノートに記載・記録し、関係者が閲覧する形式がよい。

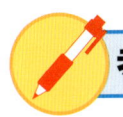

考察

Ⅹ 考察

今回、臨床実習においてパーキンソン病を呈した患者を担当させていただき、評価・治療を行ったので、ここに報告する。
本症例は一戸建ての住居に妻と2人暮らしで、飲食店を自営で営んでいる❶。2013年に

パーキンソン病の確定診断がなされているため現在までの経過は約3年程度である。今回は、内服薬の調整と理学療法による身体能力維持向上目的での入院・加療となっている。

他部門からの情報では精神機能に問題はみられないものの、多彩に出現するパーキンソン症状❷の影響でADLに監視から軽度の介助が必要な状態である❸。

問診より本症例は自身のパーキンソン症状変動パターンに対する理解が不足しており、キーパーソンである妻も同様に理解が不足している状態であることが推察された。

身体機能に関してはHoehn & Yahr分類でStage Ⅲ、UPDRS 33点という重症度であり、姿勢反射障害の影響からパーキンソン病患者特有の立位姿勢となっていた❹。体幹・下肢筋力はMMT 4レベルと比較的良好に維持されてはいたが、バランス能力の指標となる10 m歩行速度やFRT、TUGにおいてはカットオフ値を下回る結果となり、屋内および屋外を問わず転倒の危険性がある❺。また、頸部・体幹・四肢周囲の筋には関節運動に伴い鉛管様現象がみられ、将来的に筋固縮によるROM制限が出現する可能性が示唆された❻。

このような状態のパーキンソン病患者に対して、理学療法プログラムを立案❼および施行することでADL能力の向上がなされることとともに、患者および家族教育として「パーキンソン症状ノート」を作製して症状の日内変動パターン把握と理解がなされることを目標とした。

理学療法プログラムの詳細として、臥位でのブリッジングや下肢伸展挙上、立位でのハーフスクワットなどをはじめとする自重を用いた下肢・体幹筋力練習や自転車エルゴメーターを用いた筋持久力練習を行い、頸部・体幹・四肢にはROM練習を実施した❽。

さらに、患者・家族教育の一環として服薬時間とパーキンソン症状の出現時間、どのような症状が出現したかなどを詳細に「パーキンソン症状ノート」に記載していただき、症状の日内変動パターン把握に努めた。これにより本症例は一日を通して服薬効果が著明な午前12時頃から18時にかけて身体機能や身体能力が良好となることが判明したため、理学療法の施行時間を調整した。

以上の理学療法介入の結果により、今現在の下肢筋力はMMT 4レベルで維持され、ROM各筋の短縮は予防できている状態であることがわかる。また、立位姿勢が改善したことによりバランス能力の指標となる10 m歩行速度やFRT、TUGにおいては、すべての評価で値の向上が認められ、バランス能力の向上がなされたことが示唆された。歩行においては、歩幅の増大を認め、歩行介助は監視のみで可能となり、病棟歩行をする機会が増加した❾。

一方、パーキンソン症状ノートの活用によりパーキンソン症状の変動に関する理解度は本人のみならず、キーパーソンである妻も向上しており、ADLの介助が円滑になされるようになった。

今後の課題としては、自宅復帰へ向けてのより詳細な家屋調査や住宅改修のアドバイスが重要になると思われる❿。また、歩行補助具を再検討することも必要である。今後、担当理学療法士と協議し、継続的な理学療法介入がなされる環境を整備することを目標としていく。

赤ペン添削

完成Report
→ p.208 参照

❶ 本人の営業中の役割や仕事に対する意欲、今後の方針なども記載すると理学療法の目的がわかりやすくなる。

❷ どのような症状か？ 代表的な症状を記載しよう。

❸ 介助を要するADLを忘れずに。

❹ パーキンソン病特有の立位姿勢とは？

❺ バランス能力の低下は、病棟での生活にも影響する。

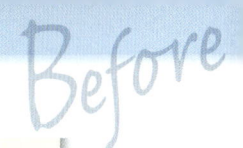

❻ 固縮は左右非対称に出現する。左右の差に関する記載も忘れずに。
❼ プログラム立案の根拠は？
❽ 介入方法、頻度、内容をより詳細に。
❾ 歩行能力の改善内容は？
❿ 自宅退院へ向けての地域との連携は必要。

おすすめ書籍

1) 『パーキンソン病治療ガイドライン2011』（日本神経学会／監），医学書院，2011
   → 薬物療法・手術療法・リハビリなど、パーキンソン病治療についてエビデンスに基づいてまとめられたガイドライン。パーキンソン病患者を担当する際には必ず読んでおきたい。

Hoehn & Yahr 分類 Stage Ⅲ のパーキンソン病患者に対して患者教育を含めた包括的な理学療法を行った一症例

△△医療大学理学療法学科　実習花子
実習指導者：岡安　健

　今回、Hoehn & Yahr 分類 Stage Ⅲ の症状を呈し、歩行能力の低下を認めた症例を担当する機会をいただき、「パーキンソン症状ノート」を取り入れ、身体機能の向上のみならず患者教育や在宅復帰へ向けての包括的な理学療法を行い、自宅退院が可能となったので、ここに報告する。

Ⅰ 症例紹介

【氏名】A様

【年齢／性別】60歳代／男性

【体格】
　身長163 cm、体重60.5 kg、BMI 22.8 kg/m² （普通型）

【診断名】パーキンソン病

【家族構成】
　妻（同居）・息子（車で30分程度の場所に居住）

【キーパーソン】妻

【家屋構造】
　一戸建て（2階建て）築20年。居室は1階、寝室は2階。トイレは洋式で便座高は38 cmで手すりなし。寝具は普通式のベッドでベッド高は35 cm。和室扉は引き戸、洋室扉は開き戸。各部屋の段差は2 cm程度あり。玄関は開き戸で上がり框は20 cm高。手すりなし。浴室入り口には10 cm段差あり。扉は折りたたみ戸。浴槽は据え置き式で高さは50 cm。

【生活の流れ】

時間（午前中）		時間（午後）	
6時	起床	13時	屋外散歩・飲食店出勤
8時～	朝食・内服	14時～	飲食店での店番など
9時～	休憩	17時	帰宅
12時～	昼食・内服	18時	夕食・内服
		22時	就寝

【職業】自営業：飲食店経営（調理・接客・経理）

【合併症】
　起立性低血圧、on-off現象、すくみ足、固縮

【服薬情報】
　ドパストン®（L-ドパ製剤）、プラミペキソール（ドパミンアゴニスト）

【転倒歴】
　2週間に1回程度、朝から昼前にかけて転倒することが多い

【主訴】
　「体が動かしにくい」「歩くと転びそうになる」「めまいがする」

【ニーズ】
　歩行耐久性向上。歩行バランス向上。転倒の回避

【ホープ】
　「経営する飲食店での接客や店舗管理を行うために屋外を1人で歩きたい」

Ⅱ 現病歴

　2012年4月頃より頻繁に転倒をするようになったため、近隣の神経内科を受診したところ、パーキンソン病と診断され、ドパストン®内服治療を開始する。2014年6月頃からはすくみ足やめまいも出現し、午前中は歩行困難となり転倒が多くなるとともに調理師としての就業が困難となる。その後、2014年7月よりドパストン®とプラミペキソールを複合して内服開始。2015年2月頃より内服薬の再調整およびリハビリ施行目的にて当院入院し、2015年3月より理学療法、作業療法開始。

Ⅲ 他部門情報

【担当医】
　パーキンソン病発症から3年程度経過し、症状のコントロールが不良となったためにドパミンアゴニストの追加調整を行っている。画像所見では全体的な脳萎縮はあるものの特に異常な所見はみられない。内服薬を追加しているので症状の変化に気を付けながらリハビリを進めていく。現状では

コントロール良好である。

【看護師】
主に午前中は動作が緩慢で臥床していることが多く、歩行の介助量が大きい印象だが、午後は症状が軽減し、自分の身の回り動作は監視レベルで可能。移乗や歩行の際には付き添い、ときには簡単な介助を行っている。

【作業療法士】
時間により反応の遅延がみられるが、HDS-R（改訂 長谷川式簡易知能評価スケール）は26点と認知面など精神的な問題はないと思われるので、作業療法ではADL練習を中心に行っている。現在はFIM運動項目78点と基本的なADLも立位以外は自立しており、身の回り動作においても移乗以外の項目は監視から軽介助にて可能となっている。

Ⅳ 検査データ
表1に示す。

Ⅴ 治療経過（担当理学療法士からの情報）

入院期間中のすくみ足、動作緩慢などのパーキンソン症状や活動量の低下による廃用症候群の予防を目的に入院後5日目より理学療法を開始した。身体機能としては姿勢反射障害が出現しており、Hoehn & Yahr分類のStageⅢの状態。自律神経症状も出現し、立位を要するADL能力が低下していた〔移乗項目：ベッド・車椅子5点、トイレ移乗5点、浴槽移乗4点。移動項目：移動（歩行・車椅子）4点、階段4点〕。歩行では主に午前中や夕方以降にすくみ足などが出現するために軽度の介助を要していた。理学療法ではこのような状況に対して四肢・体幹の固縮に対するROM練習、下肢・体幹に対する筋力エクササイズ、姿勢反射障害に対するバランス練習、歩行練習、ADL練習などを行って現在に至る。

Ⅵ 理学療法評価

1. 全体像
看護師による付き添い歩行で来室。表情は硬く、問いかけに対しての反応には数秒程度の遅延がみられるがコミュニケーションは良好。治療者の理学療法指示に対しての理解力は良好で意欲的に理学療法に取り組んでいる。

2. バイタルサイン測定
表2に示す。
- 理学療法施行中、めまいなどの低血圧症状は軽度

3. 問診
- パーキンソン症状に関する自覚症状：すくみ足、固縮
- 患者本人のパーキンソン症状に対する理解度：症状のパターンを把握していない
- 妻のパーキンソン症状に対する理解度：症状のパターンを把握していない

4. Hoehn & Yahr 分類
- Hoehn & Yahr 分類：StageⅢ
- 生活機能症度分類：Ⅱ-a度

5. UPDRS（Unified Parkinson's Disease Rating Scale）
- 精神機能、行動、気分に関する部分：1点
- ADLに関する部分：on時9点、off時20点
- 運動能力検査に関する部分：on時18点
- 治療の合併症に関する部分：5点

合計33点（on時）

表1 ● 血液検査

項　目	入院時	評価時
血算・血液生化学検査		
WBC (/μL)	8,600	9,200
Hb (g/dL)	15.2	14.4
Alb (g/dL)	4.2	4.4
CRP (mg/dL)	0.01	0.01
Na (mEq/L)	140	140
K (mEq/L)	4.2	4.1
血糖 (mg/dL)	97	101
Cre (mg/dL)	1.00	1.00
血液ガス検査		
$PaCO_2$ (mmHg)	39	40
PaO_2 (mmHg)	91	89
HCO_3^- (mmol/L)	26.1	26.3

表2 ● バイタルサイン

項　目	安静時	理学療法施行中	理学療法施行後
血圧 (mmHg)	106/58	84/44	92/50
HR (bpm)	62	72	68

表3 ● 固縮と安静時振戦

固縮		安静時振戦	
筋肉	固縮の状態	場所	程度
頸部周囲	右胸鎖乳突筋+	顔面	－
上腕二頭筋	右+　左−	右上肢	＋
体幹	右+　左−	左上肢	－
ハムストリングス	右++　左−	右下肢	＋
下腿三頭筋	右+　左−	左下肢	－

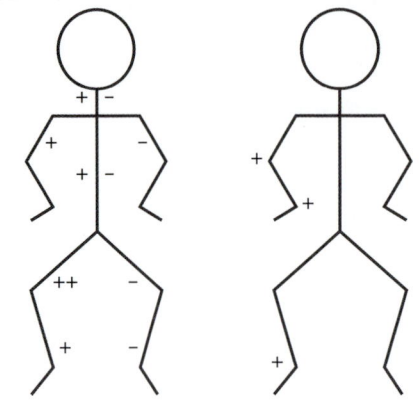

表4 ● ROMT・MMT

ROMT（単位°）			体幹ROM（単位°）		
	右	左		右	左
肩挙上	115	135	回旋	30	15
外転	120	150	側屈	20	10
外旋	35	55	筋力（MMT）		
肘屈曲	110	135		右	左
伸展	−5	0	三角筋	4	5
股屈曲	110	115	上腕二頭筋	5	5
伸展	5	10	腸腰筋	4	4
外転	25	35	大腿四頭筋	5	5
膝屈曲	130	130	ハムストリングス	4	4
伸展	−5	−5	下腿三頭筋	4	5
足背屈	10	10	前脛骨筋	4	4
底屈	30	35	腓骨筋	4	5

6. 固縮と安静時振戦
   表3に示す。

7. 無動・運動合併症（motor complication）
   - on-off現象あり
     →午前中9時〜12時の3時間程度と午後18時以降にoff状態となることが多い。
   - wearing off現象なし

8. 自律神経機能
   - 便秘あり
     →排便は1回/2日程度。
   - 起立性低血圧あり
     →起き上がりや立ち上がりの際に軽度のめまいが出現。

9. 関節可動域検査（ROMT）・徒手筋力検査（MMT）
   表4に示す。

10. バランス能力
    - Functional Reach Test（FRT）：21 cm
      （基準値・カットオフ値：37.8±5.6 cm）
    - Timed Up and Go Test（TUG）：19.2秒
      （基準値・カットオフ値：13.5秒以内）

11. 姿勢観察
    【立位】
    - 矢状面にて頸部は前屈位でいわゆる「首下がり」状態。
    - 水平面ではやや右回旋しており視線は床面へ向いている。
    - 上部体幹は屈曲位で、肩甲帯の前方への突出とあいまって座位よりも強い円背傾向。
    - 骨盤は後傾位で股関節軽度屈曲・外転・外旋位、膝関節軽度屈曲位。重心は後方へ偏位。

12. 動作観察
    【寝返り】
    初動は左股関節・膝関節の屈曲であり、続いて下肢・頸部の屈曲が起こる。その後、左足底で床面を蹴るようにして左殿部を浮かし、左上肢を体幹の反対側へ移動させて側臥位をとる。このとき、体幹の回旋は少なく、身体全体が丸太状かつ直線的に回旋する。

    【起き上がり】
    動作は頸部の屈曲で開始され、続いて肩関節を伸展させ左前腕部を床面へつくことで上部体幹を床面から浮かす。その後、やや遅れて右前腕部も床面へつき、徐々に体幹を起こしていきながら両手掌で床面を押すことで、直線的に体幹を起き上がらせる。

    【立ち上がり】
    床面に両手掌をつき、体幹を前傾させる。殿部が床面から浮くと同時に両下肢の伸展が開始され、やや後方へ倒れそうになりながら一気に立位となる。全体的に体幹の前傾や前進が少なく、下肢の伸展も爆発的に行うことで重心の後方偏位がみられる。

表5 ● 歩行能力

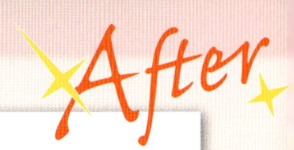

項　目	
歩行速度	0.35 m/秒
連続歩行距離	500～1,000 m
ケイデンス	47.3 steps/分
歩行時のパーキンソン症状	小刻み歩行・軽度のすくみ足
応用歩行	横歩き：何とか可能 後ろ歩き：要介助 方向転換：小刻み現象出現

13. 歩行能力・歩行時のパーキンソン現象
表5に示す。

14. 歩行分析
【立脚初期】
- 右ハムストリングスの固縮により右膝関節軽度屈曲位。また、右下腿三頭筋の固縮により右足関節の背屈が十分ではなく、床面とのクリアランスが減少。

【立脚初期～立脚中期】
- 右下肢優位の固縮に加え、パーキンソン症状である姿勢反射障害や協調性低下の影響により両下肢の股関節と膝関節は屈曲位で、軽度のすり足歩行を呈している状態。
- 右胸鎖乳突筋および右体幹筋優位の固縮に加え、パーキンソン症状である姿勢反射障害の影響により上部体幹は軽度前傾位だが重心は後方へ偏位しており、右へ傾斜。
- 右胸鎖乳突筋および右体幹筋優位の固縮が原因である体幹側屈ROM制限により体幹の右方向への傾斜は増大。

【右立脚中期】
- パーキンソン症状である姿勢反射障害や協調性低下の影響により片足支持時間が短縮して、歩幅も小さく、いわゆる「小刻み歩行」の現象が出現。
- 股関節や膝関節は軽度屈曲しており、体幹の前傾や右傾斜は最大となる。

【立脚後期】
- 固縮によるROM制限やパーキンソン症状である姿勢反射障害のために股関節の伸展や足関節の底屈が少なく、前方への推進力が低下しているために歩行速度も低下。

15. ADL評価
FIMによる評価を表6に示す。

表6 ● FIM

FIM			点数
運動項目	セルフケア	食事	7
		整容	7
		清拭	4
		更衣（上半身）	7
		更衣（下半身）	5
		トイレ動作	7
	排泄コントロール	排便コントロール	7
		排尿コントロール	7
	移乗	ベッド・車椅子	7
		トイレ移乗	7
		浴槽移乗	5
	移動	移動（歩行・車椅子）	4
		階段	4
合計点			78
認知項目	コミュニケーション	理解	7
		表出	7
	社会的認知	社会交流	6
		問題解決	7
		記憶	7
合計点			34

【セルフケア】
- 食事の配膳：何とか可能だが、トレーを持っての移動は不安定。
- 調理動作：横への移動や方向転換などが不安定で非実用的。

Ⅷ 問題点

Impairment
- ＃1 起き上がり、立ち上がり時の起立性低血圧
- ＃2 右三角筋、右ハムストリングス、右下腿三頭筋筋力低下
- ＃3 右胸鎖乳突筋、右上腕二頭筋、右ハムストリングス固縮
- ＃4 小刻み現象、右上下肢振戦、動作緩慢などの運動症状
- ＃5 活動量低下による廃用症候群の懸念

Disability
- ＃6 FRT（21 cm）、TUG（19.2秒）のバランス能力低下
- ＃7 歩行速度低下や応用歩行能力などの歩行能力低下

#8 FIM運動項目78点のADL能力低下
#9 本人およびキーパーソンのパーキンソン症状の変動パターン未把握

Handicap
#10 off状態での活動量低下による外出頻度低下と移動範囲狭小化
#11 自宅復帰へ向けた地域連携の再構築

Ⅷ ゴール設定

【退院時ゴール】
① 右ハムストリングス、右下腿三頭筋、前脛骨筋MMT 4～5レベル。
② 体幹左回旋15°、左側屈10°、膝関節伸展－5°以上。
③ FRT 21 cm、TUG 15秒以内。
④ 横歩きや後ろ歩きなどの応用歩行が監視レベルで可能。
⑤ FIMの運動項目80点以上（特に歩行補助具の適切な選択による移動項目の点数維持、向上）。
⑥ 患者自身のパーキンソン症状把握。
⑦ 介護保険導入による介助者の確保および生活リズムの獲得と屋外での適切な歩行補助具使用による生活範囲の拡大と職場復帰。

Ⅸ 治療プログラム

- 「パーキンソン症状ノート」を使用した患者教育
- 固縮が認められる右体幹筋、右胸鎖乳突筋、右ハムストリングスに対する静的ストレッチとROM練習
- 下肢・体幹に対する筋力練習：自転車エルゴメーターでの筋持久力練習（15分間・2.0 kW）、立体でのハーフスクワット
- 立位での体幹回旋を伴う重心移動（リーチ動作）
- 横歩きや後ろ歩きなどの応用歩行やトレッドミル（5分・2.5 km/時）を用いたバランス練習
- 転倒回避目的での合図（cue）や姿勢鏡を用いた歩行練習
- 立ち上がりなどの基本動作練習や食事の配膳などADL応用動作練習
- 家族に対して家屋改修や社会サービスに関するアドバイスや、家庭での自主練習指導
- 担当ケアマネジャーとの在宅復帰へ向けた調整

Ⅹ 考察

今回、臨床実習においてパーキンソン病を呈した患者を担当させていただき、評価・治療を行ったので、ここに報告する。

本症例は2013年にパーキンソン病の確定診断がなされているため、現在までの経過は約3年程度である。今回は、内服薬の調整と理学療法による身体能力維持向上目的での入院・加療となっている。生活背景として一戸建ての住居に妻と2人暮らし、自営で飲食店を営み、パーキンソン病を発症してからは接客を中心として意欲的に就業を継続している。

他部門からの情報では精神機能に問題はみられないものの、四肢、体幹の固縮や姿勢反射障害、すくみ足、on-off現象など多彩に出現するパーキンソン症状の影響でバランス能力が低下し、立位・歩行などを中心とした動作に監視から軽度の介助が必要な状態である。

問診より本症例は自身のパーキンソン症状変動パターンに対する理解が不足しており、キーパーソンである妻も同様に理解が不足している状態であることが推察された。

身体機能に関してはHoehn & Yahr分類でStage Ⅲ、UPDRS 33点という重症度であり、姿勢反射障害の影響から重心後方偏位、軽度円背、首下がり現象などパーキンソン病患者特有の立位アライメントとなっていた。体幹・下肢筋力はMMT 4レベルと比較的良好に維持されてはいたが、バランス能力の指標となる10 m歩行速度やFRT、TUGにおいてはカットオフ値を下回る結果となり、屋内および屋外を問わず転倒の危険性がある。このため病棟ではトイレ以外に歩行を行うことが少なく、歩行能力の低下に加えて活動量の低下による廃用症候群に陥ることが懸念された。また、頸部・体幹の左回旋や右上下肢の関節運動に伴い鉛管様現象がみられたことから、右側優位の筋固縮によるROM制限が出現する可能性が示唆された。

このような状態のパーキンソン病患者に対して、2011年日本神経学会監修の「パーキンソン病治療ガイドライン2011」[1]においては投薬治療に加えて運動症状の改善を目的とした複合的なリハビリテーションを推奨している。また、日本理学療法士協会「パーキンソン病理学療法診療ガイドライン」[2]においても中等度のパーキンソン症状が出現している患者に対する複合的運動介入としての理学療法の

施行はエビデンスレベルが高く、推奨されるとしている。その他の単独的な筋力練習、バランス練習、トレッドミル練習、自宅での自主トレーニングなども比較的高い推奨グレードであり、理学療法の施行による能力向上は十分に期待できると思われる。このため本症例に対しては前述の各種ガイドラインを参考に理学療法プログラムを立案および施行することで能力向上がなされることとともに、患者および家族教育として「パーキンソン症状ノート」を作製して症状の日内変動パターン把握と理解がなされることを目標とした。

理学療法プログラムの詳細として、起立性低血圧などの自律神経症状に十分注意しながら廃用症候群予防目的で臥位でのブリッジングや下肢伸展挙上、立位でのハーフスクワットなどをはじめとする自重を用いた下肢・体幹筋力練習や、自転車エルゴメーターを用いた筋持久力練習を行い、固縮が出現していた筋には筋短縮の予防を目的とした静的ストレッチを施行した。

また、姿勢反射障害に対しては、外乱刺激や重心移動などの立位でのバランス練習を行うとともに姿勢鏡を使用して視覚的フィードバックを用いた立位練習も行った。歩行練習では小刻み歩行や突進現象に対して歩幅を意識するための聴覚的な手がかりとして口頭で合図（cue）を与えることで歩行リズムの適正化を図ることやトレッドミルによる歩行練習を取り入れて、歩行能力の改善に努めた。

さらに、患者・家族教育の一環として服薬時間とパーキンソン症状の出現時間、どのような症状が出現したかなどを詳細に「パーキンソン症状ノート」に記載していただき、症状の日内変動パターン把握に努めた。

理学療法介入から約2週間が経過し、「パーキンソン症状ノート」の記載内容や病棟看護師からの情報により、本症例は一日を通して服薬効果が著明な午前12時頃から18時にかけて身体機能や身体能力が良好となり、これ以外の時間はoff状態となるパターンをとることが多いということが判明したため、理学療法施行時間を午後13時から15時の間に設定し、夕食前18時までに病棟での自主練習を行っていただくこととした。

以上の理学療法介入の結果により、今現在の下肢筋力はMMT 4レベルで維持され、ROM評価の結果からも固縮のみられていた各筋の短縮は予防できている状態であることがわかる。また、視診による立位姿勢観察においては重心の後方偏位が軽減され、円背や首下がり姿勢が改善したことによりバランス能力の指標となる10 m歩行速度やFRT、TUGにおいては、すべての評価で値の向上が認められ、バランス能力の向上がなされたことが示唆された。歩行においては、歩幅の増大を認めるとともに小刻み歩行出現の際には歩行を中止し、立位姿勢の修正を行うことが可能となった。このように自己でのバランス修正が可能になったことで屋内歩行は監視で可能となり、病棟歩行をする機会が増加した。屋外歩行に関してはT字杖などの歩行補助具の使用などの検討・使用は試みており、T字杖の使用により、歩行時のふらつきや突進現象、小刻み歩行の改善が認められた。

一方、パーキンソン症状ノートの活用によりパーキンソン症状の変動に関する理解度は本人のみならず、キーパーソンである妻も向上しており、ADLの介助が円滑になされるようになった。

今回、本症例においては自宅復帰へ向けて、詳細な家屋調査や住宅改修のアドバイス、介護保険制度下での治療介入継続を含めた地域連携に向けての包括的マネジメントなどが重要になると思われる。今後も継続的に関係他職種との調整を行っていく。また、本症例のホープである「屋外を1人で歩きたい」という目標を達成するには、シルバーカーや歩行車など、T字杖以外の歩行補助具を再検討することも検討する必要があると思われる。今後、担当理学療法士と協議し、継続的な治療介入がなされる環境を整備することを目標としていく。

引用文献

1) 『パーキンソン病治療ガイドライン2011』（日本神経学会／監），医学書院，2011
2) パーキンソン病理学療法診療ガイドライン，『理学療法診療ガイドライン 第1版（2011）』日本理学療法士学会，2011（http://jspt.japanpt.or.jp/guideline/index.html）

第2章 神経系疾患の症例レポート

5 多発性硬化症

石黒幸治

はじめに ～多発性硬化症患者への理学療法

　多発性硬化症（Multiple Sclerosis：MS）は、中枢神経系の白質に炎症性の脱髄性病変が2カ所以上存在し（空間的多発性）、運動や感覚機能の低下をはじめ多彩な神経症状が増悪（再発）と寛解を繰り返す（時間的多発性）のが特徴的です。原因は不明ですが、病態生理学的に自己免疫異常が発症にかかわるとされ、特にグリア線維の増加による瘢痕・硬化性病変（グリオーシス）が生じます。わが国での有病率は人口10万人あたり8～9人程度と推定され（2004年全国臨床疫学調査）、男女比は1：2～3で若い女性（発症年齢30～40歳）に多いといわれます。

　MSの診断には臨床像に加え、髄液検査とMRI検査の結果を総合的に判断します。プライマリケアでは副腎皮質ステロイド投与や血漿浄化療法・免疫療法などの急性期治療が行われ、回復期以降は各症状の改善目的に対症療法や再発予防が主に行われます。

　なお、リハビリは運動機能の予後を大きく左右することから、近年では早期からの積極的なアプローチが求められています。理学療法の遂行には本疾患の多彩な症状を正確に捉えたうえで、全体像（障害像）を把握し、問題点の抽出・現実的な目標を設定することにより、症例に合わせた効果的なプログラムを立案することが重要となります。➡おすすめ書籍Ⅰ・Ⅱ

　以上を踏まえたうえで、症例レポートを作成しましょう。

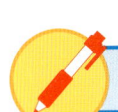

タイトル・導入

MSの症例を通し、実習生自身が取り組んだ点や成功した点・難渋した点があれば積極的に紹介し、読み手に興味をもってもらえるような工夫をします。

【タイトル】
　多発性硬化症の一症例❶

【導入】
　今回、実習期間中に多発性硬化症の症例を担当させていただいた❷ので以下に報告する。

赤ペン添削
完成Report
→p.222参照

❶ レポートの内容がある程度イメージできるようにしよう。
❷ 実習を通して具体的に行ってきた点を簡潔に紹介しよう。

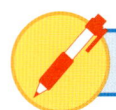

症例紹介

個人情報に配慮しながら担当症例を正確に示し、病前と将来像をイメージできるように作成します。

I 症例紹介

【氏名】M・K、富山県富山市在住❶
【年齢／性別】40歳代／女性
【体格】身長157.0 cm、体重51.0 kg、BMI 20.7 kg/m² (標準)
【診断名】多発性硬化症（病型分類RRMS）
【既往歴】特になし
【個人的・社会的背景】和菓子店の店員（家族経営）❷
【家屋の状況】
　一戸建て（2階に居室）、玄関、トイレ、浴室、階段に手すりあり。玄関に20 cmの上がり框がある以外家屋内に段差はなし。
　1階の一部が店舗で、入口は自動ドアになっている。
【家族構成】6名〔義父・義母・夫・子供（中学1年生・小学5年生）〕
【キーパーソン】夫（協力的）
【主訴】筋力低下とバランス不安定❸
【ニーズ】筋力向上とバランス能力向上❹
【ホープ】復職と家事❸
【趣味】旅行、読書

赤ペン添削
完成Report
→p.222参照

❶ 個人の特定につながる氏名、イニシャル、呼び名、住所は記載しない。
❷ 目標を設定する際の重要な情報なので、具体的に記載しよう。
❸【主訴】や【ホープ】は患者本人の表現をそのまま記載しよう。
❹【ニーズ】は、【個人的・社会的背景】なども参考に検討しよう。

現病歴

MSは臨床症状が多彩で、得られる情報も多くなりがちです。現在までの経緯をポイントを整理しながら把握することが大切です。

Ⅱ 現病歴
2カ月ほど前に特に誘因なく微熱や"かすみ目"が生じ、感冒薬を飲んで休んでいた。その後、手足の脱力感を認め歩きにくくなり当院神経内科を受診した❶。

赤ペン添削
完成Report
→p.222参照

❶ MSの症状と照らし合わせながら、当院を受診するまでの経緯をもう少し詳細に調べよう。

他部門からの情報

MS患者のリハビリは関連職種と情報を共有し、チームアプローチをすることが大切です。

Ⅲ 他部門からの情報
【担当医師からの情報】
MRIで大脳白質に多発病変がみられ❶（図1）、髄液検査で髄鞘塩基タンパク（Myelin Basic Protein：MBP）が158 pg/mLまで上昇（基準値102 pg/mL以下）していた❷が、現在は順調に回復している❸ので、バイタルサインなどに注意しながらも復職を目標に積極的に取り組んでほしい。

赤ペン添削
完成Report
→p.222参照

❶ 病変が見られる部位は？ また、なぜ中枢神経のみが侵されるのか？ 確認しておこう。 ➡ +α知識 ①
❷ 髄鞘塩基タンパク（MBP）の上昇は何を意味しているのか？
❸ 可能な範囲で運動機能予後を確認しよう。レポートにも効果を簡単に加えるとよい。

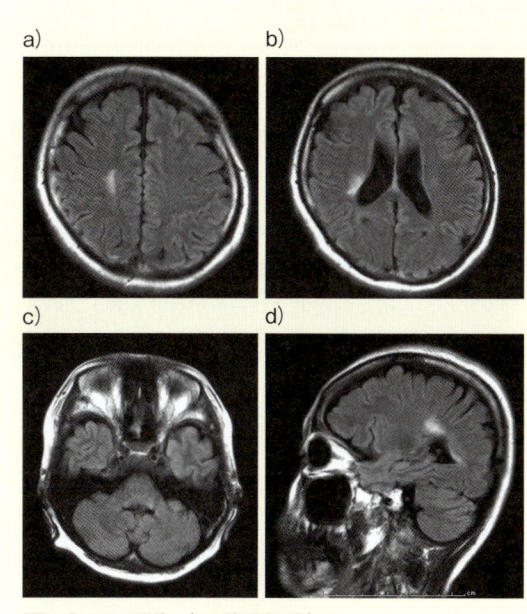

図1● MRI画像（T2強調画像）❹
a〜c）横断像、d）矢状断像。

－治療内容－
1) ステロイドパルス療法
2) 血漿浄化療法
3) 薬物療法（プレドニン®、イムセラ®、カルバマゼピン）❺

【担当看護師からの情報】
ADLは徐々に改善している❻。今後も病棟内で歩行練習をしたいが、どこまでの負荷をかけてよいのかわからない。

【担当社会福祉士からの情報】
早期の復職希望が患者から聞かれるが、今後は転院の可能性❼もある。

赤ペン添削
完成 Report
→ p.223 参照

❹ 病変部を矢印で示すとわかりやすい。画像の説明も加えよう。
❺ 理学療法士は薬物に関する知識が乏しい。その薬物の効果を知っておこう。レポートにも効果を簡単に加えるとよい。
❻ 病棟でのADL状況を確認しよう。
❼ 転院する時期を確認しよう。

+α知識 ①MSにおいて中枢神経のみが侵される理由

中枢神経と末梢神経では髄鞘が異なり、中枢神経の髄鞘はオリゴデンドログリアであり、末梢神経の髄鞘はSchwann（シュワン）細胞で構成されている。MSでは、このオリゴデンドログリアが特異的に侵される。脳神経は末梢神経だが、視神経だけはオリゴデンドログリアで構成されているためにMSでは侵されることがある。なお、球後視神経炎による視力低下や中心暗点はMSの約70％で出現する。

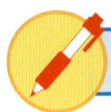

治療経過（担当理学療法士からの情報）

実習生が担当するまでの理学療法経過を記載します。実習生であっても症例患者の担当者としての責任をもち、情報を収集することが大切です。

Ⅳ 治療経過（担当理学療法士からの情報）

入院当初の全身状態は不安定であったため、廃用症候群の予防目的に病室で理学療法を開始した❶。全身状態が安定してからは、車椅子介助で病室を出てリハビリを行ってきた❶。今後は復職に向けて、リスク管理をしながら積極的なアプローチが必要と考えている❷。

赤ペン添削
完成Report
→p.223 参照

❶ 理学療法の内容を具体的に確認しよう。
❷ どのようなリスク管理が必要なのか？

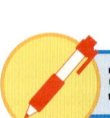

理学療法評価

MS患者は疲れやすく、長時間の評価が困難なことがあります。理学療法評価は数回に分けるなど疲労への配慮をし、効率よく行えるような工夫が必要です。

Ⅴ 理学療法評価（入院後第10〜12病日）

1. 全体像
   - 性格は穏やかでリハビリに対する意欲も十分あり、実習生にも協力的である。
2. バイタルサイン
   - リハビリ前：血圧 126/61、脈拍 78、SpO_2 98❶
   - リハビリ後：血圧 137/95、脈拍 92、SpO_2 98❶
3. 疼痛検査
   - 頸部を他動的に前屈させたときに背部に疼痛〔NRS（Numeric Rating Scale）3〕❷あり（入院時よりは改善）。
   - 歩行中に左腓腹筋の"こむらがえり"を20秒程度生じることがある。
4. 身体計測（周径） (cm)

部位	右	左
上腕	24.5	24.0
前腕	21.0	20.5
大腿❸	39.5	37.5
下腿	26.5	26.0

5. 筋緊張検査（MAS）
   MAS：1＋❹
6. 反射検査（深部腱反射・病的反射）
   反射検査の結果を図2に示す。

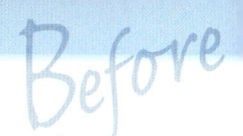

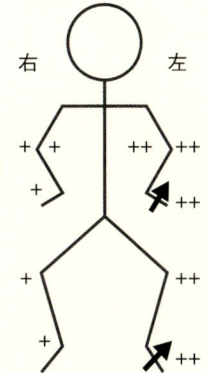

深部腱反射	
左上腕二頭筋	亢進
上腕三頭筋	亢進
腕橈骨筋	亢進
大腿四頭筋	亢進
アキレス腱	亢進

病的反射	
左 Hoffmann・Tromner	陽性
左 Clonus・Babinski	陽性

図2 反射検査

7. 脳神経検査（視神経）
- 発症前と比較し視力は低下（左1.0 → 0.4）したが、日常生活には支障をきたしていない。まれに物の中心が見えにくくなる（中心暗点）ときがある。

8. 感覚検査（表在、深部）
1) 表在感覚
- 左上下肢は軽度のしびれあり。下腹部に締め付けるような異常な感覚（絞扼感）あり。

2) 深部感覚
- 関節覚：左上下肢は中等度鈍麻❺。
- 振動覚：左上下肢の近位部（肩・股関節）は正常、遠位部（手・足関節）は中等度鈍麻❺。

赤ペン添削
完成Report
→p.223 参照

❶ 単位を記載しよう。
❷ 疼痛の評価には、部位と程度に加えて質的な評価もしよう。また、これはどのような現象？ 知識を確認しておこう。→ +α知識 ②
❸ 大腿周径の計測点は？
❹ 評価スケールの判定結果（量）だけでなく、内容（部位・質）も記載しよう。
❺ どの程度の鈍麻か？ 関節覚は、正当数/検査回数で表現しよう。振動覚は、対側（正常部位）と比較しよう。感覚検査は主観性に依存するため、患者さんの協力がなければ正確な評価はできない。

+α知識 ② Lhermitte（レルミッテ）徴候
頸部の脊髄後索障害時にみられる現象であり、頸部を前屈すると背部から腰部などに激しい疼痛が出現する。頸椎症などの整形外科疾患でも出現することもあるが、MSの場合は約半数で出現する。

9. 関節可動域検査（ROMT）
   - 左下肢伸展挙上（SLR）50°P❻
   - 左足関節背屈0°P❻
10. 徒手筋力検査（MMT）および握力
    1) 徒手筋力検査❼

	右	左
頸部	4	
体幹	4	
上肢	5	3
下肢	5	3

    2) 握力
       右 24.5 kg、左 16.5 kg
11. 協調性検査❽
    1) 鼻指鼻試験（nose-finger-nose test）
       左上肢で軽度の測定障害あり、運動は緩慢。
    2) 足趾手指試験（toe-finger test）
       左下肢で軽度の測定障害あり、運動は緩慢。
12. 持久性検査（6分間歩行試験、6 Minutes Walk Test：6 MWT）
    1) 総歩行距離：250 m/6 分間❾
    2) Borgスケール：4点❿

赤ペン添削
完成Report
→p.223 参照

❻ 疼痛の部位と原因は？
❼ 代償運動は認められなかったか？ 患者さんの表情などで変化があれば記載しよう。
❽ 復職には重要な要素になるので、より具体的な評価の追加が望ましい。
　水の入ったコップを持たせる試験なども検討しよう。 ➡ +α知識 ③
❾ 6分間歩行試験における基準値を知っている？ ➡ +α知識 ④
❿ Borgスケールは新（修正）・旧があるが、どちら？

+α知識 ③ 水の入ったコップを持たせる試験（図A）
検査方法は、手に届く範囲に水の入ったコップを配置し、患者さんにそのコップをしっかりと握ってもらい、口元まで持っていき、その後コップを下の位置に戻し手を離してもらう。一連の動作から、上肢の実用的な運動機能だけでなく、測定障害の有無も知ることができる。

+α知識 ④ 6分間歩行試験の基準値
男性：（7.57×身長cm）－（5.02×年齢）－（1.76×体重kg）－ 309 m
女性：（2.11×身長cm）－（2.29×年齢）－（5.78×体重kg）＋ 667 m
一般的な高齢者の平均は500〜600 mであり、400 m以下になると外出制限・200 m以下になると生活範囲は限られる。

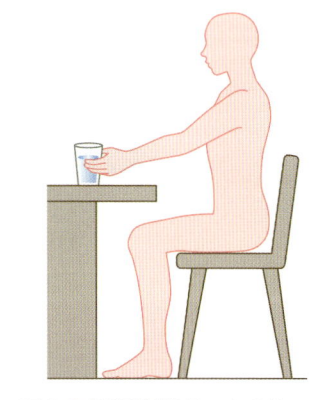

図A ● 協調性検査〜水の入ったコップを持たせる試験

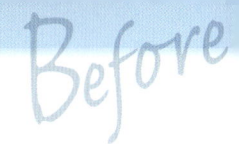

13. バランス検査
   1) 各種姿勢での保持バランス〔四つ這い位・(片)膝立ち位〕
      - 四つ這い位では安定し、(片)膝立ち位では軽微な外乱刺激でもバランスをくずす。
   2) <u>Romberg テスト：陰性、フラツキあり</u>⓫
   3) <u>Berg balance scale (BBS)：37/56 点</u>⓫ (表1)

表1 ● Berg Balance Scale（BBS）

項目	点数
① 立ち上がり	4
② 立位保持	4
③ 座位保持	4
④ 座り	4
⑤ 移乗	4
⑥ 閉眼立位保持	2
⑦ 両足揃え立位	2
⑧ 前方リーチ	1
⑨ 拾い上げ	2
⑩ 振り返り	3
⑪ 360°方向転換	2
⑫ 踏み台	3
⑬ タンデム立位	1
⑭ 片脚立位	1
合計	37

採点：1～4点（満点56点）

   4) <u>Timed Up and Go Test (TUG)：16.9秒、22歩</u>⓫

【赤ペン添削】
⓫ 評価スケールの判定結果（量）だけでなく、内容（部位・質）も記載しよう。また、基準値も把握しておこう。 ➡ +α知識 ⑤

完成 Report
→ p.224 参照

+α知識 ⑤ 各パフォーマンスにおける基準値
1) BBSにおける基準値（平均）は、①歩行器歩行：33.1点、②屋内杖歩行：45.3点、③屋外杖歩行：48.3点、④補助具なし：49.6点とされる。36点以上で病棟内歩行は見守り、46点以上であれば病棟内歩行は自立とされる。
2) TUGにおける基準値は、①10秒以内：異常なし、②20秒以内：屋内外出可能、③30秒以上：要介助とされる。転倒のリスクのカットオフ値は13.5秒とされる。
3) 歩行速度における基準値は、通常歩行でカットオフ値が1.0 m/秒（10秒/10 m）とされる。これは信号を"青"で渡りきる場合に必要な能力とされる。

14. ADL評価

1) 起居動作（背臥位〜端座位）
   - すべて自立しているが、左側からの動作はスムースでない。
2) Barthel Index（BI）：80点 / 100点（表2）
   - 減点項目は、⑤入浴、⑥歩行、⑦階段昇降、⑧着替え。動作中に膝折れが生じバランスをくずしやすい。<u>入浴後に倦怠感が強くなる</u>⑫。

表2 ● Barthel Index（BI）

項目	点数
① 食事	10
② 移乗	15
③ 整容	5
④ トイレ	10
⑤ 入浴	0
⑥ 歩行	10
⑦ 階段昇降	5
⑧ 着替え	5
⑨ 排便	10
⑩ 排尿	10
合計	80

15. 歩行・階段昇降（応用歩行含む）

1) 歩行（独歩）
   <u>歩幅は狭く、wide base。歩行速度14.8秒/10 m、歩数17歩</u>⑬
2) 階段昇降
   上りは1足1段で可能であるが段差につまずくことあり。下りは2足1段で手すりが必要。

赤ペン添削
完成Report
→ p.224 参照

⑫ なぜ入浴後に倦怠感が強くなるのか？考えてみよう。 ➡ +α知識 ⑥

⑬ 歩行観察をもう少し詳細に記載しよう。復職をイメージして取り組んだことがあったよね。

+α知識 ⑥ Uhthoff（ウートフ）徴候

MS患者では、入浴や運動によって体温が上昇したときに神経症状が悪化することがある。これをUhthoff徴候といい、リハビリを実施する際のリスク管理項目になる。

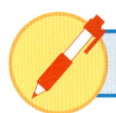

問題点

症状が多彩な多発性硬化症では問題点も多くなりがちなので、「Impairment・Disability・Handicap」の各問題点には優先順位を付け、全体像をしっかり捉えることが必要です。

Ⅵ 問題点

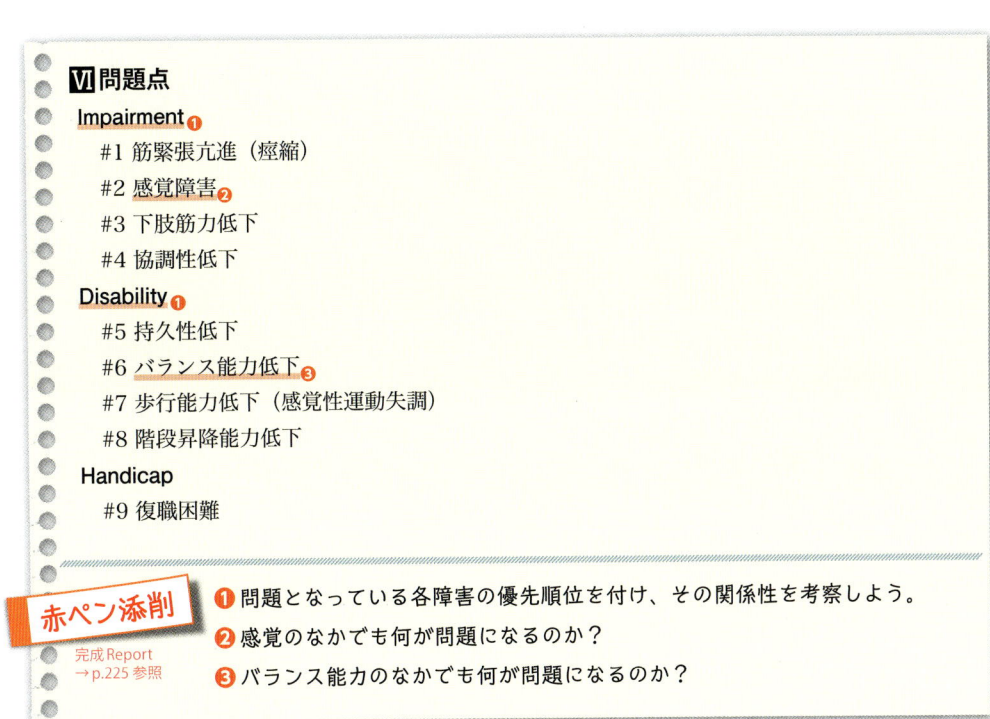

Impairment❶
- #1 筋緊張亢進（痙縮）
- #2 感覚障害❷
- #3 下肢筋力低下
- #4 協調性低下

Disability❶
- #5 持久性低下
- #6 バランス能力低下❸
- #7 歩行能力低下（感覚性運動失調）
- #8 階段昇降能力低下

Handicap
- #9 復職困難

赤ペン添削
完成Report
→p.225 参照

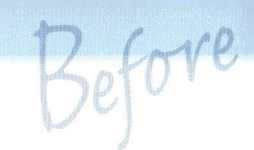

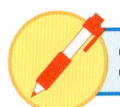

❶ 問題となっている各障害の優先順位を付け、その関係性を考察しよう。
❷ 感覚のなかでも何が問題になるのか？
❸ バランス能力のなかでも何が問題になるのか？

ゴール設定

理学療法評価に加え、症例に関する情報（主訴・ニーズ・ホープや他部門情報など）を整理しながら、現実的な目標を設定することが必要です。

Ⅶ ゴール設定

【短期目標：1カ月】
- バランス能力の改善❶
- 歩行能力の向上❶

【長期目標：3カ月】❷
- 持久性の向上❶
- 職場復帰（接客と店内管理）

赤ペン添削
完成Report
→p.225 参照

❶ 各目標には具体的数値が必要。根拠とともに考えよう。
❷「長期」レベルの目標は入院中にはできない可能性がある。その点を踏まえて治療プログラムを考えよう。

治療プログラム

プログラム内容が多くなりすぎないようにしましょう。リハビリの実施には、症例にかかわる関連職種も参加できるような治療プログラムを作成することが大切です。

Ⅷ 治療プログラム❶
- 下肢筋力強化練習
- バランス練習（バランスマット使用）
- 屋内外歩行および階段昇降練習
- 病棟内（自主）練習❷

赤ペン添削
完成Report
→p.225 参照

❶ 休憩や中止を判断する基準を設定しておこう。
❷ 具体的には何をする？ 関連職種（医師や看護師）にも協力してもらう項目なので、リスク管理も記載しよう。 ➡おすすめ書籍Ⅲ

考　察

これまで行ってきた内容から何がわかるのか（あるいは何がわからないのか）を十分に考えることが必要です。他者に理解してもらうためには、疾患特性や理学療法評価・問題点・ゴール・プログラムなどを総合的に整理し起承転結をつけて作成します。

Ⅸ 考察

　多発性硬化症は、中枢神経系の白質に炎症性の脱髄性病変が空間的・時間的に多発するのが特徴的である。本症例においても、大脳白質❶の多発病変が原因となり、多彩な神経症状を呈していたが、病状は順調に回復してきており、PTSが担当した頃は安定していた。評価結果より、左上下肢には中等度の深部感覚障害と筋緊張の亢進（折りたたみナイフ現象やクローヌスの出現）が認められた。また廃用性の筋力低下も加わり協調性が必要な動作は不正確となり、バランス能力の指標であるBBSやTUGでは減点項目が多く❷、歩行では感覚性運動失調の歩行❸を呈し、さらに易疲労性も認められることが、復職を困難なものにしていた。

　以上のことから、理学療法では復職に必要な実用性のある身体機能の獲得を目標に、リスク管理❹をしながら下肢筋力強化練習・バランス練習・屋内外歩行練習などを計画した❺。さらに、チームアプローチとして関連職種と連携し、病棟内（自主）練習も積極的に行うことで、リハビリ量を増やし持久性の向上を図るなど症例に合わせた効果的なプログラムを作成した。そのようにすることで、機能的予後の良好な本症例の【ホープ】である「できるだけ早く仕事に復帰したい」に応えたいと考える。

　多発性硬化症は多彩な症状を呈することから、全体像が捉えにくい疾患の1つである。したがって、リハビリにあたっては各症例の特徴に合わせたプログラムが重要で、関連職種とのチームアプローチも併用することが早期の機能回復を図るうえで大切であると考える。

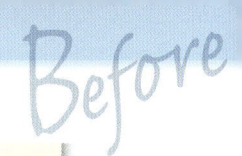

赤ペン添削
完成Report
→ p.225 参照

❶ 部位を明確に記載しよう。
❷ 多くの項目のなかでも着目するものはなかっただろうか？
❸ なぜこのような歩行になるのか、因果関係も含めて説明しよう。
❹ 実際には何を管理する？ 具体的に記載しよう。
❺ プログラム作成で深く考えたことがあったよね。考察にも記載しよう。

おすすめ書籍

Ⅰ）『神経内科ハンドブック 鑑別診断と治療（第4版）』（水野美邦／編），医学書院，2011
→ 医師も愛読している書籍で多少難しいが、疾患の理解には大切でバイブル的な1冊。

Ⅱ）『病気がみえる Vol.7 脳・神経 第1版』（編集医療情報科学研究所／編），メディックメディア，2011
→ 絵が多く、すべての医療従事者が理解しやすい。

Ⅲ）日下隆一：多発性硬化症の理学療法．『理学療法ハンドブック 改訂第4版 第3巻 疾患別・理学療法基本プログラム』（細田多穂，柳澤 健／編），共同医書出版社，2010
→ 一般的な基本事項を確認できる。

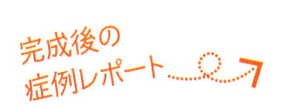

職場復帰に不安を抱える多発性硬化症患者の歩行能力改善に向けた取り組み

○△大学理学療法学科　実習太郎
実習指導者：石黒幸治

今回、早期の復職を目標としている多発性硬化症患者に対し、関連職種とのチームアプローチも行いながら、実用性のある歩行能力の獲得に向けて取り組むことのできる症例を担当させていただいたので以下に報告する。

I 症例紹介

【氏名】Aさん

【年齢／性別】40歳代／女性

【体格】
身長157.0 cm、体重51.0 kg、BMI 20.7 kg/m^2（標準）

【診断名】多発性硬化症（病型分類RRMS）

【既往歴】特になし

【個人的・社会的背景】
家族で和菓子店を経営し、接客と店内管理を主に行う

【家屋の状況】
一戸建て（2階に居室）、玄関、トイレ、浴室、階段に手すりあり。玄関に20 cmの上がり框がある以外家屋内に段差はなし。
1階の一部が店舗で、入口は自動ドアになっている。

【家族構成】
6名〔義父・義母・夫・子供（中学1年生・小学5年生）〕

【キーパーソン】夫（協力的）

【主訴】
「足の力がなく、商品を持ってのしゃがみ立ちでふらつく」

【ニーズ】
実用性のある身体機能（筋力向上・バランス能力向上）を再獲得する

【ホープ】
「できるだけ早く仕事に復帰したい。家事もしっかりしたい」

【趣味】旅行、読書

II 現病歴

2カ月ほど前に特に誘因なく微熱と"かすみ目"が生じ、感冒薬を飲んで休んでいたが、その後、左半身のしびれと脱力感が出現した。症状は一時的であったが繰り返し出現し、徐々に歩行時の下肢が振り出しにくくなり、足趾の引っかかりも目立ち、当院神経内科を受診する頃には杖が必要であった。

III 他部門からの情報

【担当医師からの情報】
MRI上で大脳白質（右側脳室周囲および左脳幹部）に多発病変がみられ（図1）、髄液検査で髄鞘の崩壊を示す髄鞘塩基タンパク（myelin basic protein：MBP）が158 pg/mLまで上昇（基準値102 pg/mL以下）していた。現在は順調に回復しているので、将来は実用性のある歩行や復職も

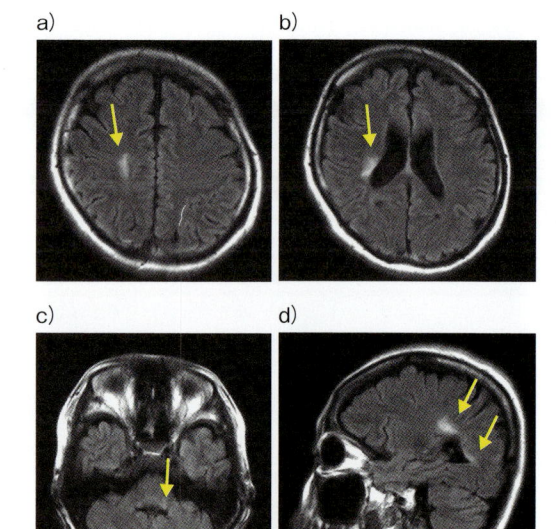

図1 ● MRI画像（T2強調画像）
a～c）横断像、d）矢状断像。
右側脳室周囲および脳幹部左側に脱髄斑を示す高信号あり（⇒）。

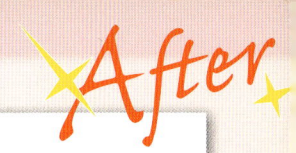

可能と思われる。バイタルサインなどに注意しながら積極的に取り組んでほしい。

－治療内容－
1) ステロイドパルス療法
2) 血漿浄化療法
3) 薬物療法〔プレドニン®（炎症抑制）、イムセラ®（再発予防）、カルバマゼピン（有痛性筋痙攣改善）〕

【担当看護師からの情報】
トイレ移動の際には腰部介助で杖歩行が可能になるなどADLは徐々に改善している。今後も病棟内で歩行練習をしたいが、どこまでの負荷をかけてよいのかわからない。

【担当社会福祉士からの情報】
早期の復職希望が患者から聞かれるが、今後は1カ月程度で転院の可能性もある。

IV 治療経過（担当理学療法士からの情報）

入院当初の全身状態は不安定であったため、廃用症候群の予防目的に可動域練習と端座位練習を病室で行った。全身状態が安定してからは、車椅子介助で病室を出て歩行練習（平行棒・歩行器・杖・独歩）を行った。現在でも筋力低下やバランス能力の低下・易疲労性（疲労感）を認めるが、今後は復職に向けてバイタルサインの悪化や過用症候群などへのリスク管理をしながら積極的なアプローチが必要と考える。

V 理学療法評価（入院後第10～12病日）

1. 全体像
- 性格は穏やかでリハビリに対する意欲も十分あり、実習生にも協力的である。

2. バイタルサイン
- リハビリ前：血圧 126 / 61 mmHg、脈拍 78回/分、SpO_2 98%
- リハビリ後：血圧 137 / 95 mmHg、脈拍 92回/分、SpO_2 98%

3. 疼痛検査
- 頸部を他動的に前屈させたときに背部に鋭い疼痛〔NRS（Numeric Rating Scale）3〕あり（入院時よりは改善）。
- 歩行中に左腓腹筋の"こむらがえり"を20秒程度生じることがある。

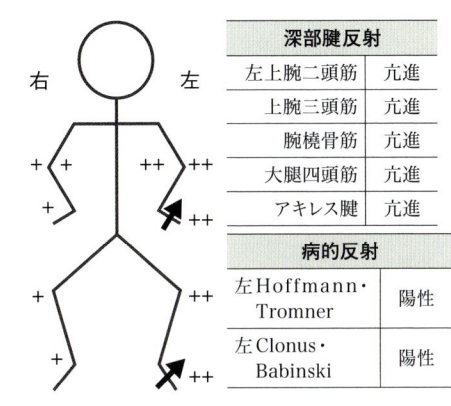

図2● 反射検査

深部腱反射	
左上腕二頭筋	亢進
上腕三頭筋	亢進
腕橈骨筋	亢進
大腿四頭筋	亢進
アキレス腱	亢進

病的反射	
左Hoffmann・Tromner	陽性
左Clonus・Babinski	陽性

4. 身体計測（周径） (cm)

部位	右	左
上腕	24.5	24.0
前腕	21.0	20.5
大腿（膝蓋骨15 cm上）	39.5	37.5
下腿	26.5	26.0

5. 筋緊張検査（MAS）
MAS：1＋
- 左上下肢で軽度の筋緊張増加があり、左肘関節（屈曲）および左膝関節（屈曲）で"折りたたみナイフ現象"あり。

6. 反射（深部腱反射、病的反射）
反射検査の結果を図2に示す。

7. 脳神経検査（視神経）
- 発症前と比較し視力は低下（左1.0 → 0.4）したが、日常生活には支障をきたしていない。まれに物の中心が見えにくくなる（中心暗点）ときがある。

8. 感覚検査（表在、深部）
1) 表在感覚
- 左上下肢は軽度のしびれあり。下腹部に締め付けるような異常な感覚（絞扼感）あり。

2) 深部感覚
- 関節覚：左上下肢は中等度鈍麻（3／5回）。
- 振動覚：左上下肢の近位部（肩・股関節）は正常、遠位部（手・足関節）は中等度鈍麻（5／10）。

9. 関節可動域検査（ROMT）
- 左下肢伸展挙上（SLR）50°P（ハムストリン

グスに伸張痛 NRS 3）
- 左足関節背屈 0°P（腓腹筋に伸張痛 NRS 3）

10. 徒手筋力検査（MMT）および握力

1) 徒手筋力検査

	右	左
頸部	4	
体幹	4	
上肢	5	3
下肢	5	3※

※左股関節屈曲で代償運動（外旋）あり。

2) 握力
   右 24.5 kg、左 16.5 kg

11. 協調性検査

1) 鼻指鼻試験（nose-finger-nose test）
   - 左上肢で軽度の測定障害あり、運動は緩慢。
2) 足趾手指試験（toe-finger test）
   - 左下肢で軽度の測定障害あり、運動は緩慢。
3) 水の入ったコップを持たせる試験
   - 左手の開閉動作が緩慢で測定障害も軽度あり、水をこぼしそうなる。

12. 持久性検査（6 分間歩行試験、6 Minutes Walk Test：6 MWT）

1) 総歩行距離：250 m/6 分間
2) 新（修正）Borg スケール：4 点（やや強い）

13. バランス検査

1) 各種姿勢での保持バランス〔四つ這い位・（片）膝立ち位〕
   - 四つ這い位では安定し、（片）膝立ち位では軽微な外乱刺激でもバランスをくずす。
2) Romberg テスト：陰性。フラツキがあり、ステップ反応が出現。
3) Berg Balance Scale（BBS）：37／56 点（表1）
   - 「方向転換」や「拾い上げ」、特に「タンデム立位」や「片脚立位」では、動揺が大きく転倒の危険もあり。
4) TimeD Up and Go Test（TUG）：16.9 秒、22 歩
   - 全体的に慎重に行い、方向転換でバランスをくずす。

14. ADL 評価

1) 起居動作（背臥位～端座位）
   - すべて自立しているが、左側からの動作はスムースでない。
2) Barthel Index（BI）：80 点／100 点（表2）

表1 ● Berg Balance Scale（BBS）

項目	点数
① 立ち上がり	4
② 立位保持	4
③ 座位保持	4
④ 座り	4
⑤ 移乗	4
⑥ 閉眼立位保持	2
⑦ 両足揃え立位	2
⑧ 前方リーチ	1
⑨ 拾い上げ	2
⑩ 振り返り	3
⑪ 360°方向転換	2
⑫ 踏み台	3
⑬ タンデム立位	1
⑭ 片脚立位	1
合計	37

採点：1～4 点（満点 56 点）

表2 ● Barthel Index（BI）

項目	点数
① 食事	10
② 移乗	15
③ 整容	5
④ トイレ	10
⑤ 入浴	0
⑥ 歩行	10
⑦ 階段昇降	5
⑧ 着替え	5
⑨ 排便	10
⑩ 排尿	10
合計	80

- 減点項目は、⑤入浴、⑥歩行、⑦階段昇降、⑧着替え。動作中に膝折れが生じバランスをくずしやすい。入浴後に倦怠感が強くなる。

15. 歩行・階段昇降（応用歩行含む）

1) 歩行（独歩）
   - 歩行速度 14.8 秒/10 m、歩数 17 歩
   - 左立脚期は短縮し wide base で、感覚性運動失調を呈する。復職を想定した障害物（10 cm）の跨ぎ動作では、バランスをくずす。転倒への恐怖心が常にあるとのこと。

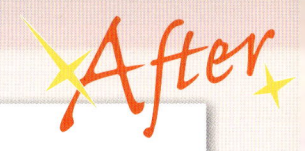

2) 階段昇降
- 上りは1足1段で可能であるが段差につまずくことあり。下りは2足1段で手すりが必要。

Ⅵ 問題点

Impairment
#1 深部感覚障害
#2 下肢筋力低下
#3 筋緊張亢進（痙縮）
#4 協調性低下

Disability
#5 バランス（方向転換、拾い上げ、タンデム、片脚立位）能力低下
#6 歩行能力低下（感覚性運動失調）
#7 持久性低下
#8 階段昇降能力低下

Handicap
#9 復職困難

Ⅶ ゴール設定

【短期目標：1カ月】
1) バランス能力の改善
BBS：46点以上（病棟内歩行の自立）
TUG：13.5秒以下（転倒リスクの減少）
2) 歩行能力の向上
10.0秒/10 m以下（屋外歩行の自立）

【長期目標：3カ月】
1) 持久性の向上
610 m以上/6分間
2) 職場復帰（接客と店内管理）

Ⅷ 治療プログラム※

- 下肢筋力強化練習
- バランス練習（バランスマット使用）
- 屋内外歩行および階段昇降練習
- 病棟内（自主）練習
 ①ストレッチ体操、②立ち上がり練習、③杖歩行練習

※新（修正）Borgスケール4点や体熱感を自覚した際には休憩または中止。

Ⅸ 考察

多発性硬化症は、中枢神経系の白質に炎症性の脱髄性病変が空間的・時間的に多発するのが特徴的である。本症例においても、大脳白質（右側脳室周囲および左脳幹部）の多発病変が原因となり、多彩な神経症状を呈していたが、病状は順調に回復してきており、PTSが担当した頃は安定していた。評価結果より、左上下肢には中等度の深部感覚障害と筋緊張の亢進（折りたたみナイフ現象やクローヌスの出現）が認められた。また廃用性の筋力低下も加わり協調性が必要な動作は不正確となり、バランス能力の指標であるBBSやTUGでは減点項目が多く、特にしゃがみにくさと方向転換時の動揺以外にもタンデムや片脚立位時のバランス能力低下が顕著であった。これらの機能障害と能力障害が原因となり、歩行では足部の接地状況が正確に把握できず不安で感覚性運動失調の歩行を呈し、さらに易疲労性も認められることが、復職を困難なものにしていた。

以上のことから、理学療法では復職に必要な実用性のある身体機能の獲得を目標に、リスク管理（バイタルサイン悪化・過用症候群・Uhthoff徴候）をしながら下肢筋力強化練習・バランス練習・屋内外歩行練習などを計画した。特に、深部感覚障害がバランス能力と歩行能力を低下させる大きな要因であると捉え、自動介助や抵抗運動による正確な動きを視覚による代償下で反復して行い、運動学習効果に期待したい。さらに、チームアプローチとして関連職種と連携し、病棟内（自主）練習も積極的に行うことで、リハビリ量を増やし持久性の向上を図るなど症例に合わせた効果的なプログラムを作成した。そのようにすることで、機能的予後の良好な本症例の【ホープ】である「できるだけ早く仕事に復帰したい」に応えたいと考える。

多発性硬化症は多彩な症状を呈することから、全体像が捉えにくい疾患の1つである。したがって、リハビリにあたっては各症例の特徴に合わせたプログラムが重要で、関連職種とのチームアプローチも併用することが早期の機能回復を図るうえで大切であると考える。

参考文献

1) 村永信吾、他：高齢者の運動機能（健康増進）と理学療法. PTジャーナル, 10：861-868, 2009

第2章　神経系疾患の症例レポート

6 不全脊髄損傷

廣島拓也

はじめに　〜不全脊髄損傷患者への理学療法

　脊髄損傷とは、疾病や外傷により脊髄が損傷され、損傷部位以下に運動麻痺や知覚麻痺、膀胱直腸障害をはじめとする自律神経障害を呈する複合疾患です。脊髄損傷は「完全麻痺」と「不全麻痺」に大別され、近年の初期治療の進歩や二次障害予防方法の確立に伴い、不全脊髄損傷の割合が増加しています。

　不全脊髄損傷は、脊髄機能が温存されており、①母趾屈曲が可能、②肛門周囲の知覚残存、③肛門括約筋の収縮、このなかの1つでも認められている状態をいいます。不全脊髄損傷には、脊髄横断画像による損傷型分類があり、「中心性脊髄損傷」「前部脊髄損傷」「後部脊髄損傷」「Brown Séquard型損傷」に分けられます。身体機能の重症度と合わせて、損傷型を把握することは、予後予測の一助となります。

　不全脊髄損傷患者の理学療法を進めるうえで重要な点は、身体機能の変化を考慮しながら目標設定を見直す視点をもつことです。不全脊髄損傷患者の臨床症状は多岐にわたり、かつ、身体機能の変化は個体差が多く、初期評価時のみから予後予測をすることが困難です。そのため、日々の経過を追いながら、目標を再設定することが重要となります。

　以上のような点を考慮して、症例レポートを作成しましょう。

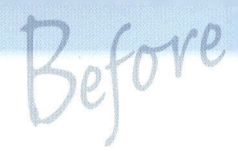

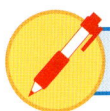

タイトル・導入

タイトルには、目標設定についての内容を含めます。不全脊髄損傷患者の病態と症状は多岐にわたりますので、特に着目する内容を明記すると論点が絞れます。

【タイトル】
　在宅復帰をめざした不全頸髄損傷患者❶

【導入】
　頸髄損傷により不全四肢麻痺を呈した❷症例の評価および治療介入を行う機会を得たので以下に報告する。

赤ペン添削
完成Report
→p.238 参照

❶ どのような状態での在宅復帰をめざしたのか、具体的に記載する。
❷ 受傷により何に制限が起きたのか、主要な問題点について触れておく。

症例紹介

症例の職歴や社会背景、家庭内の役割を把握できるように記載します。復職が目標となるのか、在宅復帰が目標となるのか、目標設定を考えるうえで重要になります。

Ⅰ 症例紹介
　【氏名】Aさん
　【年齢／性別】70歳代／男性
　【体格】身長170 cm、体重54.4 kg❶
　【利き手】右❷
　【家族構成】妻（60歳代）と2人暮らし
　【職業】無職
　【診断名】頸髄損傷
　【主訴】「体が思うように動かない」
　【ホープ】「元の体に戻りたい」
　【ニーズ】留守番可能❸
　【現病歴】
　　2015年4月1日❹、自転車で転倒し受傷。その後、救急搬送となる。4月2日❹、椎弓形成術施行。6月4日❹、リハビリ目的で転入院する。

赤ペン添削
完成Report
→p.238 参照

❶ 痩せ型で骨突出が顕著であると褥瘡発生リスクの一因となる。体型がわかるように、BMIを記載する。
❷ 利き手交換をする場合があるため、利き手を確認することは重要。
❸ 在宅復帰に必要な条件は何かを考える。
❹ 具体的な年月日の記載は、個人の特定につながるので避ける。

他部門情報

医師からの情報では、禁忌動作について把握できるように記載します。作業療法士からの情報では「できるADL」について、看護師からの情報は「しているADL」について記載します。特に不全脊髄損傷患者の排泄管理について把握することは大切です。

> **Ⅱ 他部門情報**❶
> 【術式】椎弓形成術（C3～6）
> 【画像所見】MRIにてC4/5にT2高信号を認める。
> 【医師】
> 　受傷時よりも徐々に回復しており、経過をたどりながらゴールを設定する。離床時は頸椎カラーを装着する❷。
> 【作業療法士】左手で摂食動作を練習している❸。
> 【看護師】食事は全介助❹。排便は摘便、排尿は自尿可能❺。
> 【ソーシャルワーカー】介護保険申請済み。自宅は持ち家・一軒家・2階建て。

赤ペン添削
完成Report
→p.238 参照

❶ 何病日時点での情報なのか明記する。
❷ 運動制限の内容と頸椎カラーの装着期間について記載する。
❸ 動作条件を具体的に。
❹ 看護師には、「しているADL」を確認する。
❺ 排泄管理に関して詳細に。

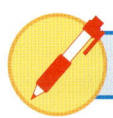

理学療法経過

発症から実習生が担当するまでの理学療法経過を記載します。不全脊髄損傷患者にとって、経過を把握することで回復の程度がわかり、目標設定のための重要な情報となります。

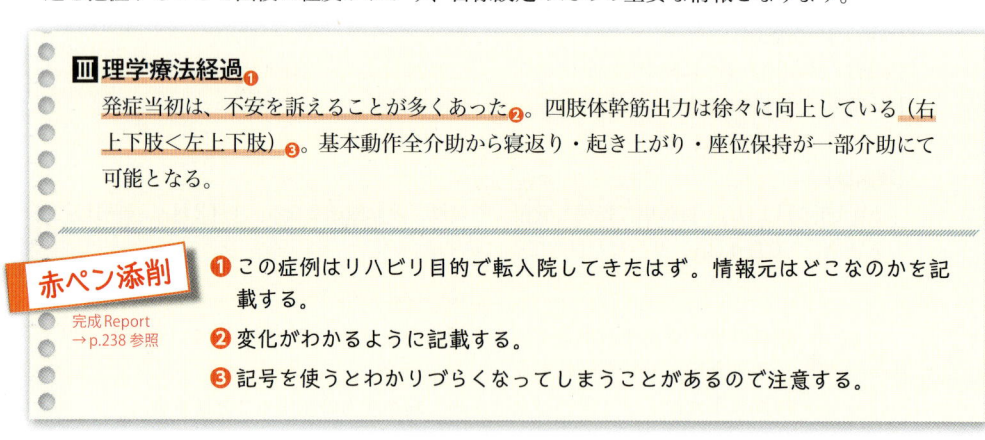

> **Ⅲ 理学療法経過**❶
> 発症当初は、不安を訴えることが多くあった❷。四肢体幹筋出力は徐々に向上している（右上下肢＜左上下肢）❸。基本動作全介助から寝返り・起き上がり・座位保持が一部介助にて可能となる。

赤ペン添削
完成Report
→p.238 参照

❶ この症例はリハビリ目的で転入院してきたはず。情報元はどこなのかを記載する。
❷ 変化がわかるように記載する。
❸ 記号を使うとわかりづらくなってしまうことがあるので注意する。

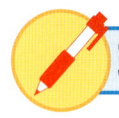

理学療法評価

不全脊髄損傷患者の全体像がわかるような評価項目を記載します。また、発症から何病日目に行った評価なのかわかるように記載します。経過をたどる際に必要な情報となります。

Ⅳ 理学療法評価 ❶

1. 全体像
コミュニケーション良好。転院をきっかけにリハビリに対する意欲が向上。

2. ASIAの評価基準 ❷
- 神経学的高位（Rt / Lt）：感覚　C5 / C5、運動　C4 / C6
- 機能障害スケール：C

3. 関節可動域検査
制限部位のみ記載（表1）。

表1● 関節可動域検査

		Rt（°）	Lt（°）
肩関節	屈曲	90	100
	外転	90	90
股関節	屈曲	85	100
足関節	背屈	0	0
	背屈（膝屈曲位）	5	5

❸

赤ペン添削
完成Report
→p.238 参照

❶ 何病日目時点での評価なのかわかるようにする。
❷ アメリカ脊髄損傷学会（American Spinal Injury Association：ASIA）の評価基準は、世界中で最も多く使用されているので確認しておく。→ +α知識 ①
❸ すべての検査結果を載せずに、問題点となる部分のみ記載ている点はいいね。

+α知識 ① ASIAの評価基準

ASIAの評価尺度は知覚スコアと運動スコアで構成されており、2つのスコア結果から、神経学的高位と機能障害スケール（ASIA Impairment Scale：AIS）（表A）を決定する。神経学的高位は実際に損傷された髄節ではなく、機能が残存している最下位の髄節で表現する。機能障害スケールはA〜Eの5段階に分類されている。

表A● 機能障害スケール（ASIA Impairment Scale：AIS）

等級		特徴
A	完全	S4〜5に運動・知覚ともに機能はまったく残存していない
B	不全	知覚（運動ではない）機能は、S4〜5も含む神経学的レベルより下位に存在している
C	不全	運動機能は神経学的レベルより下位に残存し、神経学的レベルより下位の主要筋群の半分以上は筋力3以下である
D	不全	運動機能は神経学的レベルより下位に残存し、神経学的レベルより下位の主要筋群の半分は筋力3またはそれ以上である
E	正常	運動・知覚ともに正常な機能を有する

〔『四肢麻痺と対麻痺 第2版』（Ida Bromley／著，荻原新八郎／訳），医学書院，1999より引用〕

4. 徒手筋力検査（MMT）❹

表2に示す。

表2 ● 徒手筋力検査

		Rt	Lt
肩甲骨	挙上	5	5
肩関節	屈曲	5	5
	伸展	4	4
	外転	5	5
肘関節	屈曲	2	5
	伸展	2	4
手関節	掌屈	2	3
	背屈	2	4
手指MP	屈曲	2	3
	伸展	2	3
小指	外転	2	2

		Rt	Lt
股関節	屈曲	3	3
	伸展	2	2
	内転	2	2
	外転	3	3
膝関節	屈曲	3	3
	伸展	4	5
足関節	底屈	2+	2+
	背屈	1	5
足趾	伸展	3	3
体幹	屈曲	2	

5. 感覚検査❺

触覚：表3に示す。

表3 ● 触覚検査

	Rt	Lt
C2〜C5	10 / 10	10 / 10
C6〜Th4	0 / 10	3〜4 / 10
Th5〜Th10	2〜3 / 10	5 / 10
Th10〜S5	0 / 10	6〜7 / 10

6. 筋緊張検査（MAS）❻

表4に示す。

表4 ● 筋緊張検査

	Rt	Lt
僧帽筋	1+	1+
大・小菱形筋	1+	1+
下腿三頭筋	2	2
腹筋群	0（低緊張）❻	

赤ペン添削

完成Report
→ p.238参照

❹ 徒手筋力検査（Manual Muscle Testing：MMT）は脊髄高位から順に下位へ調べる。神経学的高位を判断するために必要なkey muscleを確認しておこう。➡おすすめ書籍Ⅰ

❺ 感覚検査では、ASIAの評価に用いる触覚と痛覚について確認しておく。
➡+α知識 ②

❻ 緊張が亢進している筋はmodified Ashworth Scale（MAS）を用いる。低緊張の筋については、別枠で記載するように。

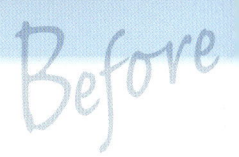

7. 基本動作

(1) 座位バランス評価

International Stoke Mandeville Games（ISMG）❼：Poor
座位はとれるが、両手前方挙上ができず、プッシングに抵抗できない❽。手の支持があれば座位保持可能。

(2) 起居動作移乗動作

表5に示す。

表5● 起居動作移乗動作

寝返り	一部介助	下肢屈曲と同時に、体幹を側方に回旋させるが、胸部の回旋が不十分。
起き上がり	一部介助	自力でのon elbow姿勢への変換が困難。
車椅子ベッド間移乗	一部介助	立位経由。体幹を前傾させ、前方への重心移動は可能。踏みかえ動作は視覚代償を用いて可能❾。
車椅子座位	自立	車椅子❿上での座位保持は可能。除圧動作が一部可能⓫。
車椅子駆動	全介助	自走困難であり、介助にて走行する。

(3) 歩行：平行棒内、一部介助⓬（表6、図1）

表6● 歩行観察

	右立脚期⓭
水平面	足部接地位置は、視覚代償を用いれば一定にすることが可能
前額面	右股関節内転位となり左骨盤下制 体幹は左側屈し、頭頸部は立ち直り反応がみられる
矢状面	体幹前傾・右股関節屈曲位・右膝過伸展位（右膝ロッキング）⓮ 前方への重心移動不十分

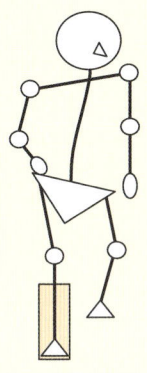

右LR時（前額面）　右LR時（矢状面）

図1● 歩行観察

赤ペン添削

完成Report
→p.239 参照

❼ 脊髄損傷のバランス評価ではISMGの評価を用いることが多い。➡+α知識 ③

❽ 評価基準の記載だけでなく、バランス反応についても記載する。

❾ どの部分に介助を要するのかを記載し、問題点をわかりやすくする。

❿ 車椅子の種類は？➡+α知識 ④

⓫ 車椅子乗車時間が長い脊髄損傷患者にとって、除圧動作が可能かどうかの確認は重要。除圧動作の種類を確認しておく。➡おすすめ書籍Ⅱ

⓬ 動作条件は？

⓭ 右立脚期のなかでもどの部分の相なのか、図と合わせて示す。

⓮ 介助を要する点や、安全性に欠ける点を記載する。

8. ADL評価⑮

(1) 機能的自立度評価法（Functional Independence Measure：FIM）：合計60／126点（表7）

表7 ● FIM

運動項目	セルフケア	食事	2
		整容	3
		清拭	2
		更衣（上半身）	2
		更衣（下半身）	1
		トイレ動作	2
	排泄コントロール	排尿コントロール	4
		排便コントロール	2
	移乗	車椅子ベッド間移乗	2
		トイレ移乗	2
		浴槽シャワー	1
	移動	歩行・車椅子	1
		階段	1
認知項目⑯	コミュニケーション	理解	7
		表出	7
	社会的認知	社会的交流	7
		問題解決	7
		記憶	7

(2) 動作観察⑰

【食事】全介助⑱。
【更衣】左袖を通す動作や、下衣を上げる際に協力動作が可能⑱。
【整容】車椅子上で実施。歯みがき、洗顔、髭剃り全介助。
【排泄】
　移乗時は左上肢で手すりを把持し、看護師の介助で立ち上がる。座位は左上肢で手すりを把持し保持可能⑲。
【入浴】シャワーチェア⑳に座り、洗体・洗髪は要介助。

赤ペン添削

完成Report
→ p.239 参照

⑮ FIMのような量的な評価のみではなく、質的な動作観察もADL評価には重要だね。

⑯ 脊髄損傷患者は、認知項目に減点がないことが多い。その場合は省略することも可能。

⑰ 動作観察では、動作条件と介助を要する点を記載する。

⑱ どこで動作を行うか確認する。車椅子上？ ベッド上？

⑲ 下衣の上げ下げ、拭く動作の確認を忘れないように。

⑳ どのようなシャワーチェアを使用しているか確認しておく。

+α知識 ②痛覚検査

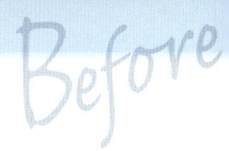

痛覚検査は神経学的高位の判断と予後予測に必要となり、皮膚髄節ごとに検査を行う。ASIAの評価では、ピンを用いて検査し、①脱失、②鈍麻、③正常の3段階で評価する。ローラーを用いた痛覚検査では、麻痺域から健常域へなぞり検査する。

+α知識 ③International Stoke Mandeville Games (ISMG)（表B）

International Stoke Mandeville Games（国際ストークマンデビル競技大会）とは、イギリスの車椅子用スポーツ競技大会のことである。この座位バランス評価は、車椅子スポーツ競技用に用いられた座位バランス評価法を一部改変したものである。

表B International Stoke Mandeville Games（ISMG）におけるバランス評価（鷹野改）

Normal	正しい姿勢や座位にて、あらゆる方向からの強いプッシングに対し、正常な立ち直り反射があり座位を保持できる。
Good	ある程度のプッシングに対し立ち直りがあり、座位を保持できる。
Fair	両手を前方に挙上でき、座位保持が可能であるが、プッシングに対し不安定である。
Poor	座位はとれるが、両手前方挙上できず、プッシングに抵抗できない。
Trace	ごく短時間座位をとれるが安定した座位は維持できない。
Zero	まったく座位をとれない。

（水上昌文，他：脊髄損傷者の座位バランス．国立身体障害者リハビリテーションセンター研究紀要，5：27-34, 1984より引用）

+α知識 ④ティルト・リクライニング機構のついた車椅子（図A）

座背角度の調節をリクライニング機構、ティルト角度（座角度）の調節をティルト機構といい、その2つの機構をもつ車椅子をティルト・リクライニング機構のついた車椅子という。

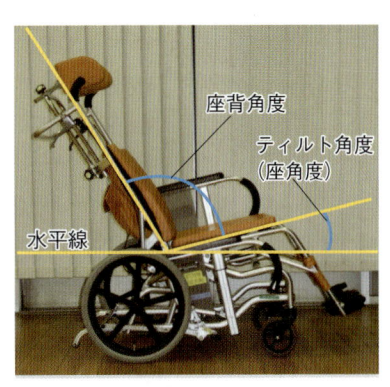

図A ティルト・リクライニング機構のついた車椅子
座背角度：座面とバックサポートがなす角度
ティルト角度：水平面と座面がなす角度

問題点

国際生活機能分類（International Classification of Functioning, Disability and Health：ICF）は、マイナス面ばかりでなくプラス面も記載します。総合的に症例を把握し、症例にとって解決すべき問題点を抽出します。

Ⅴ 問題点

表8に示す。

表8 ● 問題点抽出（ICF）

健康状態		
#1 頸髄損傷❶		
心身機能・身体構造❷	**活動**	**参加**
#2 C4/6 ❸ #3 筋力低下 #4 膀胱直腸障害 #5 腹筋群低緊張 #6 関節可動域制限 #7 感覚障害	♭1 座位保持自立❹ ♭2 車椅子上除圧動作可能 ♭3 自己トレーニング可能	♭4 他患者・病院スタッフとのコミュニケーション良好
	活動制限	**参加制約**
	#8 摂食動作介助 #9 起居動作一部介助 #10 車椅子移動介助 #11 移乗動作一部介助 #12 更衣動作一部介助 #13 トイレ動作一部介助 #14 洗体・洗髪動作一部介助	#15 病棟生活自立困難 #16 在宅復帰困難 #17 行動範囲狭小化
環境因子	**個人因子**	
#18 妻と2人暮らし #19 持ち家・一軒家・2階建て	#20 70歳代 #21 無職 ♭5 リハビリ意欲高い	

赤ペン添削
完成Report
→p.240 参照

❶ 完全麻痺か不全麻痺か記載する。
❷ 理学療法介入を行ううえで問題点となるものから順に記載する。
❸ 画像診断上の損傷部位を表しているのか、残存機能を表しているのかわかるように記載する。
❹ 座位保持の条件は？

ゴール設定

目標となる「動作」や「状態」を記載します。「安定性向上」や「筋力増強」など方向性のみの記載はしないようにします。

Ⅵ ゴール設定

【短期目標（1カ月）】
- 寝返り・起き上がり動作自立
- 座位保持能力向上 ❶❷

【長期目標（4カ月）】
- トイレ動作自立（移乗、下衣上げ下げ含む）
- 病棟内 Lofstrand（ロフストランド）杖歩行自立 ❸

> **赤ペン添削**
> 完成Report
> →p.240 参照
>
> ❶ 座位の条件や自立度を明確にする。
> ❷ 座位保持能力を向上させ、ADL上で何を目標とするかを記載する。
> ❸ 在宅での歩行条件についても考える。

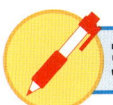

🖊 理学療法プログラム

Ⅴであげた問題点を解決する理学療法プログラムを記載します。必要に応じて、自己トレーニングの方法や家族への介助指導計画を記載します。

> **Ⅷ 理学療法プログラム**
> ・体幹下肢筋力強化
> ・座位バランス練習
> ・立ち上がり動作、立位保持練習
> ・体重免荷式トレッドミル❷歩行練習 ❶
> ・自己トレーニング指導

> **赤ペン添削**
> 完成Report
> →p.240 参照
>
> ❶ ターゲットとする筋や運動療法の目的を具体的に記載する。
> ❷ 体重免荷式トレッドミルについて確認しておく。➡ +α知識 ⑤

+α知識 ⑤体重免荷式トレッドミル（図B）

ハーネスで身体を上方に牽引することで、部分免荷が可能となる。歩行練習中の転倒の危険性がなくなるため、理学療法士は重心移動の誘導や下肢の振り出し動作介助を行いやすくなる。

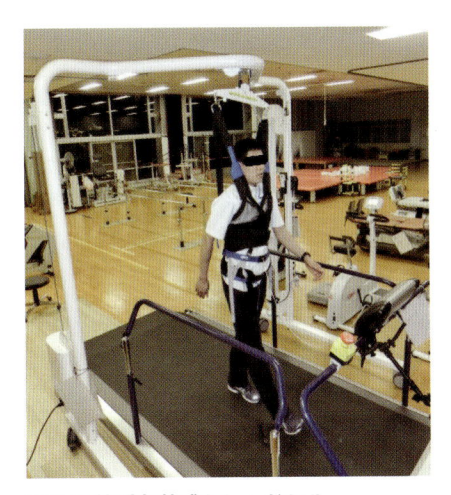

図B ● 体重免荷式トレッドミル

第2章 6 不全脊髄損傷

考察

　不全脊髄損傷患者を考えるうえで、目標設定が重要となります。理学療法評価・経過・年齢・職業・社会背景などを踏まえて、本症例の目標設定に至る経緯を記載し、検査・測定結果の羅列にならないように記載します。また、退院後に身体機能が変化することを考慮し、多様な社会資源の利用を考察します。

Ⅷ 考察

　本症例は、神経学的高位C4／C6、AIS：Cの不全四肢麻痺である。前院からの情報にもあるように、発症から現在まで、身体機能の改善がみられているが、不全脊髄損傷患者の到達レベルは個体差が大きく明確な予後予測は難しい。そのため、予後予測についての知見を交えて、本症例の問題点の抽出、目標設定、理学療法プログラムの立案を行ったので以下に報告する。

　前院からの経過を踏まえると、今後も下肢の支持性が改善し、起居動作・歩行能力が向上すると考えられる❷。しかし、本症例は比較的高齢であり、また、右上下肢表在感覚がほぼ脱失であるため、回復には時間を要すると判断し、長期目標を「トイレ動作自立」「病棟内Lofstrand（ロフストランド）杖歩行自立」「自宅内伝い歩き自立」とした。短期目標は、入院生活において、座位での生活が中心となることが予想されるため、「寝返り・起き上がり動作自立」「上肢支持なしでの座位保持自立」「屋内普通型車椅子駆動自立」とした。❶

　本症例において、座位保持と寝返り・起き上がり動作を阻害している因子は、腹筋群と両股関節周囲筋（特に腸腰筋、大殿筋、ハムストリングス）の筋力低下があげられる。また、座位保持に関しては、体幹・殿部の感覚障害によりバランス反応の遅延❸も影響していると考える。離殿～立位の動作と歩行動作においては、右下肢筋力低下に起因する支持性の低下が問題点としてあげられる。そのため、右下肢への荷重が十分に行えず、不安定性につながっていると考える。特に、右中殿筋の筋力低下により右LR～MStにTrendelenburg（トレンデレンブルグ）歩行が出現している点と、右膝のロッキングが右下肢への体重移動を阻害し、代償動作として体幹を前傾させている点は、歩行立脚期における不安定性を生み出していると考える。右膝ロッキングの原因としては、右下肢支持性低下に加え、重度の感覚障害と右下腿三頭筋の筋緊張亢進があげられる。

　よって、体幹下肢筋力強化、両下肢で自重を支持する感覚の再学習、体幹下肢の協調性改善を目的とした内容の理学療法プログラムを立案した（前述Ⅶ）。自己トレーニングは、本人のリハビリに対するモチベーションの高さを考慮し、安全に実施可能であるベッド上でのトレーニングを中心に指導した。

　退院後は、順調に回復が得られたとしても、他者の介助が必要❹となることが予想される。また、屋外は車椅子の利用が実用的であると考える。さらに、入院時と比較して活動量が低下することが予想される。したがって、今後は、社会資源の利用❺を視野に入れた環境設定の必要性があると考える。

赤ペン添削

完成Report
→p.240 参照

❶ 予後予測に関する報告を参考にし、目標設定に至る考察を進める。また、文献を引用した場合は、引用元を記載する。

❷ 「考えられる」は受動態。考察では、「考えた」ことを書く。

❸ 理学療法評価に記載があるものを考察する。座位保持能力の項目にバランス反応について記載があるか確認しよう。

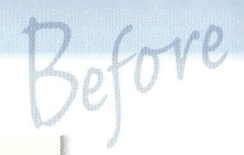

❹ どの動作に介助を要するのか、具体的に記載する。
❺ 社会資源について具体的に記載する。

おすすめ書籍

Ⅰ）『脊髄損傷理学療法マニュアル 第2版』（岩崎 洋／編），文光堂，2014
→ 完全麻痺・不全麻痺別に具体的な理学療法の方法が記載されており、脊髄損傷患者を担当した際には押さえておくべき内容がつまっている1冊。

Ⅱ）『障害者のシーティング』（廣瀬秀行，清宮清美／編），三輪書店，2014
→ 一日の大半を車椅子上で過ごすことが増える脊髄損傷患者にとって欠かせないシーティング。身体機能評価・生活評価に基づいた用具の選定・適合をするためにはぜひ読んでおきたい。

Ⅲ）『脊髄損傷マニュアル　リハビリテーション・マネジメント』（神奈川リハビリテーション病院脊髄損傷マニュアル編集委員会／編），医学書院，1996
→ リハビリテーションの立場で、受傷直後の時点から問題別に整理されている専門技術書。医師や看護師の役割も学べるので、脊髄損傷における幅広い知識が得られる。

屋内伝い歩きでの在宅復帰をめざした不全頸髄損傷患者

○△大学理学療法学科3年　実習太郎
実習指導者：廣島拓也

頸髄損傷により不全四肢麻痺を呈し、移動を含む日常生活活動（ADL）に制限をきたした症例の評価および治療介入を行う機会を得たので以下に報告する。

I 症例紹介

【氏名】Aさん
【年齢／性別】70歳代／男性
【体格】
　身長170 cm、体重54.4 kg、BMI 18.8 kg/m²
【利き手】右
【家族構成】妻（60歳代）と2人暮らし
【職業】無職
【診断名】頸髄損傷
【主訴】「体が思うように動かない」
【ホープ】元の体に戻りたい
【ニーズ】屋内歩行自立、留守番可能
【現病歴】
　自転車で転倒し受傷。その後、救急搬送となる。5病日後、椎弓形成術施行。65病日後、リハビリテーション目的で転入院する。

II 他部門情報（70病日時点）

【術式】椎弓形成術（C3～6）
【画像所見】MRIにてC4/5にT2高信号を認める。
【医師】
　受傷時よりも徐々に回復しており、経過をたどりながらゴールを設定する。頸椎の前屈動作は75病日まで禁止。その間、離床時は頸椎カラーを装着。
【作業療法士】
　テーブル高を調整し、左手で太柄スプーンを利用した摂食動作を練習している。
【看護師】
　食事は全介助。排便はベッド上にて摘便。下剤の調整を行いながら、自然排便を促している。排尿はトイレにて自尿可能。尿意あり。
【ソーシャルワーカー】
　介護保険申請済み。自宅は持ち家・一軒家・2階建て。

III 前院での理学療法経過

発症当初は、不安を訴えることが多くあったが、徐々に前向きな発言に変わっている。発症後10病日時点でのASIA Impairment Scale（AIS）はC。肢体幹筋出力は徐々に向上しており、右上下肢と比べ左上下肢の回復が著しい。基本動作全介助から寝返り・起き上がり・座位保持が一部介助にて可能となる。

IV 理学療法評価（66～70病日時点）

1. 全体像
コミュニケーション良好。転院をきっかけにリハビリに対する意欲が向上している。

2. ASIAの評価基準
　・神経学的高位（Rt／Lt）：感覚　C5／C5、運動　C4／C6
　・AIS：C

3. 関節可動域検査
制限部位のみ記載（表1）。

4. 徒手筋力検査（MMT）
表2に示す。

5. 感覚検査
痛覚：C5領域までは正常、C6領域以下は鈍麻
触覚：表3に示す。

6. 筋緊張検査（MAS）
表4に示す。腹筋群は低緊張。

7. 基本動作
(1) 座位バランス評価
International Stoke Mandeville Games（ISMG）：Poor

表1 ● 関節可動域検査

		Rt (°)	Lt (°)
肩関節	屈曲	90	100
	外転	90	90
股関節	屈曲	85	100
足関節	背屈	0	0
	背屈（膝屈曲位）	5	5

表2 ● 徒手筋力検査

		Rt	Lt
肩甲骨	挙上	5	5
肩関節	屈曲	5	5
	伸展	4	4
	外転	5	5
肘関節	屈曲	2	5
	伸展	2	4
手関節	掌屈	2	3
	背屈	2	4
手指MP	屈曲	2	3
	伸展	2	3
小指	外転	2	2

		Rt	Lt
股関節	屈曲	3	3
	伸展	2	2
	内転	2	2
	外転	3	3
膝関節	屈曲	3	3
	伸展	4	5
足関節	底屈	2+	2+
	背屈	1	5
足趾	伸展	3	3
体幹	屈曲	2	2

表3 ● 触覚検査

	Rt	Lt
C2〜C5	10 / 10	10 / 10
C6〜Th4	0 / 10	3〜4 / 10
Th5〜Th10	2〜3 / 10	5 / 10
Th10〜S5	0 / 10	6〜7 / 10

表4 ● 筋緊張検査

	Rt	Lt
僧帽筋	1+	1+
大・小菱形筋	1+	1+
下腿三頭筋	2	2

座位はとれるが、両手前方挙上ができず、プッシングに抵抗できない。手の支持があれば座位保持可能。外乱に対するバランス反応は不十分。

(2) 起居動作移乗動作
　　表5に示す。

(3) 歩行：平行棒内、左上肢支持、右プラスチック短下肢装具（Ankle Foot Orthosis：AFO）使用、3動作揃え型、一部介助（表6）

8. ADL評価

(1) 機能的自立度評価法（Functional Independence Measure：FIM）：運動項目25点、認知項目35点、合計60 / 126点（表7）

(2) 動作観察

【食事】車椅子上にて全介助。

【更衣】
　　ベッド上臥位にて実施。左袖を通す動作や、下衣を上げる際に協力動作が可能。

【整容】
　　車椅子上で実施。歯みがき、洗顔、髭剃り全介助。

【排泄】
　　移乗時は左上肢で手すりを把持し、看護師の介助のもと立ち上がる。下衣の上げ下げと拭く動作は全介助を要する。座位は左上肢で手すりを把持し保持可能。

【入浴】
　　バックサポート・アームサポート付きのシャワー

表5 ● 起居動作移乗動作

寝返り	一部介助	下肢屈曲と同時に、体幹を側方に回旋させるが、胸部の回旋が不十分。
起き上がり	一部介助	自力でのon elbow姿勢への変換が困難。
車椅子ベッド間移乗	一部介助	立位経由。体幹を前傾させ、前方への重心移動は可能。離殿〜立位までの間の膝折れを防ぐために介助を要する。踏みかえ動作は視覚代償を用いて可能。
車椅子座位	自立	ティルト・リクライニング機構の付いた車椅子上での座位保持は可能。体幹を左右に傾ける除圧動作が一部可能。
車椅子駆動	全介助	自走困難であり、介助にて走行する。

表6 ● 歩行観察

右 Initial Contact (IC)
足部接地位置は、視覚代償を用いれば一定にすることが可能

右 Loading Response (LR) 〜 Mid Stance (MSt)

前額面	矢状面
右股関節内転位となり左骨盤下制。体幹は左側屈し、頭頸部は立ち直り反応がみられる。	体幹前傾・右股関節屈曲位・右膝過伸展位（右膝ロッキング）。膝屈曲位では支持性が不十分で、膝折れの危険性あり。前方への重心移動不十分。

表7 ● FIM

運動項目	セルフケア	食事	2
		整容	3
		清拭	2
		更衣（上半身）	2
		更衣（下半身）	1
		トイレ動作	2
	排泄コントロール	排尿コントロール	4
		排便コントロール	2
	移乗	車椅子ベッド間移乗	2
		トイレ移乗	2
		浴槽シャワー	1
	移動	歩行・車椅子	1
		階段	1

チェアに座り、洗体・洗髪は要介助。

Ⅴ 問題点

表8に示す。

Ⅵ ゴール設定

【短期目標（1カ月）】
- 寝返り・起き上がり動作自立
- 上肢支持なしでの座位保持自立
- 院内普通型車椅子駆動自立（両下肢駆動）

【長期目標（4カ月）】
- トイレ動作自立（移乗、下衣上げ下げ含む）
- 病棟内Lofstrand（ロフストランド）杖歩行自立
- 自宅内伝い歩き自立

Ⅶ 理学療法プログラム

- 筋力強化（特に腹筋群、腸腰筋、大殿筋、中殿筋、ハムストリングス、右前脛骨筋）
- 座位バランス練習（不安定な座面にて下肢の支持性やバランス反応の強化を促す）
- 立ち上がり動作、立位保持練習（右膝関節軽度屈曲位での荷重を意識させる）
- 歩行練習（体重免荷式トレッドミル使用）
- 自己トレーニング指導（病室ベッド上で実施可能なトレーニングを指導）

Ⅷ 考察

本症例は、神経学的高位C4/C6、AIS：Cの不全四肢麻痺である。前院からの情報にもあるように、発症から現在まで、身体機能の改善がみられているが、不全脊髄損傷患者の到達レベルは個体差が大きく明確な予後予測は難しい。そのため、予後予測についての知見を交えて、本症例の問題点の抽出、目標設定、理学療法プログラムの立案を行ったので以下に報告する。

入院時AIS：Cの患者のうちD以上に回復した患者は76％である[1]と報告がある。前院からの経過を踏まえると、今後も下肢の支持性が改善し、起居動作・歩行能力が向上すると考えた。しかし、本症例は比較的高齢であり、また、右上下肢表在感覚がほぼ脱失であるため、回復には時間を要すると判断し、長期目標を「トイレ動作自立」「病棟内Lofstrand（ロフストランド）杖歩行自立」「自宅内伝い歩き自立」とした。短期目標は、入院生活において、座位での生活が中心となることが予想されるため、「寝返り・起き上がり動作自立」「上肢支持なしでの座位保持自立」「院内普通型車椅子駆動自立」

表8 ● 問題点抽出（ICF）

健康状態		
#1 不全頸髄損傷		

心身機能・身体構造	活動	参加
#2 残存機能C4/C6 #3 筋力低下 #4 腹筋群低緊張 #5 感覚障害 #6 関節可動域制限 #7 膀胱直腸障害	♭1 上肢支持あり座位保持自立 ♭2 車椅子上除圧動作自立 ♭3 自己トレーニング可能	♭4 他患者・病院スタッフとのコミュニケーション良好
	活動制限	参加制約
	#8 上肢支持なし座位介助 #9 摂食動作介助 #10 起居動作一部介助 #11 車椅子移動介助 #12 移乗動作一部介助 #13 更衣動作一部介助 #14 トイレ動作一部介助 #15 洗体・洗髪動作一部介助	#16 病棟生活自立困難 #17 在宅復帰困難 #18 行動範囲狭小化

環境因子	個人因子
#19 妻と2人暮らし #20 持ち家・一軒家・2階建て	#21 70歳代 #22 無職 ♭5 リハビリ意欲高い

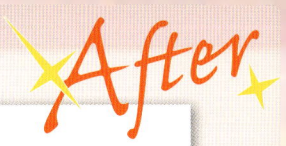

とした。

　本症例において、座位保持と寝返り・起き上がり動作を阻害している因子は、腹筋群と両股関節周囲筋（特に腸腰筋、大殿筋、ハムストリングス）の筋力低下があげられる。また、座位保持に関しては、体幹・殿部の感覚障害によりバランス反応の遅延も影響していると考える。離殿～立位の動作と歩行動作においては、右下肢筋力低下に起因する支持性の低下が問題点としてあげられる。そのため、右下肢への荷重が十分に行えず、不安定性につながっていると考える。特に、右中殿筋の筋力低下により右LR～MStにTrendelenburg（トレンデレンブルグ）歩行が出現している点と、右膝のロッキングが右下肢への体重移動を阻害し、代償動作として体幹を前傾させている点は、歩行立脚期における不安定性を生み出していると考える。右膝ロッキングの原因としては、右下肢支持性低下に加え、重度の感覚障害と右下腿三頭筋の筋緊張亢進があげられる。

　よって、体幹下肢筋力強化、両下肢で自重を支持する感覚の再学習、体幹下肢の協調性改善を目的とした内容の理学療法プログラムを立案した（前述Ⅶ）[2]。自己トレーニングは、本人のリハビリに対するモチベーションの高さを考慮し、安全に実施可能であるベッド上でのトレーニングを中心に指導した。

　退院後は、順調に回復が得られたとしても、更衣動作や洗体動作に他者の介助が必要となることが予想される。また、屋外は車椅子の利用が実用的であると考える。さらに、入院時と比較して活動量が低下することが予想される。したがって、今後は、屋外用車椅子の選定や、介護保険によるホームヘルパーやデイケアの利用などを視野に入れた環境設定の必要性があると考える。

引用文献

1）住田幹男，他：外傷性脊髄損傷に対する早期リハビリテーションの効果．リハ医学，40：205-214, 2003
2）長谷川隆史：不全脊髄損傷―歩行が可能な場合．理学療法ジャーナル，44（11）：1011-1018, 2010

第 3 章

呼吸循環系疾患の症例レポート

第3章 呼吸循環系疾患の症例レポート

1 慢性閉塞性肺疾患（COPD）

中島隆興

はじめに

　慢性閉塞性肺疾患（Chronic Obstructive Pulmonary Disease：COPD）は、タバコ煙を主とする有害物質の長期吸入によって生じた肺の炎症性疾患です。器質的には末梢気道病変と気腫性病変が複合的に起こり、労作性呼吸困難に加え、慢性的な咳・痰を伴う場合があります。長・短期的に肺機能障害が起こることにより、運動耐容能低下、身体活動性低下、ADL・QOL障害へと及びます。

　理学療法の主な対象には、感染などを契機とした「増悪期COPD」と、潜在・併存する「安定期COPD」があります。増悪期では薬物療法・酸素療法などの疾病に対する治療管理とともに、呼吸リハビリを中心とした非薬物療法を併用することにより、病態の安定と活動の再獲得をめざします。安定期では症状の緩和や予防を目的に、包括的な治療管理を継続して行うことが重要となります。そのため、われわれ理学療法士は身体機能・能力に着目するだけでなく、病態・検査・治療についての総合的理解も求められます。

　臨床では、保険診療上の代表的なリハビリ対象疾患であるにもかかわらず、実習の担当症例は運動器疾患や中枢神経疾患が主流であるため、学生や新人にとって卒前教育と臨床経験の不足は否めず、当然不安を抱くことでしょう。しかし、他疾患と比べてガイドラインやエビデンスが充実した疾患であり、それらを参考にしながら、理学療法士として何ができるかを考えれば、おのずとやるべきことが見えてくるはずです。

　以上のような点を考慮して、症例レポートを作成しましょう。

タイトル・導入

　COPD患者においては、制限されている生活・身体活動のレベルによって病態や重症度が予想されます。単純な廃用症候群による活動制限とは異なることを表すように、特徴的な症状と制限されている具体的な活動を明記しましょう。

【タイトル】
　慢性閉塞性肺疾患により労作時呼吸困難を呈した症例❶

【導入】
　今回、慢性閉塞性肺疾患（Chronic Obstructive Pulmonary Disease：COPD）の急性増悪より労作時呼吸困難を呈し、ADLに支障をきたした症例を担当し、担当する前に情報収集を行ったうえで検査測定を行い、その結果に基づく問題点を抽出し、それらに対する治療プログラムを立案する❷機会をいただいたので以下に報告する。

赤ペン添削

❶ 患者さんのイメージに加え、自分が重視した内容がわかるように。
❷ 導入では報告内容を簡潔に表すことも意識して。

完成Report
→ p.256 参照

症例紹介

　症例における総合的な背景から現状を捉えられるように記載しましょう。本人の要望においては、障害よりも症状が前面に出やすいため、その奥に潜む生活・身体活動まで関連付けて情報収集することが大切です。

Ⅰ 症例紹介

【氏名】Aさん
【年齢／性別】80歳代／男性
【体格】身長156.5 cm、体重38.8 kg、やせ型❶
【個人的・社会的背景】
・家族構成：息子夫婦・孫と同居❷
・嗜好歴：以前はタバコを吸っていたが現在は禁煙中❸
・入院前生活：ADL自立。家では主にテレビ鑑賞、趣味は将棋、デイサービス通所❹。
・家屋状況：2階建て一軒家。自室1階。洋式トイレ、ベッド、廊下・浴室・トイレに手すりあり。

【診断名】慢性閉塞性肺疾患、細菌性肺炎
【主訴】「息苦しくて咳と痰がよく出てつらい」
【ニーズ】呼吸困難改善❺
【ホープ】「息苦しさを治してほしい」❺

赤ペン添削

完成Report
→p.256参照

❶ 体格はBMIを表記しよう。栄養状態の重要な指標の1つとなる。
❷ 家族構成については人数やキーパーソンも記載する。
❸ 危険因子であるタバコについては喫煙・禁煙期間、喫煙本数も把握しておこう。
❹ 通所についての情報があれば、介護度や介護保険のサービス内容の情報を把握しておく。
❺ 目先の呼吸苦しか見えていないのでは？ その先にあるADL・QOLの内容まで引き出す。

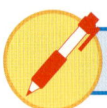

現病歴および既往歴

COPD患者は慢性的な経過をたどっているため、増悪期前後の短期的な経過だけでなく、安定期の長期的な経過も含めて記載しましょう。

【現病歴】
15年前❶に慢性閉塞性肺疾患と近医にて診断された。入院1週間前から微熱・咳嗽・痰が出現し、徐々に呼吸苦が増強したため❷受診。胸部X線写真で浸潤影を認め、慢性閉塞性肺疾患の急性増悪が疑われ、当院に救急搬送され入院。第2病日より理学療法開始。

【既往歴】
慢性心不全、慢性腎不全、不整脈、緑内障、高血圧症、皮膚炎、前立腺肥大、骨粗鬆症❸

赤ペン添削

完成Report
→p.256参照

❶ 病態の長期的な経過まで記載するように。
❷ 経過や症状の出現に伴い、生活の変化はなかった？ カルテ情報になければご家族に聴取を。
❸ 既往歴が多い場合は主要なものや関連疾患に絞って記載するように。

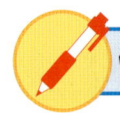

他部門情報

経過記録、治療内容、検査データなど他部門情報は膨大な量となります。病態と症例の個別性が明確となるように、情報を取捨選択して必要な情報を記載しましょう。

Ⅱ 他部門情報
1. 看護師からの情報
自発性が乏しくADLは誘導介助が必要。食事ムラあり❶。

2. 医師からの情報

症状は徐々に改善傾向❷。合併症に配慮し、全身管理を行っていく。

【画像所見】胸部X線写真にて、浸潤影❸、肺過膨張。

【血液検査❹】
- 血液生化学検査：Hb 13.3 g/dL、TP 5.5 g/dL、ALB 3.0 g/dL、WBC 9,700/μL、CRP 4.55 mg/dL
- 動脈血液ガス分析：PaO_2 68.4 mmHg、$PaCO_2$ 29.1 mmHg

【呼吸機能検査】1秒率（FEV_1/FVC）：37.3 %❺

【薬物情報】
フィニバックス®、ソル・メルコート®、メプチン®、リスペリドン、ワーファリン、ニフェジピン、アムロジピン、スピロノラクトン、ダイアート®、アローゼン®❻

赤ペン添削
完成Report
→ p.256 参照

❶ 活動・食事・排泄・睡眠、この4つは状況を確認しておく。

❷ 現在の病態だけでなく、治療方針、重症度や併存疾患との関連性も聴取しておく。

❸ どの部位の浸潤影？ 正常画像との比較や検査レポート、医師の記録を参考に記載する。CTもあれば確認しておこう。→ +α知識 ①

❹ 病態把握だけでなく、経時的変化もみていくために、必ず検査日の記載を。→ +α知識 ②

❺ 閉塞性障害の診断はFEV_1/FVC（1秒率）、重症度段階にはFEV_1（1秒量）が用いられる。最低限、FVC（努力肺活量）、FEV_1（1秒量）、FEV_1/FVC（1秒率）は確認するように。→ +α知識 ③

❻ 今回かかわる疾患の治療薬なのか、日常的に服用している薬なのかを把握しておこう。服薬数が多い場合には前者を優先して記載しよう。薬品の効能や副作用などの情報はここではあげず、添付資料としてまとめておこう。

+α知識 ① COPDの画像診断

COPDの代表的所見として、胸部X線写真（図A）では過膨張、透過性亢進、横隔膜平坦化、胸部CT画像（図B）では肺胞破壊による気腫性病変や気道壁の肥厚、内腔の狭小化を認める。白く映る浸潤影ばかりに目を奪われず、全体を見よう。

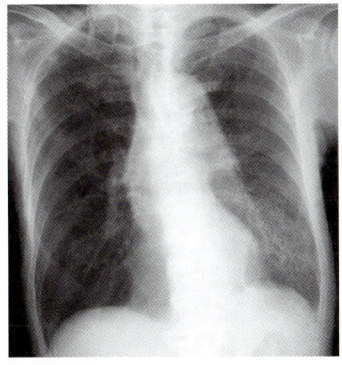

図A ● 胸部X線写真　　図B ● 胸部CT画像

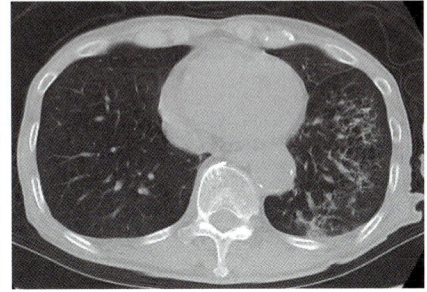

+α知識 ② **COPDで用いられる主な検査項目（表A）**

主な検査項目を**表A**にあげる。基準値と検査でわかる事項を把握しておこう。

表A 知っておきたい主な検査項目

項目	基準値	検査でわかるポイント
Hb（ヘモグロビン）	13.5〜17.0 g/dL	貧血の有無
WBC（白血球数）	3,500〜8,500 /μL	感染症や炎症性疾患の有無
TP（総タンパク）	6.7〜8.2 g/dL	栄養状態、肝・腎機能などの評価
ALB（アルブミン）	3.9〜5.2 g/dL	
CRP（C-反応性タンパク）	0〜0.35 mg/dL	炎症や組織破壊病変の有無
PaO_2（酸素分圧）	83〜108 mmHg	呼吸不全の有無
$PaCO_2$（二酸化炭素分圧）	35〜48 mmHg	呼吸不全の分類（Ⅰ型、Ⅱ型）

+α知識 ③ **肺気量による呼吸障害区分（図C）とCOPD重症度区分（表B）**

肺機能検査測定は一般的にはスパイロメーターが用いられる。高齢かつ増悪期の場合は検査が不可能な場合もあるが、COPDの診断・重症度判定には基本的には必須検査項目となる。

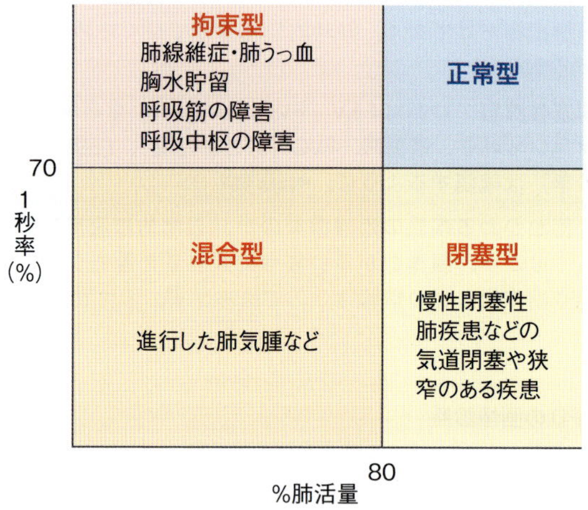

	%肺活量 80	
1秒率(%) 70	拘束型 肺線維症・肺うっ血 胸水貯留 呼吸筋の障害 呼吸中枢の障害	正常型
	混合型 進行した肺気腫など	閉塞型 慢性閉塞性 肺疾患などの 気道閉塞や狭 窄のある疾患

図C 肺気量による呼吸障害区分

表B COPD重症度区分

重症度	病態	判定
病期Ⅰ期	軽度の気流閉塞	80%≦%FEV_1
病期Ⅱ期	中等度の気流閉塞	50%≦%FEV_1＜80%
病期Ⅲ期	高度の気流閉塞	30%≦%FEV_1＜50%
病期Ⅳ期	きわめて高度の気流閉塞	%FEV_1＜30% あるいはFEV_1＜50% かつ慢性呼吸不全合併

※どの病期も $FEV_1/FVC＜70\%$ であることが条件

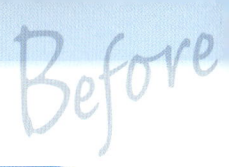

治療経過

　ここでは、薬物療法と理学療法を含めた非薬物療法の経過を記載し、入院（増悪）後から実習生が担当するまでの総合的な経過を記載しましょう。しかし、難渋例または安定期COPDのように長期的かつ複雑な治療経過がある場合は、総合的な治療経過と理学療法経過を区別して記載したほうがよい場合もあります。

Ⅲ 治療経過

　入院後、絶食、ベッド上安静、点滴および酸素加療❶が行われ、第2病日に理学療法が処方された。初期評価時、ベッド上での自発的な体動も少なく、労作時の呼吸困難が目立ち、会話中にも息切れを認め、ADLは全介助。担当理学療法士によりリラクセイション、呼吸法指導、運動療法を実施❷。入院から1週間経過し改善傾向❸を認め、実習生が担当することとなった。

赤ペン添削
完成Report
→p.256 参照

❶ 酸素供給デバイスや流量を記載しておこう。
❷ 理学療法士の実施内容の目的および意図を明確に。
❸ 何をもって改善傾向と判断したのか。患者さんの状態や経過の情報も記載しておこう。

理学療法評価

　医療情報としては呼吸・肺の機能に絞った評価内容が多くなりがちです。長期的経過で生じた総合的な障害がわれわれの評価によって明らかになるように記載しましょう。

Ⅳ 理学療法評価

1. 全体像
　　やせ形の男性❶、酸素・点滴加療中❷、指示理解良好、活発な性格、離床センサー使用中
2. バイタルサイン
　　・リハビリ前：血圧137/80、脈拍65、SpO₂ 96　⎤
　　・リハビリ後❹：血圧144/84、脈拍66、SpO₂ 89 ⎦ ❸

赤ペン添削
完成Report
→p.257 参照

❶ その他のところで記載がある。各情報の記載の重複が出ないように。
❷ ここでも現在の酸素供給デバイスと流量を記載。点滴は挿入部位も確認しておく。
❸ この数値で間違って伝わることも考えにくいが、単位は必ず記載しよう。
❹ 労作前後を捉えようという意図は伝わるが、リハビリとはどのような内容・程度の労作を指すのか？疑問を招くようならあえて省いてもよい。

3. 問診・視診・触診・聴診
 - 問診：会話中に咳込み、軽度息切れあり、目立った疼痛なし
 - 視診：努力性の頻呼吸❺、呼吸補助筋緊張＋、四肢末梢チアノーゼ＋、咳・痰あり❻
 - 触診：両下肢軽度浮腫＋、末梢冷感＋
 - 聴診：副雑音±❼

4. 関節可動域検査
 ADLに支障をきたす著しい拘縮は認めず❽。

5. 筋力
 【徒手筋力検査❾】上肢4、下肢3
 【握力】右22.6 kg、左24.1 kg
 【膝伸展筋力❿】右19.8 kg、左20.2 kg

6. 動作観察
 - 寝返り：自立レベル ⎤
 - 起居：自立レベル　｜
 - 起立：自立レベル　⎬ ⓫
 - 移乗：自立レベル ⎦
 - 歩行：歩行器歩行、遠位監視レベル。自室から談話室まで⓬歩行可能。円背、骨盤後傾位、股・膝関節軽度屈曲位、歩隔・歩幅は狭くほぼすり足。

赤ペン添削
完成Report
→ p.257 参照

❺ 見るポイントはパターン・数・リズム・呼吸補助筋など、ほかにもある。

❻ 痰の訴えは主訴でもある。具体的に痰の性状や排痰状況について押さえておこう。

❼ 新人理学療法士や学生にとって、聴診による診断や状態把握は困難といえる。指導者と一緒に聞いて解説してもらいながら経験し、音の種類や左右差など詳細を記載できるようにしよう。

❽ たしかに四肢の関節には直接的に可動域制限を生じることが少ないかもしれない。しかし、慢性的な呼吸困難により頸部・体幹・肩甲帯に制限をきたすことや、姿勢や身体活動性低下により下肢・体幹に制限をきたすことがあるため、最低限、上肢・下肢・体幹と分けて大まかな確認をすることは必要。

❾ 単独筋よりも身体活動性低下による全身的な廃用性の低下をきたす場合が多い。徒手筋力検査も上下肢だけでなく、体幹の筋力も把握しておこう。

❿ 膝伸展筋力の測定方法については施設ごとに異なるため、必ず測定方法を記載するように。

⓫ 動作レベル（量）も大事だが、ここでは動作の過程（質）を見ることが重要なポイント。自立はしていても、各動作に認められる特異的現象が潜んでいるはず。

⓬ この表現では距離が伝わりにくい。客観的に伝えるために数値で表そう。

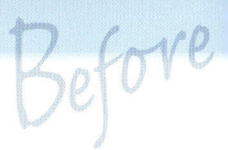

7. 運動耐容能

【6分間歩行試験⑬】

試験中の酸素吸入	1 L/分
総歩行距離	80 m
心拍数（回/分）	【開始時】69【終了時】83
SpO₂（%）	【開始時】96【終了時】90
疲労感	新（修正）Borg スケール 7、呼吸困難よりも下肢疲労訴え強い⑭
コメント	徐々に息切れ、ふらつきあり⑮

8. 息切れ評価

【修正 MRC（Medical Research Council）⑯⑰】

　　grade 3

9. ADL 評価

【BI（Barthel Index）⑱】

「できる ADL⑲」70 / 100 点、「している ADL⑲」45 / 100 点

赤ペン添削
完成 Report
→ p.257 参照

⑬ どんな歩行様式で試験をしたの？

⑭ 呼吸困難と下肢疲労と区別して回答を求めて記載しよう。

⑮ 症状やモニタリングは結果だけでなく、開始〜終了〜回復までの過程も把握しよう。

⑯ 定量的な評価として、直接的評価法と間接的評価法がある。➡ +α 知識 ④

⑰ どのような動作で、どの程度の息切れが出ているかを把握しておく。

⑱ BI は代表的な評価法だが、息切れによる影響が反映されるかな？➡ +α 知識 ⑤

⑲ できる・している ADL をみたことはよい視点である。この差がどういう内容なのか記載しておく。

+α 知識 ④ 息切れ評価の間接的・直接的評価法

息切れの評価として、医療スタッフが評価する間接的評価法と、患者自身が評価する直接的評価法がある。代表的なものとして、前者には修正 MRC、F-H-J（Fletcher-Hugh-Jones）分類などがあり、後者には VAS（Visual Analogue Scale）、新（修正）Borg スケールなどがある。他職種と統一した評価スケールを用いると患者状態の共通理解が深まり有効である。

+α 知識 ⑤ 千住らの ADL 評価法

総合評価には日常生活における動作速度や呼吸困難の程度、酸素流量、連続歩行距離を点数化して評価する千住らの評価法（長崎大学呼吸 ADL 評価表、The Nagasaki University Respiratory Activities of Daily Living questionnaire：NRADL）（表C）が適している。代表的な BI や FIM（Functional Independence Measure）では呼吸困難の程度が反映されにくく、得点が高くなる傾向がある。

表C ● 長崎大学呼吸日常生活活動評価表（NRADL）の入院版

項　目	動作速度	息切れ	酸素流量	合　計
食事	0・1・2・3	0・1・2・3	0・1・2・3	
排泄	0・1・2・3	0・1・2・3	0・1・2・3	
整容	0・1・2・3	0・1・2・3	0・1・2・3	
入浴	0・1・2・3	0・1・2・3	0・1・2・3	
更衣	0・1・2・3	0・1・2・3	0・1・2・3	
病室内移動	0・1・2・3	0・1・2・3	0・1・2・3	
病棟内移動	0・1・2・3	0・1・2・3	0・1・2・3	
院内移動	0・1・2・3	0・1・2・3	0・1・2・3	
階段	0・1・2・3	0・1・2・3	0・1・2・3	
外出・買い物	0・1・2・3	0・1・2・3	0・1・2・3	
合計	/30点	/30点	/30点	
連続歩行距離	0：50 m以内、　2：50〜200 m、　4：200〜500 m、　8：500〜1 km、　10：1 km以上			
			合計	/100点

【動作速度】
0：できないか、かなり休みをとらないとできない
　　（できないは、以下すべて0点とする）
1：途中でひと休みしないとできない
2：ゆっくりであれば休まずにできる
3：スムーズにできる

【息切れ】
0：非常にきつい、これ以上は耐えられない
1：きつい
2：楽である
3：まったく何も感じない

【酸素流量】
0：2 L/分以上
1：1〜2 L/分
2：1 L/分以下
3：酸素を必要としない

〔『COPD（慢性閉塞性肺疾患）診断と治療のためのガイドライン 第4版』（日本呼吸器学会COPDガイドライン作成委員会／編），メディカルレビュー社，2013より引用〕

問題点

さまざまな視点があり、それぞれ問題点や優先順位は異なります。理学療法士としての視点、そして医療者側と患者側の双方向的な思考で問題点をあげましょう。

Ⅴ 問題点

Impairment❶
♯1 呼吸機能低下❷
♯2 労作時呼吸困難
♯3 筋力低下
♯4 運動耐容能低下
♯5 抑うつ・不安❸

Disability
♯6 セルフケア能力低下
♯7 できる・しているADLの差
♯8 歩行能力低下
♯9 身体活動性の低下

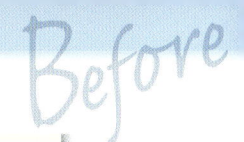

Handicap

♯10 在宅生活自立困難❹

赤ペン添削

完成Report
→p.257 参照

❶ 全項目に言えるが、それぞれ低下している部分についてはもう少し掘り下げて具体的に記載するように。

❷ 呼吸機能低下は大きな問題。でも、呼吸機能そのものを理学療法で改善できるのか？ われわれがアプローチが可能かどうかも考慮して優先順位をつけていくように。

❸ COPDによくある症状の1つではあるが、どこから判断したのか？ 問題点は評価したうえで列挙するように。→ +α知識 ⑥

❹ 医療者としての考えに偏っていないか？ 症例のニーズ・ホープをもう一度見直そう。

+α知識 ⑥抑うつ・不安の評価

抑うつ・不安はCOPDにおいて最も頻度が高い精神合併症といえる。代表的な評価法として、HADS（Hospital Anxiety and Depression Scale）がある。抑うつ7項目、不安7項目から構成され、質問が認知部分に関する項目であるため、身体症状による修飾を受けにくく、身体疾患を有する患者さんのスクリーニングに適している。心理面の評価は熟練が必要であり、医師または臨床心理士などの専門家の協力を仰ぐほうがよい。

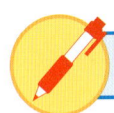

ゴール設定

薬物・酸素加療などの疾病治療におけるアウトカムと区別して、理学療法評価や問題点に連結した目標を設定することが重要です。特に短期目標は具体性と客観性のある目標を設定します。

Ⅵ ゴール設定

【短期目標：1週間】
- 呼吸苦軽減❷
- ADL❸自立 　❶

【長期目標：退院時】
- 在宅復帰❹

赤ペン添削

完成Report
→p.258 参照

❶ 問題点の構造レベル（機能・活動・参加）を意識して目標を明確化しよう。

❷ 具体的な数値目標を記載するように。

❸ 目先の目標として、ADLのなかで特に優先して達成したい動作は？

❹ どのような状態での在宅復帰をめざす？

治療プログラム

COPDのリハビリは包括的な介入が理想とされます。他職種による治療やケアとの協働と連携を含めた治療プログラムの立案が求められます。

Ⅷ 治療プログラム❶
- コンディショニング
- 呼吸理学療法
- 筋力増強
- 歩行練習
- ADL練習

※リスク管理としてバイタルチェック❷

赤ペン添削
完成Report
→p.258参照

❶ それぞれ具体的な方法の記載を。
❷ リスク管理として、体調確認だけでなく、予想される症状への対応、評価内容を記載しよう。

考察

Ⅷ 考察

　今回、臨床実習において増悪期のCOPD患者を担当させていただき、現時点で評価における問題点抽出と治療立案を行った。本症例は、早期の在宅復帰をめざし、病態は徐々に改善してきているにもかかわらずADL拡大が停滞している。評価結果より考察したので❶以下に報告する。

　本症例は、細菌性肺炎を契機にCOPDの急性増悪をきたし、治療目的で入院中の症例である。酸素・点滴などの加療により病態の改善はおおむね良好であるが、移動やセルフケアをはじめとした病棟でのADLが自立していない状態である。症例の主な問題点である労作時呼吸困難は、肺の炎症、咳、痰、口呼吸・呼吸補助筋過緊張が原因❷と考える。また、活動性が低下している状態が続いているため、運動耐容能の低下については、この呼吸だけでなく筋力低下の影響が大きいと考える❸。ADLにおいてはできる・しているADLの差を認める。運動耐容能や筋力について、評価結果からは長距離歩行には支障をきたしているが、セルフケア程度の動作では必ずしも介助を要するレベルではない。主訴・ニーズ・ホープでは呼吸苦の訴えが優先されていることから、呼吸困難感がセルフケアの意欲低下にも影響しているものと考える。

　症例は在宅復帰予定であり、入院前生活の再獲得が目標となる。そのためには、呼吸困難軽減とともに屋内歩行およびADLの自立が必要であり、呼吸とADLに重点をおいて介入を行う。呼吸においては、口すぼめ呼吸や呼吸筋ストレッチによるリラクセイションで効率的な呼吸と呼吸補助筋緊張の軽減を図る。また、渡邉[1]は運動療法の効果を最大限に引き

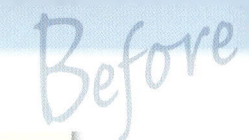

出すためには，気管支拡張薬の吸入や酸素投与などの付加的手段を用いて実施していく必要があると述べており，運動前の気管支拡張薬使用，運動時の酸素増量などの手段も使い❹、呼吸苦の軽減を図りながら積極的に運動療法を進めていく。さらに，SpO_2の低下や回復の推移をモニタリングしながら行うことで，双方で状態把握し，適切な運動負荷，生活指導の一助とする。ADLにおいては，実際に病棟でのADL場面への介入や，病棟スタッフとの連携❺を図る。このように呼吸状態に配慮した運動療法とADL介入を進めることで，歩行やセルフケアの成功体験を積み活動意欲と自信につなげ，運動耐容能向上とできる・しているADLの差の解消が図れると考える。

今後，在宅生活でも❻身体的な負担を軽減させ，活動量の維持・向上を図り，QOL向上と予防につなげることが重要と考える。

引用文献

1) 渡邉文子：運動療法の付加的手段―呼吸困難を和らげ，運動負荷量を増大させるために；気管支拡張薬の吸入，酸素投与と補助換気の考え方と実際．『動画とマンガでわかる・できる！一歩先ゆく呼吸リハビリテーション』(神津 玲／監)，pp116-125，メディカ出版，2008

赤ペン添削
完成Report
→ p.258 参照

❶ 結果に基づき何を考察したのか，重視したポイントを記載しておくと伝わりやすい。

❷ それぞれの病態・症状が呼吸にどのような影響を及ぼしているか理解できているか？ 生理学的な解釈も加えると理解度も高まる。

❸ どういった評価結果から呼吸だけでなく筋力低下の影響が大きいと考えたか？ その根拠となる理由や評価結果をあげるように。

❹ 薬剤や酸素はPTが勝手に判断して調整を行うものではないので，医師との検討が必要となる。

❺ ここでいう介入や連携ってどんなこと？ 具体的に記載しよう。

❻ 今のような監視型の手厚い介入が在宅生活でも行えるかな？ 予測される経過や状態に沿ってスムーズに移行をしていくために，今後の介入方針を記載しておくように。

おすすめ書籍

I) 『呼吸リハビリテーションマニュアル―運動療法― 第2版』(日本呼吸ケア・リハビリテーション学会，他／編)，照林社，2012
→ 呼吸リハビリテーションに関係する4学会が共同で編集・執筆しており，実践に向けた評価・運動療法のマニュアルとして最も信頼できる著書といえる。

II) 『動画でわかる呼吸リハビリテーション 第3版』(髙橋仁美，他／著)，中山書店，2012
→ 呼吸リハビリテーションの基礎知識から臨床的な技術までを画像と動画を含めて説明している。代表的な症例提示もあり，新人や学生のレポート作成に参考活用しやすい著書である。

III) 『動画とマンガでわかる・できる！一歩先ゆく呼吸リハビリテーション』(神津 玲／監)，メディカ出版，2008
→ 呼吸リハビリテーションについての現場教育の過程をマンガと本文を交えた構成でわかりやすく説明されている。内容のレベルもやさしすぎず，実践的な内容。

IV) 『ビジュアル実践リハ 呼吸・心臓リハビリテーション 改訂第2版』(居村茂幸／監，高橋哲也，間瀬教史／編著)，羊土社，2015
→ COPDの項では，特にADLトレーニングの具体的な工夫が図や写真を使って説明されており，各動作の問題点と対処方法が明確に記載されている。

労作時呼吸困難によりセルフケアに介助を要する慢性閉塞性肺疾患の急性増悪症例
〜呼吸苦軽減と屋内生活自立をめざして〜

○△大学理学療法学科3年　実習太郎
実習指導者：中島隆興

今回、慢性閉塞性肺疾患（Chronic Obstructive Pulmonary Disease：COPD）の急性増悪により労作時呼吸困難を呈した症例を担当し、評価および治療介入を行う機会をいただいたので以下に報告する。

I 症例紹介
【氏名】Aさん
【年齢／性別】80歳代／男性
【体格】
　身長156.5 cm、体重38.8 kg、BMI 15.84 kg/m²（やせ型）
【個人的・社会的背景】
- 家族構成：息子夫婦・孫と同居、5人家族
- キーパーソン：息子の妻（専業主婦）
- 嗜好歴：タバコ40本/日×30年、現在禁煙中
- 入院前生活：ADL自立。家では主にテレビ鑑賞、趣味は将棋、デイサービス週2回（要介護1）
- 家屋状況：2階建て一軒家。自室1階。洋式トイレ、ベッド、廊下・浴室・トイレに手すりあり。

【診断名】慢性閉塞性肺疾患、細菌性肺炎
【主訴】「息苦しくて咳と痰がよく出てつらい」
【ニーズ】
　労作時呼吸困難軽減、セルフケア・屋内生活自立
【ホープ】
　「息苦しさを治し、またデイサービスに通って将棋がしたい」
【現病歴】
15年前に慢性閉塞性肺疾患と近医にて診断され、合併症の管理も含め通院中。自覚症状は強くなかったが、ここ数年で労作時呼吸苦が目立つようになった。1年前までは近所を散歩していたが、最近は屋内生活で、外出はデイサービスのみ。入院1週間前から微熱・咳嗽・痰が出現し、徐々に呼吸苦が増強したため、受診。胸部X線写真で左下肺野の浸潤影を認め、慢性閉塞性肺疾患の急性増悪が疑われ、当院に救急搬送され入院。第2病日より理学療法開始。
【既往歴】
慢性心不全、慢性腎不全、不整脈、高血圧症、骨粗鬆症

II 他部門情報
1. 看護師からの情報
自発性が乏しくADLは誘導介助が必要。日中安静、食事・睡眠ムラあり。排泄良好。
2. 医師からの情報
薬物・酸素投与により炎症所見や主症状は徐々に改善傾向。うっ血・気道感染も軽度。合併症もあるため、引き続き全身管理を行っていく。認知面の低下や身体活動性低下による廃用進行も予想されるため、早期の自宅退院を目標とする。
【画像所見】
- 胸部X線写真にて左下肺野浸潤影、右肺透過性亢進、肺過膨張。

【血液検査】（第3病日）
- 血液生化学検査：Hb 13.3 g/dL、TP 5.5 g/dL、ALB 3.0 g/dL、WBC 9,700/μL、CRP 4.55 mg/dL
- 動脈血液ガス分析：PaO_2 68.4 mmHg、$PaCO_2$ 29.1 mmHg

【呼吸機能検査】
FVC 1.90 L（68.3％）、FEV_1 0.71 L（35.7％）、FEV_1/FVC 37.3％
【薬物情報】
- 点滴：フィニバックス®（抗菌薬）、ソル・メルコート（副腎皮質ステロイド）、ソリタ®（補液）
- 吸入：メプチンエアー®（気管支拡張薬）
- 注射：リスペリドン（鎮静薬）

III 治療経過
入院後、絶食、ベッド上安静、点滴および酸素（酸

素マスク4 L/分）加療が行われ、第2病日に理学療法が処方された。初期評価時、ベッド上での自発的な体動も少なく、労作時の呼吸困難が目立ち、会話中にも息切れを認め、ADLは全介助。担当理学療法士により呼吸苦軽減と廃用症候群予防を目的にリラクセイション、呼吸法指導、機能的運動を実施。入院から1週間経過し改善傾向を認め、解熱し食事再開となり、積極的な離床が許可された時点から実習生が担当することとなった。

IV 理学療法評価

1. 全体像
経鼻酸素（1 L/分）、点滴加療中（右手挿入）、指示理解良好、活発な性格、離床センサー使用中

2. バイタルサイン（安静時）
血圧137/80 mmHg、脈拍65回/分、SpO_2 96%

3. 問診・視診・触診・聴診
- 問診：会話中に咳込み、軽度息切れあり、疼痛の訴えなし
- 視診：口呼吸、胸式呼吸優位、努力性の肩呼吸、呼吸数28回/分、呼吸補助筋緊張＋、四肢末梢チアノーゼ＋、湿性咳嗽＋、粘稠度の低い血性痰、自己喀痰難あり
- 触診：両下肢軽度浮腫＋、末梢冷感＋
- 聴診：両側上葉、全吸気で断続性ラ音＋

4. 関節可動域検査
- 上肢：両肩関節挙上・外転制限＋
- 下肢：両股・膝関節軽度屈曲拘縮
- 体幹：伸展・回旋制限＋、円背

※その他ADLに支障をきたす著しい拘縮は認めず

5. 筋力
【徒手筋力検査】上肢4、下肢3、体幹2
【握力】右22.6 kg、左24.1 kg
【膝伸展筋力】
　右19.8 kg、左20.2 kg
　※ハンドヘルドダイナモメーターに固定用ベルト装着。座位にて等尺性膝伸展筋力を測定。

6. 動作観察
【寝返り～起居～起立～移乗】
　ベッド柵などの支持物使用。動作の連続性がなく、各動作で休憩。
【歩行】
　歩行器歩行50 m連続歩行可能、10 m歩行48秒。遠位監視レベル。円背、骨盤後傾位、股・膝関節軽度屈曲位、歩隔・歩幅は狭くほぼすり足。

7. 運動耐容能
【6分間歩行試験】歩行様式：歩行器歩行

試験中の酸素吸入	1 L/分
総歩行距離	80 m
心拍数（回/分）	【開始時】69【終了時】83
SpO_2（%）	【開始時】96【終了時】90
疲労感	【呼吸苦】新（修正）Borgスケール4 【下肢疲労】新（修正）Borgスケール7
コメント	3回休止あり。 4分経過後から徐々に息切れ増強、歩行速度も減速、ふらつき出現。 SpO_2・息切れの回復は座位休憩で約2分。

8. 息切れ評価
【修正MRC（Medical Research Council）】
　grade 3
【新（修正）Borgスケール】
　離床4、整容4、更衣4、排泄5、入浴6

9. ADL評価
【BI（Barthel Index）】
「できるADL」70/100点、「しているADL」45/100点
排泄・整容などのセルフケアは自発的には行っておらず依存的。誘導介助が必要。
【NRADL（長崎大学呼吸ADL評価表）】
21/100点

V 問題点

Impairment
#1 労作時呼吸困難（炎症、咳、痰、呼吸補助筋緊張）
#2 抗重力筋の筋力低下（デコンディショニング）
#3 運動耐容能低下（上記#1、#2）

Disability
#4 セルフケア能力低下（整容・更衣・排泄・入浴）
#5 できる・しているADLの差（自発性低下、依存的）
#6 歩行能力低下（歩行補助具使用）
#7 身体活動性の低下（日中臥床傾向）

Handicap
#8 　入院生活自立困難
#9 　在宅生活自立困難
#10 デイサービス通所困難

Ⅵ ゴール設定

【短期目標：1週間】
- セルフケア時の呼吸困難軽減〔新（修正）Borgスケール2〕
- 徒手筋力検査 体幹3・下肢4
- 病棟でのセルフケア自立

【長期目標：退院時】
- 在宅復帰
- 屋内移動自立
- デイサービス通所再開

Ⅶ 治療プログラム

- コンディショニング（呼吸筋ストレッチ）
- 呼吸理学療法（口すぼめ呼吸、腹式呼吸、排痰法習得）
- 筋力増強（スクワットによる抗重力筋強化）
- 歩行練習（歩行器歩行から杖、独歩へ移行）
- ADL練習（病棟内での介入、看護師との連携）

※リスク管理と工夫
SpO_2モニタリング、適時新（修正）Borgスケールにて確認、労作時のみ酸素増量、予防・対処的に吸入使用を主治医と検討

Ⅷ 考察

今回、臨床実習において増悪期のCOPD患者を担当させていただき、現時点で評価における問題点抽出と治療立案を行った。本症例は、早期の在宅復帰をめざし、病態は徐々に改善してきているにもかかわらずADL拡大が停滞している。評価結果よりADL拡大と在宅復帰の阻害因子となりうる呼吸困難、運動耐容能低下、筋力低下について考察したので以下に報告する。

本症例は、細菌性肺炎を契機にCOPDの急性増悪をきたし、治療目的で入院中の症例である。酸素・点滴などの加療により病態の改善はおおむね良好であるが、移動やセルフケアをはじめとした病棟でのADLが自立していない状態である。症例の主な問題点である労作時呼吸困難は、呼吸機能検査から呼吸機能低下（重症度Ⅲ期）が明らかであり、肺の炎症による酸素化能の低下、咳・痰による呼吸仕事量の増加、口呼吸・呼吸補助筋過緊張による換気効率の低下が原因として考える。また、運動耐容能の低下は、6分間歩行試験での疲労感や呼吸困難よりも下肢疲労で強いことや、低栄養、不眠、入院前からの活動性低下、入院中の臥床傾向が続いていることから、呼吸だけでなくデコンディショニングによる抗重力筋の筋力低下の影響が大きいと考える。ADLにおいてはできる・しているADLの差を認める。運動耐容能や筋力について、評価結果からは長距離歩行には支障をきたしているが、セルフケア程度の動作では必ずしも介助を要するレベルではない。主訴・ニーズ・ホープでは呼吸苦の訴えが優先されていることから、呼吸困難感がセルフケアの意欲低下にも影響しているものと考える。

症例は在宅復帰予定であり、入院前生活の再獲得が目標となる。そのためには、呼吸困難の軽減とともに屋内歩行およびADLの自立が必要であり、呼吸とADLに重点をおいて介入を行う。呼吸においては、口すぼめ呼吸や呼吸筋ストレッチによるリラクセイションで効率的な呼吸と呼吸補助筋緊張の軽減を図る。また、渡邉[1]は運動療法の効果を最大限に引き出すためには、気管支拡張薬の吸入や酸素投与などの付加的手段を用いて実施していく必要があると述べており、運動前の気管支拡張薬使用、運動時の酸素増量とウィーニング調整について主治医と検討し、呼吸苦の軽減を図りながら積極的に運動療法を進めていく。さらに、SpO_2の低下や回復の推移をモニタリングしながら行うことで、双方で状態把握し、適切な運動負荷、生活指導の一助とする。ADLにおいては、実際に病棟でのセルフケア場面における効率的な動作・呼吸指導や、病棟スタッフとの協働支援と情報共有を図る。このように呼吸状態に配慮した運動療法とADL介入を進めることで、歩行やセルフケアの成功体験を積み活動意欲と自信につなげ、運動耐容能向上とできる・しているADLの差の解消が図れると考える。

今後、退院前の安定期には予防的な指導に移行していくべきであり、退院後の活動、休憩、呼吸における具体的指導をすることで、在宅生活でも身体的な負担を軽減させ、活動量の維持・向上を図り、QOL向上と予防につなげることが重要と考える。

引用文献

1) 渡邉文子：運動療法の付加的手段―呼吸困難を和らげ, 運動負荷量を増大させるために；気管支拡張薬の吸入, 酸素投与と補助換気の考え方と実際. 『動画とマンガでわかる・できる！一歩先ゆく呼吸リハビリテーション』（神津 玲／監）, pp116-125, メディカ出版, 2008

第3章 呼吸循環系疾患の症例レポート

2 急性心筋梗塞

吉岡　了

はじめに

　心疾患は日本人の死亡原因の第2位に位置しており、依然高い確率で死に至る怖い病気と認識されています。ただ、一方で救急搬送体制の整理などにより救命率の改善がなされており、リハビリにおいても担当する機会が増えつつある疾患の1つであるといえます。

　急性心筋梗塞（Acute Myocardial Infarction：AMI）は虚血性心疾患という病態に分類される内部障害の1つです。心臓を栄養する冠動脈が動脈硬化やスパスムにより閉塞し、心筋壊死を起こした病態です。壊死した心筋は新しい心筋に再生することはなく、線維組織に置き換えられていきます。心筋には骨格筋と同様に収縮・弛緩をすることで、ポンプとしての役割と心臓内の電気刺激の伝導をするという働きがあります。そのため、心筋梗塞後はポンプ機能の障害による心不全や、心筋内の伝導障害による不整脈などの合併症をきたすことがあります。AMIのリハビリでは前述のような合併症を管理しながら、段階的に運動強度を上げていきます。

　欧米や国内の先行研究では、カテーテル治療や外科的治療後において運動療法の導入の可否が心血管イベントを回避するなどの明確なエビデンスが示されています。➡+α知識① 症例の社会状況や生活環境に合わせ、二次予防に向けた運動導入や生活指導をさまざまなデータをもとに進めていくことがポイントになります。

> **+α知識 ①心疾患に対する運動療法のエビデンスについて**
> 　循環器疾患のリハビリでは多くの分野で運動療法の有効性が示されている。循環器学会のガイドラインに詳しく解説されており、インターネットで閲覧できるので、興味のある人は読んでみよう。➡おすすめ書籍Ⅰ

タイトル・導入

　AMI症例はその病気に至るさまざまなリスクファクターや合併症をもっていることが多く、それらの情報を読み手にうまく伝えることが大切です。二次予防に向け、何をコントロールしどこに着目して指導を進めたかがわかると症例のイメージがつきやすくなります。

【タイトル】
　急性心筋梗塞の一症例❶

【導入】
　今回急性心筋梗塞後に緊急カテーテル治療を施行した患者を経験したのでここに報告する❷。

赤ペン添削
完成Report
→p.272参照

❶ 急性心筋梗塞は梗塞部位により合併症が異なる。梗塞部位はタイトルに入れよう。また、発症からの時期により目標が大きく異なるため、その時期についても記載するとよりよい。➡ +α知識 ②

❷ どこに着眼したのか、この症例の個別性を報告できると論点が明確になる。

+α知識 ② AMIの梗塞部位と合併症について

　心筋梗塞では梗塞部位により出現する合併症が異なる（**表A**）。後述のように梗塞部位は12誘導心電図の変化部位によって評価することができる。また、超音波検査や左室造影検査による壁運動でも推測することができる。

表A ● 梗塞部位と合併症について

	合併症	頻度（%）	梗塞部位
急性期	心室性期外収縮	90	前壁
	心室頻拍	2～5	前壁中隔
	心室細動	2～5	前壁
	房室ブロック	7～18	右冠動脈
	洞性徐脈	10～20	下壁
	心不全	20～60	前壁中隔
	心原性ショック	10～20	前壁中隔
4週以内	乳頭筋断裂	2～3	後壁・下壁
	心破裂	2～3	前壁中隔
	心室中隔穿孔	0.5～4	前壁中隔
それ以降	左心室瘤	2～10	前壁

〔『病気がみえる vol.2 循環器疾患 第1版』（医療情報科学研究所／編），p119, メディックメディア, 2003より引用〕

症例紹介

　症例の生活状況や仕事内容について記載しましょう。二次予防に向けた意欲などの情報を整理できると考察の項目へつなげやすくなります。

Ⅰ 症例紹介

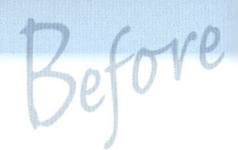

【氏名】S・Y　横浜市綱島在住❶

【年齢／性別】50歳代／男性

【体格】身長162 cm、体重72 kg、BMI 27.4 kg/m² （肥満）

【社会的・個人的背景】運送業、趣味はゴルフ❷

【家族背景】妻と子供と同居❸

【生活環境】小高い丘の上❹

【主訴】「どこまで動いていいか心配です❺」

【ホープ】「早く仕事に戻りたい❻」

赤ペン添削
完成Report → p.272 参照

❶ 個人情報の記載には注意しよう。

❷ 具体的にどのような業務・趣味なのか、通勤形態はどうなのかを記載しよう。

❸ 生活をサポートできる人の有無は重要。

❹ 公共交通機関の利便性や買い物場所などについても記載しよう。

❺ 本人の訴えを正確に記載しよう。

❻ 職場との復帰時期の話し合いや、業務内容の調整の可否が確認できるとよい。

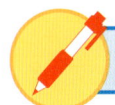

現病歴

発症前の前駆症状の有無やそれらに伴う活動制限の有無を聴取することが大切です。

【現病歴】
朝、起床時より胸部の不快感❶があったが様子をみていた。出勤前の準備をしていたら、強い胸痛と冷や汗を自覚したため救急車を呼び当院へと搬送となった。心電図にて心筋梗塞が疑われ、緊急カテーテル検査・治療が実施された❷。

赤ペン添削
完成Report → p.272 参照

❶ それ以前の情報の記載があるとよりイメージしやすい。症状の聴き取りには、NYHAの心機能分類が役立つ。→ +α知識 ③

❷ 初発症状から治療までの時間軸がみえるとよい。AMIでみられる心電図波形と経時的変化も整理しておこう。→ +α知識 ④⑤

+α知識 ③NYHA心機能分類について

心筋梗塞を発症する前には多くのケースで前駆症状を有していることがある。それが、狭心症であることもあるが、有意な胸痛として現れずに知らず知らずのうちに身体活動レベルを調整して症状の出現を抑えていることもある。NYHAの心機能分類で大まかな身体活動レベルとその期間を聴取することで、身体機能の廃用レベルを推測する材料となる（表B）。そこから、治療後のゴールを考察する。

表B ● NYHA（New York Heart Association）心機能分類

NYHA I	NYHA II	NYHA III	NYHA IV
心疾患はあるが通常の身体活動では症状なし	普通の身体活動で疲労や呼吸困難などが出現 →階段昇降で症状あり	普通以下の身体活動で愁訴が出現 →平地歩行で症状あり	安静時にも呼吸困難感を示す

+α知識 ④心電図の経時的変化について

心筋梗塞後に図Aのような心電図変化を示す。このことから、発症時期不明の心筋梗塞もおおよその発症時期を推測することもできる。

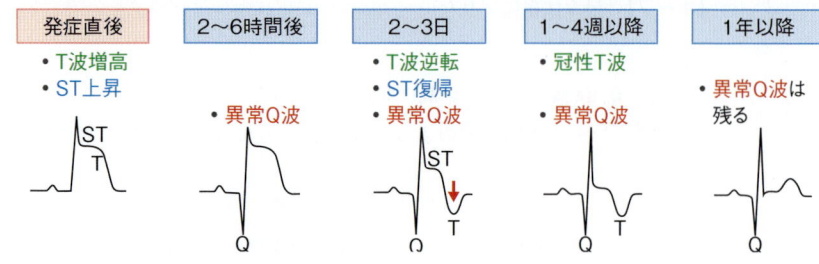

発症直後	2～6時間後	2～3日	1～4週以降	1年以降
・T波増高 ・ST上昇	・異常Q波	・T波逆転 ・ST復帰 ・異常Q波	・冠性T波 ・異常Q波	・異常Q波は残る

図A ● 心筋梗塞後の心電図経時的変化
〔『病気がみえる vol.2 循環器疾患 第3版』（医療情報科学研究所／編），p96，メディックメディア，2010 より引用〕

+α知識 ⑤心筋梗塞部位と心電図変化のみられる誘導

心筋梗塞部位は12誘導心電図をみると判別できる。表Cのような心電図変化を示す誘導を探してみよう。

表C ● 心筋梗塞部位と心電図変化のみられる誘導

梗塞部位	梗塞波形が出現する誘導												主な閉塞枝
	I	II	III	aVR	aVL	aVF	V1	V2	V3	V4	V5	V6	
前壁中隔							○	○	○	○			左前下行枝（LAD）
広範前壁	○				○		○	○	○	○		△	左前下行枝
側壁	○				○						○	○	左前下行枝 左回旋枝（LCX）
高位側壁	○				○								左前下行枝 左回旋枝
下壁		○	○			○							右冠動脈（RCA）
純後壁							*	*					左回旋枝 右冠動脈

○：梗塞波形がみられる、△：ときにみられる、＊：ST下降、R波増高、T波増高（mirror image）
〔『病気がみえる vol.2 循環器疾患 第3版』（医療情報科学研究所／編），p96，メディックメディア，2010 より引用〕

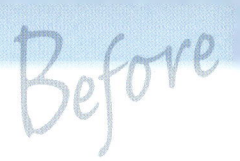

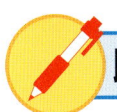

既往歴および他部門情報

リスクファクターの状況やそれらに対する投薬状況は不可欠な情報になります。また、冠動脈の状態や心臓のポンプ機能の情報も重要な情報です。

Ⅱ 他部門情報

【既往歴】高血圧、脂質異常症、糖尿病（検診にて指摘されていた）❶

【冠動脈造影検査・治療】＃7：99％→0％（ステント）❷

【検査結果】❸
- 心臓超音波検査：EF 50％、前壁中隔の壁運動低下
- 血液検査：max CK 3,400 U/L、CK-MB 314 U/L、T-cho 350 mg/dL、LDL-C 220 mg/dL、HDL-C 54 mg/dL、TG 236 mg/dL、HbA1c 7.2％
- 胸部X線画像❹：問題なし

【投薬状況】❺
アーチスト®、レニベース®、クレストール®、ヒューマリン®R

【医師のコメント】
残存狭窄があるので、退院後にもう一度カテーテル治療を行う予定❻。今後薬剤を調整し退院をめざす❼。心不全徴候など急性期の合併症はなし。外来でもリハビリをお願いしたい。

【看護師のコメント】❽
薬の自己管理や体重管理にも少しずつ意欲が出てきた。病棟では元気に歩いている。

赤ペン添削
完成Report
→ p.272 参照

❶ いつ頃から指摘されていたのかがわかるとよい。

❷ その他の冠動脈の状況も記載しよう。

❸ このほかにも心臓の状態や血管の状態を評価する検査がある。情報が多いのでうまく整理するとよい。また、血液検査などのデータは経時的に記載するとリスクファクターや生活状況の改善度合いがわかる。二次予防のための目標値も確認しよう。➡ +α知識 ⑥

❹ 胸部X線も循環器疾患の評価に用いられる。見かたのポイントを押さえておきたい。➡ +α知識 ⑦

❺ どのような薬剤でどれくらいの量を飲んでいるのかを記載しよう。

❻ いつ頃の予定かわかると、運動強度の管理に有効。

❼ 入院期間がわかると、リハビリプログラムの進行を調整できる。

❽ 看護師は家族の状況や病棟での活動状況、リハビリなどに対する意欲の変化などとても有用な情報をもっている。できるだけ具体的に教えてもらおう。

+α知識 ⑥二次予防に関する目標値
日本循環器学会のガイドラインに明記されており、患者指導時の目標値として有用である（表D）。

表D　心筋梗塞二次予防に関する目標値

	管理目標値
血圧管理	130 / 85 mmHg 未満
脂質管理	HDL-C 40 mg/dL 以上　LDL-C 100 mg/dL 以下
糖尿病	HbA1c 7.0％未満
体重管理	BMI 18.5〜24.9 kg/m^2
喫煙指導	禁煙

〔『心血管疾患に対するリハビリテーションに関するガイドライン（2012年改訂版）』（日本循環器学会），2012を参考に作成〕

+α知識 ⑦胸部X線画像の見かた

敬遠されがちなX線画像もポイントを絞って見れば、そんなに難しくはない。循環器疾患ではまずは心臓の大きさ、うっ血の有無、胸水の有無を評価できればよい（図B）。

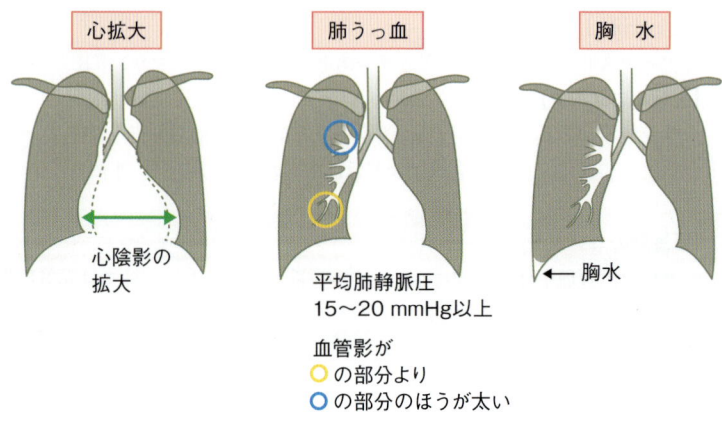

心拡大　　　**肺うっ血**　　　**胸水**

心陰影の拡大

平均肺静脈圧 15〜20 mmHg以上

血管影が
〇の部分より
〇の部分のほうが太い

← 胸水

図B　胸部X線画像の見かた
〔『病気がみえる vol.2 循環器疾患 第1版』（医療情報科学研究所／編），p58，メディックメディア，2003より引用〕

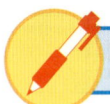

理学療法経過（担当理学療法士からの情報）

ここでは、発症から実習生が担当するまでの理学療法経過を記載しましょう。

Ⅲ 理学療法経過

　第2病日からCCUにてリハビリ開始し、車椅子乗車と座位中心の筋力トレーニングを実施。第3病日より歩行練習を開始し、少しずつ歩行距離を延長していった。第5病日から訓練室にてリハビリを開始となった。❶

　リハビリに対し全然疲れないなどの発言❷があり、低負荷の運動にはあまり興味がなかった。ただ、運動中の循環反応は過度な反応❸がみられ注意が必要であった。

赤ペン添削

完成Report
→ p.272 参照

❶ 標準的なプロトコルがガイドラインに記載されているので参考にしよう。
　➡ おすすめ書籍Ⅰ

❷ Borgスケールなど自覚的な疲労感を経時的に数値化して比較できる情報があるはず。➡ +α知識 ⑧

❸ 具体的な血圧や心拍数、不整脈の情報があるとイメージしやすい。
　➡ +α知識 ⑨

+α知識 ⑧ 心筋梗塞の標準的なプロトコル

日本循環器学会の「心血管疾患に対するリハビリテーションに関するガイドライン（2012年改訂版）」に、国立循環器病研究センター急性心筋梗塞14日パスが記載してあるので参考にしてみよう。➡ おすすめ書籍Ⅰ

+α知識 ⑨ 心不全徴候について

心臓リハビリでは少しずつ運動負荷により心臓に負荷をかけ、その負荷に準じた身体活動レベルにADLを拡大していくということが急性期の目標となる。したがって、その運動負荷が過剰であれば心不全徴候が出現することがある（表E）。それをフィードバックし、病棟の運動強度や活動レベルが妥当かどうかを検討する。したがって急性期では、心不全徴候には敏感にレーダーを張っておくことが重要である。

表E　主な心不全徴候

	右心不全	左心不全
病態	右心室の駆出障害	左心室の駆出障害
原因	肺血流低下による心拍出量の低下 右室の拍出低下による中心静脈圧の上昇	肺うっ血・肺水腫 左室の拍出低下による臓器への血流障害
症状	易疲労・全身倦怠・食欲不振	労作時呼吸困難・起座呼吸
観察ポイント	四肢浮腫・体重増加	SpO_2 低下・尿量低下

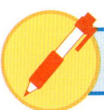

理学療法評価

Ⅳ 理学療法評価

1. 全体像

意欲的にトレーニングを行い、息が上がるまで頑張る姿勢あり❶

2. 循環反応❷

・第5病日（木曜）：訓練室にてリハビリ開始。筋力トレーニング（以下筋トレ）筋トレの種目を増やし、歩行距離を延長。

	安静時	筋トレ	500 m歩行後	休息後
血圧 (mmHg)	112 / 62	128 / 66	134 / 64	108 / 58
心拍数 (/分)	84	94	101	86
その他	心電図：歩行時PVC散発、ST変化なし。Borgスケール 7 / 9			

- 第6病日（金曜）：筋トレの強度を上げる。有酸素運動を歩行から自転車エルゴメーター（以下エルゴ）10分に変更。

	安静時	筋トレ	自転車エルゴ30 W	休息後
血圧 (mmHg)	108 / 54	114 / 60	122 / 70 → 124 / 68	104 / 56
心拍数 (/分)	72	84	100 → 101	68
その他	心電図：PVCなし、ST変化なし。Borgスケール 8 / 9			

- 第7・8病日：週末の自主トレーニングとして、病棟内のウォーキングと筋トレを指導。
- 第9病日（月曜）：階段昇降を実施。自転車エルゴを20分に延長。退院時指導を実施した。

	安静時	筋トレ	階段昇降	休息後	自転車エルゴ30 W	休息後
血圧 (mmHg)	94 / 50	108 / 56	134 / 60	96 / 50	116 / 68	98 / 50
心拍数 (/分)	64	86	120	70	101	66
その他	心電図：階段昇降時にPVC 2発のみ、ST変化なし。Borgスケール 10 / 11					

- 退院後1週：自転車エルゴの負荷を30Wから40Wに変更。

	安静時	筋トレ	自転車エルゴ30 → 40 W	休息後
血圧 (mmHg)	112 / 60	112 / 60	118 / 56 → 124 / 68 → 122 / 64	106 / 54
心拍数 (/分)	68	80	100 → 106 → 105	67
その他	心電図：PVCなし、ST変化なし。Borgスケール 9 / 10			

- 退院後2週：自転車エルゴの負荷を40 Wから50 Wに変更。

	安静時	筋トレ	自転車エルゴ40 → 50 → 40 W	休息後
血圧 (mmHg)	112 / 56	118 / 64	118 / 50 → 150 / 70 → 120 / 62	110 / 60
心拍数 (/分)	70	82	102 → 120 → 105	64
その他	心電図：PVC 10発 / 分、ST低下 1 mm、水平型。Borgスケール 13 / 15。軽度息苦しさの訴えあり。負荷を50 Wから40 Wへ下げたところ、STは基線に戻り、PVC・息苦しさは改善。			

血圧測定：筋トレ・歩行は運動直後。自転車エルゴは開始後3分値とその後3分とした。
Borgスケールの表記は息切れ/下肢疲労とした。

赤ペン添削

完成 Report → p.273 参照

❶ AMIのリハビリではいかに二次予防に向けた教育ができるかが大切。患者教育の観点からも患者さんの全体像を記載できるとよりよいね。

❷ 循環反応はすべてを記載する必要はない。表記のしかたはレポートのスペースをみながら調整する。また、PVCの評価について、知識を整理しておこう。 ➡ +α知識 ⑩

3. 活動状況❸

- 第5病日：病棟内を816歩／日
- 第6病日：病棟内を2,245歩／日
- 第7病日：病棟内を3,056歩／日
- 第8病日：病棟内を3,452歩／日
- 第9病日：病棟内を5,212歩／日
- 第10病日（退院日）：病棟内を5,184歩／日
- 退院後1週目：1日平均　6,206歩
- 退院後2週目：1日平均　7,560歩

4. 筋力❹

MMT：下肢5／5、上肢5／5

5. 関節可動域検査

制限なし

6. 痛みの評価❺

各動作時に疼痛などはなし

赤ペン添削
完成Report
→p.273 参照

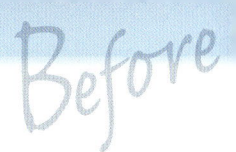

❸ 表やグラフなどを用いてわかりやすく記載してみよう。

❹ AMIなど内部障害では、MMTなどの筋力検査のみでは筋力はおおむね正常と評価される。同年代平均などと比較するためにも、ハンドヘルドダイナモメータなどを用い評価することも有効。

❺ 内部障害でも骨関節系の既往や障害のある症例が多い。問題のないことも記載することも運動指導には大切である。

＋α知識 ⑩ 心室期外収縮（PVC）の評価について

前述の＋α知識②で記載したように、PVCは前壁心筋梗塞では高頻度で出現するが、その他の梗塞部位でも頻発する不整脈の1つである。PVCは性質上多発することで心室頻拍などのトリガーとなる可能性があり、Lown（ローン）分類に合わせ運動負荷を中止することが必要となることがある（表F）。

表F● Lown（ローン）分類

Grade	
0	PVCなし
Ⅰ	一元性PVCが1分間に30発未満
Ⅱ	一元性PVCが1分間に30発以上
Ⅲ	多源性PVC
Ⅳa	PVC 2連発
Ⅳb	PVC 3連発以上
Ⅴ	R on T

問題点

AMIの症例報告では二次予防に向けた問題点を優先して提示しましょう。

> Ⅴ 問題点
>
> Impairment
> 　#1 運動耐用能低下
> 　#2 労作時易疲労・息切れ
> 　#3 下肢筋力低下
>
> Disability
> 　#4 階段昇降能力低下
>
> Handicap
> 　#5 二次予防に対する意識不足❶
> 　#6 生活環境適応困難❷
> 　#7 復職困難❸

赤ペン添削

完成Report
→p.274参照

❶ 具体的にどの点が意識不足かを明確にできるとよりよい。
❷ 具体的にどこが問題なのかを明確にしよう。
❸ 動作が問題なのか、それとも通勤手段が問題なのかなど、具体的に示せるとよい。

ゴール設定

AMI症例では発症からの時期により目標やゴールが異なります。全期間を通して、心筋梗塞後の理学療法ではもう一度心筋梗塞にならないようにするにはどうしたらいいのかということに主眼がおかれます。そのことを念頭におきながら、病態や病期に合わせた目標を明確にすることが、症例報告のポイントになると思います。

> Ⅵ ゴール設定
>
> 【短期目標（4週間）】
> 　・復職❶
> 　・体力向上❷
>
> 【長期目標（6カ月）】
> 　・心筋梗塞の再発予防❸

赤ペン添削

完成Report
→p.274参照

❶ 職場との話し合いなどで復職時期が検討されていると思われる。仕事内容などを勘案し、目標期間を設定しよう。　→ +α知識 ⑪

❷ 具体的にどの点の改善をめざすか決まらなければトレーニング内容が明確

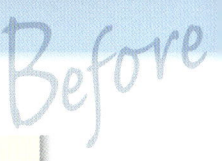

にならない。もう少し具体的な目標を設定しよう。
❸ 再発予防に必要な要素はどのようなことで、それには理学療法士としてどのような指導やアプローチが必要か、を明示できるかがポイントになる。もう少し具体的に記載しよう。

+α知識 ⑪身体活動とMETs

身体活動強度は酸素摂取量を介してMET（Melaboric Equivalents）という単位で評価される。安静臥床時の酸素摂取量を1 METとしたとき、それと比較して何倍の酸素摂取量の運動をしているかを表す単位である。多くの文献で、各身体活動強度のMETsが記載されている。運動負荷試験で症例の酸素摂取量からMETsは算定されるので、それをもとに運動指導や復職時の材料とすることができる。表Gでは本症例の復職を想定した活動時のMETsを参考として提示する。

表G　運送業務にかかわる作業強度

作業分類	作業内容	METs
歩行を伴う作業	階段上り、立位：約7.3〜18.1 kgの物を持ちながら	8.0
	階段下り、立位：約11.3〜22.2 kgの物を持ちながら	5.0
	階段下り、立位：約22.7〜33.6 kgの物を持ちながら	6.5
	4.0 km/時、ゆっくり11.3 kg以下の軽い物を運ぶ	3.0
	4.8 km/時で11.3 kg以下の軽い物を運ぶ	4.0
	5.6 km/時で11.3 kg以下の物を運ぶ：きびきびと	4.5
立位作業	立位でのトラックの荷物の積み下ろし	6.5
	22.7 kg以上の物を持ち上げる	4.0
	引っ越しの荷造り	3.0

〔『循環器臨床サピア　心臓リハビリテーション実践マニュアル』（長山雅俊／編），p280，中山書店，2010から一部引用〕

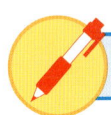

治療プログラム

AMIのリハビリプログラムは施設ごとにトレーニングが決まったものがあると思います。段階的に運動強度を上げていくなかで導入のタイミングなどを提示することが大切です。問題点との関連性があることを確認しましょう。

Ⅷ 治療プログラム❶
- 筋力トレーニング❷
- 有酸素運動❸
- 動作練習❹
- 生活指導❺

赤ペン添削
完成Report
→p.274参照

❶ プログラムの中止基準も確認しておこう。→ +α知識 ⑫
❷ 心臓リハビリでは局所筋のトレーニングよりも全身的な筋力の強化が必要となる。どのようなトレーニングを実施したかを記載してもよいと思う。

❸ どのレベルを目標とした有酸素運動を指導したかを明確にするとよい。
❹ どの動作の練習を実施したのか明確にしよう。
❺ 具体的にどのような点を指導したかを明確にするとよい。

+α知識 ⑫ リハビリプログラムの中止基準

運動療法の中止基準は2段階存在する。心不全徴候や持続する不整脈など運動をする前段階での中止と、運動療法を実施中の中止である。表Hでは運動療法中の中止基準を示す。

表H ● 心リハプログラム中止基準と観察ポイント

観察ポイント	
自覚症状	胸痛、呼吸困難、動悸、めまい、疲労感、嘔気、冷や汗などが出現しないこと
心拍数	安静時120拍/分以上、運動時は安静時より40拍/分以上上昇しないこと
運動時収縮期血圧	安静時収縮期血圧より20〜30 mmHg以上の上昇がない、10〜20 mmHg以下の低下がないこと
心筋虚血	ST上昇型で0.2 mV以上のST低下、水平型または下降型では0.1 mV以上のST低下がないこと
重篤な不整脈	Lown Grade Ⅳb以上、心房性期外収縮から心房細動への移行、運動誘発性心室性期外収縮の顕著な増加
体重	3日間で2 kg以上の体重増加
動脈血酸素飽和度	安静時より4%以上の低下がない、90%以上の維持

〔『ポケット版急性期リハビリテーションマニュアル 増補版』（聖マリアンナ医科大学リハビリテーション部／著）, p121, 三輪書店, 2013より引用〕

考察

Ⅷ 考察

急性心筋梗塞に対し緊急カテーテル検査・治療をした50歳代男性である。リハビリ開始から少しずつ運動量を増やし、プロトコルに合わせて訓練室でのリハビリに移行した❶。その後、少しずつ運動強度を上げていき、経過良好❷のため第10病日で自宅退院となった。

退院に際し、退院時指導として筋力トレーニングとウォーキングを実施するように指導した。本症例は高血圧・脂質異常症・糖尿病など冠動脈疾患のリスクファクターが多く、心筋梗塞を再発することを予防することが最終ゴールと考えた。入院前から運動習慣がなかったため、少しずつ散歩をするように指導した❸。また、復職に向け筋力トレーニングを行うように指導した❹。

本症例は冠動脈に残存狭窄があり、一度退院してから3週間後に再度PCI（経皮的冠動脈インターベンション）治療を予定していた。そのため、PCI治療までは運動強度は上げずに生活環境に即した運動強度までの歩行を目標とした運動指導を行った。PCIを実施後は、適切な運動強度と運動耐用能の評価を目的に運動負荷試験を実施予定である。それをもとに、嫌気性代謝閾値での運動処方を実施し、二次予防❺と運動耐用能の改善❻をさらに進めてい

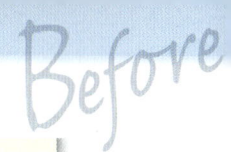

きたいと考えている。また、生涯継続できるように運動習慣の確立を目標に指導を進めていきたい。

赤ペン添削
完成Report
→ p.274 参照

❶ 症例の経験として個別性のない表現である。なぜ移行したのか、など考察した点を記載しよう。
❷ 経過良好とはどのようなことだろうか。もう少し具体的に記載しよう。
❸ 導入でも述べた通り、この症例報告でのポイントとなる点である。"この症例だからこのように指導した"などが記載されていなければ症例報告としての意義は低くなる。
❹ 具体性のある数値目標があると客観性と具体性が加わり、考察の根拠が強くなる。
❺ 具体的にはどのような部分を改善していくのか示そう。
❻ どの動作をするのに何METsなどの具体的な数値目標が立てられるはずである。

おすすめ書籍

Ⅰ）『心血管疾患に対するリハビリテーションに関するガイドライン（2012年改訂版）』（日本循環器学会）（http://www.j-circ.or.jp/guideline/pdf/JCS2012_nohara_h.pdf）
→ エビデンスレベルや治療に対する根拠などから実践例までが示されている。心血管のリハビリを実践するうえでの大前提になるので必見である。

Ⅱ）『病気がみえる vol.2 循環器疾患 第3版』（医療情報科学研究所／編），メディックメディア，2010
→ 循環器内科・外科の治療方法や検査方法が記されている。図表が多くシンプルに記載されているので、いろいろなことがイメージしやすく循環器疾患の勉強をするには便利である。

Ⅲ）『ポケット版急性期リハビリテーションマニュアル 増補版』（聖マリアンナ医科大学リハビリテーション部／著），三輪書店，2013
→ 循環器疾患の急性期リハビリテーションの実践とリスク管理について、理学療法士の視点を中心に記載している。循環器疾患だけでなく、呼吸器や代謝疾患の記載もわかりやすく記載してある。

Ⅳ）『循環器臨床サピア 心臓リハビリテーション実践マニュアル』（長山雅俊／編），中山書店，2010
→ 循環器疾患の全般についてトピックスを交えて記載している。たくさんのデータや根拠から記載してあるので、患者さんの説明の材料などとしても有用である。

急性前壁中隔心筋梗塞の運動習慣の確立をめざした一症例

○△大学理学療法学科3年　実習太郎
実習指導者：吉岡　了

急性前壁中隔心筋梗塞後に緊急PCI（経皮的冠動脈インターベンション）を施行した患者に対し、復職までの期間をめどに運動習慣の確立を目標とした介入を経験したのでここに報告する。

I 症例紹介

【氏名】Aさん

【年齢／性別】50歳代／男性

【体格】
身長162 cm、体重72 kg、BMI 27.4 kg/m^2（肥満）

【社会的・個人的背景】
運送業（10 kg程度の重量物の搬送あり、通勤は自家用車）、趣味はゴルフ（月に1回程度コースラウンド）

【家族背景】
妻（専業主婦）と子供（社会人）と同居

【生活環境】
小高い丘の上、買い物や駅までは坂道を必ず通過する。

【主訴】
「仕事で体を動かすので、どこまで動いていいか心配です」

【ホープ】「早く仕事に戻りたい」

【現病歴】
2カ月前頃より、階段昇降時に以前は自覚していなかった息切れを自覚。発症当日、朝7時起床時より胸部の不快感があり、8時に強い胸痛と冷や汗を自覚したため救急車を呼び当院へと搬送となった。心電図と血液検査にて心筋梗塞が疑われ、緊急カテーテル検査・治療が実施され、10時には再開通が確認された。

II 他部門情報

【既往歴】
高血圧、脂質異常症、糖尿病（検診にて5年前より指摘されていた）

【冠動脈造影検査・治療】
#7：99%→0%（ステント）、#12：90%

【検査結果】
- 心電図検査：V_{1-4}のST上昇、異常Q波なし
- 心臓超音波検査：EF 50%、前壁中隔の壁運動低下
- 血液検査：max CK 3,400 U/L、CK-MB 314 U/L（入院後10時間でピークアウト）
（入院時）T-cho 350 mg/dL、LDL-C 220 mg/dL、HDL-C 54 mg/dL、TG 236 mg/dL、HbA1c 7.2%
（退院時）T-cho 204 mg/dL、LDL-C 114 mg/dL、HDL-C 42 mg/dL、TG 132 mg/dL
- 胸部X線画像：心胸郭比56%、うっ血所見なし、胸水貯留なし

【投薬状況】
アーチスト®10 mg／日（β遮断薬）、レニベース®5 mg／日（ACE阻害薬）、クレストール®10 mg／日（脂質異常症改善薬）、ヒューマリン®R（インスリン）

【医師のコメント】
残存狭窄があるので、退院3週間後にもう一度カテーテル治療を行う予定。今後薬剤を調整し10日後をめどに退院予定。心不全徴候など急性期の合併症はなし。外来でもリハビリをお願いしたい。

【看護師のコメント】
薬の自己管理や体重管理にも少しずつ意欲が出てきた。目標の歩数に向け歩いてる。リハビリは少し大変だと言いながらも、これからはしっかりやらなくてはと意欲的。家族も協力的で食事のことなどよく質問をする。

III 理学療法経過

第2病日からCCUにてリハビリを開始し、車椅子乗車と座位中心の筋力トレーニングを実施。第3病日から歩行練習を開始し、少しずつ歩行距離を延長していった。第5病日から訓練室にてリハビリが開始となった。

リハビリに対し「全然疲れない」などの発言があり、Borgスケール7と低めであったが歩行時は心拍数が+20回/分で血圧も+20 mmHgの反応。初

回歩行時はPVCが散発（5/分）していたが、翌日から消失していた。自覚症状に反し運動中の循環反応は過度な反応であり注意が必要であった。

IV 理学療法評価

1. 全体像
意欲的にトレーニングを行うが、過負荷に対する意識が薄い印象あり。

2. 運動時の循環反応
表1に示す。

3. 万歩計による活動量と体重の推移
図1に示す。

4. 筋力
- MMT：下肢5/5、上肢5/5
- 等尺性膝伸展筋力〔右/左kg（体重比）〕 32.4 kg（45.0％）/29.4 kg（40.8％）

表1 ● トレーニング内容と循環反応

- 第5病日（木曜）：訓練室にてリハビリ開始。筋力トレーニング（以下筋トレ）筋トレの種目を増やし、歩行距離を延長。

	安静時	筋トレ	500 m歩行後	休息後
血圧（mmHg）	112/62	128/66	134/64	108/58
心拍数（/分）	84	94	101	86
その他	心電図：歩行時PVC散発、ST変化なし。Borgスケール 7/9			

- 第6病日（金曜）：筋トレの強度を上げる。有酸素運動を歩行から自転車エルゴメーター（以下エルゴ）10分に変更。

	安静時	筋トレ	自転車エルゴ30 W	休息後
血圧（mmHg）	108/54	114/60	122/70 → 124/68	104/56
心拍数（/分）	72	84	100 → 101	68
その他	心電図：PVCなし、ST変化なし。Borgスケール 8/9			

- 第7・8病日：週末の自主トレーニングとして、病棟内のウォーキングと筋トレを指導。
- 第9病日（月曜）：階段昇降を実施。自転車エルゴを20分に延長。退院時指導を実施した。

	安静時	筋トレ	階段昇降	休息後	自転車エルゴ30 W	休息後
血圧（mmHg）	94/50	108/56	134/60	96/50	116/68	98/50
心拍数（/分）	64	86	120	70	101	66
その他	心電図：階段昇降時にPVC 2発のみ、ST変化なし。Borgスケール 10/11					

- 退院後1週：自転車エルゴの負荷を30Wから40Wに変更。

	安静時	筋トレ	自転車エルゴ30→40 W	休息後
血圧（mmHg）	112/60	112/60	118/56→124/68→122/64	106/54
心拍数（/分）	68	80	100→106→105	67
その他	心電図：PVCなし、ST変化なし。Borgスケール 9/10			

- 退院後2週：自転車エルゴの負荷を40 Wから50 Wに変更。

	安静時	筋トレ	自転車エルゴ40→50→40 W	休息後
血圧（mmHg）	112/56	118/64	118/50→150/70→120/62	110/60
心拍数（/分）	70	82	102→120→105	64
その他	心電図：PVC 10発/分、ST低下1 mm、水平型。Borgスケール 13/15。軽度息苦しさの訴えあり。負荷を50 Wから40 Wへ下げたところ、STは基線に戻り、PVC・息苦しさは改善。			

血圧測定：筋トレ・歩行は運動直後。自転車エルゴは開始後3分値とその後3分とした。Borgスケールの表記は息切れ/下肢疲労とした。

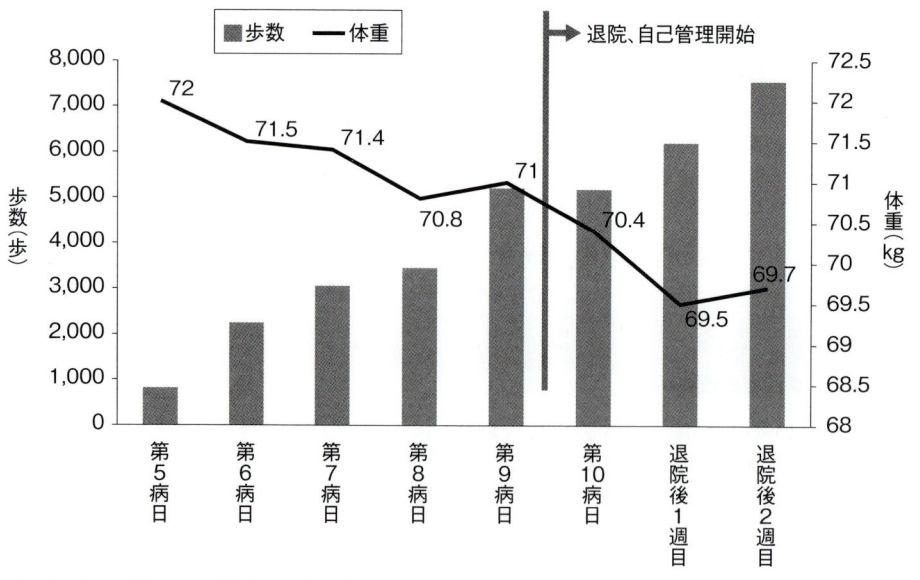

図1 ● 万歩計による活動量と体重の推移

- 握力〔右/左 kg〕34 kg / 32 kg
5. バランス機能
   片脚立位時間 60 秒/60 秒
6. 関節可動域検査
   制限なし
7. 痛みの評価
   安静時・運動時ともになし

V 問題点

Impairment
＃1 運動耐用能低下
＃2 労作時易疲労・息切れ
＃3 下肢筋力低下

Disability
＃4 階段昇降能力低下

Handicap
＃5 二次予防に対する意識不足（運動習慣が未確立、セルフモニタリング準備段階）
＃6 生活環境適応困難（家屋周囲の坂道）
＃7 復職困難（重量物の運送業）

VI ゴール設定

【短期目標（4週間）】
- 労作時の息切れの改善
- 生活環境での易疲労性の改善

【中期目標（2カ月）】
- 2カ月での復職（重量物の運送可能）

【長期目標（6カ月）】
- 心筋梗塞の再発予防（運動習慣の確立、セルフモニタリングの確立）

VII 治療プログラム

- ストレッチ（全身のストレッチ）
- 筋力トレーニング（スクワット・カーフレイズ・大腿四頭筋・腸腰筋・上肢筋力トレーニング）
- 有酸素運動〔自転車エルゴ 30 W から開始し、CPX（心肺運動負荷試験）までは段階的に運動強度を調整〕
- 動作練習（階段昇降練習・10 kg の重量物を持っての移動）
- 生活指導（身体活動量や体重のセルフモニタリング確認・生活状況の聴取）

VIII 考察

急性心筋梗塞に対し緊急カテーテル検査・治療をした50歳代男性である。リハビリ開始から少しずつ運動量を増やし、リハビリ室でのトレーニングに対する運動耐用能が確認でき、循環反応が安定したと考えられるためリハビリ室へ移行した。有酸素運動の運動形態を歩行から自転車エルゴに変更し運動時間の延長をしたが、自転車エルゴ 30 W・40 W

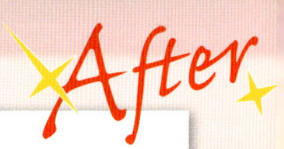

では循環反応は歩行時と同等であった。活動量と運動強度を増加したが、血圧・心拍数ともに中止基準には該当せず順調に経過したと考えた。階段昇降で心拍数が120/分と高値となるため、階段昇降と同等の運動強度の3 METs以下での生活とすることが過剰な心負荷を回避することができると考えた。また、外来リハビリへの移行後は自転車エルゴでの運動強度を50 Wとしたところ、血圧・心拍数・Borgスケールともに顕著な増加を認めた。50 Wでは、ST変化、PVCの増加、軽度の息苦しさなど心筋虚血を疑う所見があったので、自転車エルゴ40 W、心拍数105/分以下の運動とした。運動時は、下肢疲労が特に強く筋力も70歳代水準であり、復職や生活環境からも心負荷の軽減目的に同年代水準以上の筋力への改善が重要と考えた。

急性期の合併症がなく薬剤調整や糖尿病管理・教育が進められ、生活環境での運動耐用能が確認できたため第10病日で自宅退院となった。退院時指導として筋力トレーニングとウォーキングを実施するように指導した。本症例は高血圧・脂質異常症・糖尿病など冠動脈疾患のリスクファクターが多く、心筋梗塞の再発予防することを最終ゴールと考えた。入院前から運動習慣がなかったため、入院期から万歩計などを用い少しずつ活動量を増やすように教育指導を進めていった。退院後もセルフモニタリングの結果をもとに1週間ごとに前週＋1,000歩の具体的目標値の設定を行った。その結果活動量は着実に増え、生活習慣の改善と合わせた効果により退院後も体重は少しずつ減少してきている。

本症例は冠動脈に残存狭窄があり、一度退院してから3週間後に再度PCI（経皮的冠動脈インターベンション）治療を予定していた。そのため、PCI治療までは運動強度は上げずに生活環境に即した運動強度までの歩行を目標とした運動指導を行った。PCIを実施後は、適切な運動強度と運動耐用能の評価を目的に運動負荷試験を実施予定である。それをもとに、嫌気性代謝閾値での運動処方を実施し生活習慣の指導と合わせ高血圧や脂質異常症、糖尿病の検査値の数値是正をめざしたいと考える。復職に際し8 METsを目標に運動耐用能の改善をさらに進めていきたいと考えている。また、生涯継続できるようにスポーツ活動など運動習慣の確立を目標に指導を進めていきたい。

略語一覧

疾患名・解剖学用語

略語	欧文	日本語
ACA	Anterior Cerebral Artery	前大脳動脈
ACL	Anterior Cruciate Ligament	前十字靱帯
Acom	Anterior Communicating Artery	前交通動脈
AMI	Acute Myocardial Infarction	急性心筋梗塞
ATFL	Anterior Talofibular Ligament	前距腓靭帯
CI	Cerebral Infarction	脳梗塞
COPD	Chronic Obstructive Pulmonary Disease	慢性閉塞性肺疾患
CVA	Cerebral Vascular Accident	脳卒中
DM	Diabetes Mellitus	糖尿病
DVT	Deep Vein Thrombosis	深部静脈血栓症
HT	Hyper Tension	高血圧
LCS	Lumbar Spinal Canal Stenosis	腰部脊柱管狭窄症
MCA	Middle Cerebral Artery	中大脳動脈
MS	Multiple Sclerosis	多発性硬化症
OA	Osteoarthritis	変形性関節症
ODI	Oswestry Disability Index	
PCA	Posterior Cerebral Artery	後大脳動脈
Pcom	Posterior Communicating Artery	後交通動脈
PD	Parkinson's Disease	パーキンソン病
PE	Pulmonary Embolism	肺塞栓症
SAH	SubArachnoid Hemorrhage	くも膜下出血
TIA	Transient Ischemic Attack	一過性脳虚血性発作

評価尺度・検定

略語	欧文	日本語
6MWT	6 Minutes Walk Test	6分間歩行テスト
BBS	Berg Balance Scale	ベルグ バランス スケール
BI	Barthel Index	バーサルインデックス
CPX	Cardiopulmonary Exercise Test	心肺運動負荷試験
CTR	Cardiothoracic Ratio	心胸郭比
F-H-J分類	Fletcher-Hugh-Jones 分類	
FBS	Functional Balance Scale	機能的バランススケール
FIM	Functional Independence Measure	機能的自立度評価表
FRT	Functional Reach Test	ファンクショナルリーチテスト
FTA	Femolo-Tibial Angle	大腿脛骨角
GCS	Glasgow Coma Scale	グラスゴー コーマ スケール
HADS	Hospital Anxiety and Depression Scale	
HDS-R	Hasegawa Dementia Rating Scale-Revised	改訂　長谷川式簡易知能評価スケール
ICF	International Classification of Functioning, Disability and Health	国際生活機能分類

略語	欧文	日本語
ICIDH	International Classification of Functioning and Disability and Health	国際障害分類
JCS	Japan Coma Scale	ジャパン コーマ スケール
LEFS	Lower Extremity Functional Scale	下肢機能スケール
MAS	Modified Ashworth Scale	痙縮評価法
MMSE	Mini-Mental State Examination	簡易認知機能検査
MMT	Manual Muscle Test	徒手筋力検査
MRC	Medical Research Council	
NFN	Nose-Finger-Nose test	鼻指鼻試験
NRADL	the Nagasaki University Respiratory Activities of Daily Living Questionnaire	長崎大学呼吸日常生活活動評価表
NRS	Numeric Rating Scale	
NYHA心機能分類	New York Heart Association 心機能分類	
PCI	Physiological Cost Index	生理的コスト指数
PCS	Pain Catastrophizing Scale	
RDQ	Roland-Morris Disability Questionnaire	
ROMT	Range of Motion Test	関節可動域検査
SEBT	Star Excursion Balance Test	
SF-36	MOS-Short Form 36	
SIAS	Stroke Impairment Assessment Set	脳卒中機能障害評価法
TUG	Timed Up and Go Test	
UPDRS	Unified Parkinson's Disease Rating Scale	
VAS	Visual Analogue Scale	
WOMAC	Western Ontario and McMaster Universities Osteoarthritis Index	

その他の用語

略語	欧文	日本語
AFO	Ankle-Foot Orthosis	短下肢装具
ASIA	American Spinal Injury Association	アメリカ脊髄損傷学会
BMI	Body Mass Index	
BRS	Brunnstrom Recovery Stage	ブルンストローム回復段階
BTB法	Bone-to-Bone (Bone-Patellar Tendon-Bone) 法	
BWSTT	Body Weight Support Treadmill Training	体重免荷式トレッドミル
CCU	Coronary Care Unit	冠動脈疾患集中治療室
CT	Computed Tomography	コンピューター断層撮影法
DBS	Deep Brain Stimulation	脳深部刺激 (療法)
FWB	Full Weight Bearing	全荷重
GJL	General Joint Laxity	全身弛緩性
HCU	High Care Unit	
HHD	Heel Height Difference	
IC	Initial Contact	初期接地

略語	欧文	日本語
ICU	Intensive Care Unit	集中治療室
IS	Initial Swing	遊脚初期
ISMG	International Stroke Mandeville Games	
KAFO	Knee-Ankle-Foot Orthosis	長下肢装具
LR	Loading Response	荷重応答期
MCID	Minimally Clinically Important Difference	臨床的に重要とされる最小の変化量
MDC	Minimal Detectable Change	最小検知変化量
METs	Metabolic Equivalent	代謝当量
MRI	Magnetic Resonance Imaging	磁気共鳴画像
MSt	Mid Stance	立脚中期
MSw	Mid Swing	遊脚中期
PCI	Percutaneous Coronary Intervention	経皮的冠動脈インターベンション
PVC	Premature Ventricular Contraction	心室期外収縮
PWB	Partial Weight Bearing	部分荷重
ROM	Range of Motion	関節可動域
SLR	Straight Leg Raising	下肢伸展挙上
THA	Total Hip Arthroplasty	人工股関節全置換術
TKA	Total Knee Arthroplasty	人工膝関節全置換術
TLIF	Transforaminal Posterior Lumbar Interbody Fusion	経椎間孔腰椎椎体間固定術
TSt	Terminal Stance	立脚後期
TSw	Terminal Swing	遊脚後期

血算・血液生化学検査

略語	日本語	基準値(単位)
ALB	アルブミン	3.8〜5.3 (/μL)
C (P) K	クレアチンフォスフォキナーゼ	男性:60〜270 (IU/L) 女性:40〜150 (IU/L)
CRP	C-リアクティブ・プロテイン (C反応性タンパク)	0.30以下 (mg/dL)
D-dimer	Dダイマー	150以下 (ng/mL)
Hb	ヘモグロビン	男性:13.5〜17.5 (mg/mL) 女性:11.5〜15.0 (mg/mL)
HbA1c	糖化ヘモグロビン	4.6〜6.2 (%)
Ht	ヘマトクリット	男性:39.7〜52.4 (%) 女性:34.8〜45.0 (%)
HDL-C	高比重リポタンパク (HDL) コレステロール	男性:40〜85 (%) 女性:40〜95 (%)
LDL-C	低比重リポタンパク (LDL) コレステロール	65〜139 (mg/dL)
RBC	赤血球数	男性:430万〜570万 (/μL) 女性:380万〜500万 (/μL)
T-cho	総コレステロール	120〜219 (mg/dL)
TP	総タンパク	6.7〜8.3 (g/dL)
TG	中性脂肪	30〜149 (mg/dL)
WBC	白血球数	3,000〜9,000 (/μL)

索 引

数 字

1秒率	247
1秒量	247
1歩行周期	49
6分間歩行試験	216

欧 文

A〜F

ACL (Anterior Cruciate Ligament)	106
ACL損傷	106
ACL再建術	106, 108
ADL	202
ADL評価	96
AFO (Ankle Foot Orthosis)	239
AMI症例	260
ASIA	229
Berg balance scale	217
BI (Barthel Index)	65, 195, 251
BMI	124, 246
bone bruise	110
Borgスケール	216
Brown Séquard型損傷	226
COPD	244
COPD重症度区分	248
CT画像	160, 170, 186
Duchenne跛行	66
FBS (Functional Balance Scale)	65, 164, 171
F-H-J (Fletcher-Hugh-Jones)	251
FIM (Functional Independence Measure)	103, 165, 172, 195, 232, 251
FRT (Functional Reach Test)	95, 103, 198

G〜L

Garden分類	76
giving way	111
HAD (Hospital Anxiety and Depression Scale)	253
HDS-R	195
HHD (Heel Height Difference)	114
Hoehn & Yahr分類	192
ICF	130
ICIDH	130
ISMG (International Stoke Mandeville Games)	233
Kellgren-Lawrence分類	61
key muscle	230
knee-in動作	48
LCSの画像診断	93
LEFS (Lower Extremity Functional Scale)	126, 128, 134
Lhermitte徴候	215
Lown分類	267
L-ドパ製剤	191

M〜S

MAS (Modified Ashworth Scale)	144, 163, 171, 230
MCID (Minimally Clinically Important Difference)	35
METs	269
MMT (Manual Muscle Test)	198
MRI	93, 110, 170
NRADL	252
Numeric Rating Scale (NRS)	62, 102
NYHA心機能分類	261
Oberテスト	127, 134
on-off現象	193, 197
OPQRST	32
Oswestry Disability Index	96
Pain Catastrophizing Scale	96
PCI (Physiological Cost Index)	65
Roland-Morris Disability Questionnaire	96
ROM (Range of Motion)	198
Rombergテスト	217
ROM練習	201
Schwann細胞	213
SEBT (Star Excursion Balance Test)	115
SIAS	163
Strokeテスト	114

T〜W

THA (Total Hip Arthroplasty)	59
Thomasテスト変法	48, 129, 134
TKA (Total Knee Arthroplasty)	41
TKA術後	45
TLIF (Transforaminal posterior Lumbar Interbody Fusion)	91, 93
Trendelenburg徴候	103
Trendelenburg跛行	66
Trendelenburg歩行	236
Trunk Ataxic Test	180
TUG (Timed Up and Go Test)	65, 95, 103, 198, 217
Uhthoff徴候	218
UPDRS (Unified Parkinson's Disease Rating Scale)	196
VAS (Visual Analog Scale)	62, 251
wearing off現象	197

和 文

あ〜お

アームサポート	240
足クローヌス	171

息切れ評価 …… 251	起立性低血圧症状 …… 196	座背角度 …… 233
インストルメント …… 100	筋緊張検査 …… 163	残存機能 …… 234
インピンジメント …… 62	筋力練習 …… 201	
ウートフ徴候 …… 218		**し**
運動耐容能 …… 251	**く・け**	時間的多発性 …… 210
運動中止の基準 …… 142	空間的多発性 …… 210	思考過程の整理 …… 182
炎症症状の5徴候 …… 51	躯幹協調試験 …… 180	思考経路 …… 190
遠心性収縮 …… 166	口すぼめ呼吸 …… 254	思考の流れ …… 184
オリゴデンドログリア …… 213	クリアランス …… 166	自己トレーニングの方法 …… 235
	クリニカルパス …… 78, 86	四肢体幹の失調 …… 174
か	クローヌス …… 163	姿勢反射障害 …… 194
ガーデン分類 …… 76	頚髄損傷 …… 227	膝蓋骨の運動 …… 33
介助指導計画 …… 235	経椎間孔腰椎椎体間固定術 …… 91	膝関節運動 …… 49
改訂長谷川式簡易知能評価スケール …… 195	血圧管理 …… 141	失調症状 …… 186
家屋調査 …… 202	血液生化学検査 …… 247	しているADL …… 228
拡散強調画像 …… 160, 170	血液データ …… 176	自転車エルゴメーター …… 202
画像所見 …… 176	健康関連QOL尺度 …… 96	社会資源 …… 236
画像診断 …… 247	検査項目 …… 248	舟状骨落下検査 …… 129, 134
家族指導 …… 201		修正MRC …… 251
感覚性運動失調 …… 220	**こ**	住宅改修 …… 202
患者像 …… 175	構音障害の評価 …… 180	重度左片麻痺 …… 151
患者立脚型・疾患特異的尺度 …… 33	梗塞部位 …… 260	重要度 …… 182
関節可動域検査 …… 198	後側方アプローチ …… 78	腫脹 …… 114
関節鏡視下ATFL縫合術 …… 125, 133	後部脊髄損傷 …… 226	術後合併症 …… 43
関節水腫 …… 26	高齢者 …… 77	シュワン細胞 …… 213
感染症 …… 45	ゴール設定 …… 167, 182, 188	除圧固定術 …… 90
	股関節症 …… 59	除圧動作 …… 231
き	小刻み歩行 …… 199	小脳出血後 …… 174
気管支拡張薬 …… 255	呼吸障害区分 …… 248	症例紹介 …… 175
機能局在 …… 161	呼吸補助筋 …… 250	褥瘡 …… 227
機能障害スケール …… 229	国際障害分類 …… 130	心筋梗塞後の心電図経時的変化 …… 262
機能的自立度評価法 …… 232	国際生活機能分類 …… 130, 233	心筋梗塞二次予防 …… 264
基本的動作 …… 132	固縮 …… 193	心筋梗塞部位と心電図変化 …… 262
臼蓋形成不全 …… 59		神経学的高位 …… 229, 230
急性期脳梗塞 …… 138	**さ**	神経根麻痺 …… 100
急性心筋梗塞 …… 259	サークルウォーカー …… 95	神経症状 …… 93
急性前壁中隔心筋梗塞 …… 272	臍果長 …… 64, 65	人工関節のゆるみ …… 45
胸部X線 …… 246, 264	座位評価 …… 180	人工股関節全置換術 …… 59
虚血性心疾患 …… 259	座角度 …… 233	人工股関節置換術 …… 74
距骨下関節中間位検査 …… 129	作業強度 …… 269	人工骨頭置換術 …… 74

索引

人工膝関節全置換術 ················ 41
人工膝関節全置換術前後 ········ 41
心疾患 ······································· 259
心室期外収縮 ··························· 267
新（修正）Borg スケール ······· 251
浸潤影 ······································· 246
深部静脈血栓症 ············ 43, 81, 87
心不全徴候 ······························· 265
心リハプログラム中止基準 ···· 270
心理面 ··· 96

す

随意性検査 ······························· 143
髄液検査 ··································· 212
髄鞘塩基タンパク ··················· 212
すくみ足 ·························· 193, 199
スクワット ······························· 113
ストレッチ ······························· 201
スパイロメーター ··················· 248
スポーツ復帰 ··························· 106

せ・そ

生活機能症度分類：Ⅱ-a 度 ···· 196
脊髄損傷 ··································· 226
脊椎術後のリスク管理 ··········· 100
前十字靱帯損傷 ······················· 106
千住らの ADL 評価法 ············· 251
先天性股関節脱臼 ····················· 59
前部脊髄損傷 ··························· 226
前方引き出し検査 ··················· 134
専門職ジャーゴン ····················· 13
装具歩行 ··································· 168
足関節捻挫 ······························· 123
足趾手指試験 ··························· 216

た

体幹失調の評価 ······················· 180
体重免荷式トレッドミル ······· 235
大腿骨頸部骨折 ························· 74
大脳動脈の支配領域 ··············· 160

脱臼肢位 ····································· 62
多発性硬化症 ··························· 210
他部門情報 ······························· 187
短下肢装具 ······················ 165, 172
端座位保持 ······························· 151

ち・つ

チアノーゼ ······························· 250
地域連携パス ····························· 83
チームアプローチ ··················· 194
注意障害 ··································· 170
中止基準 ··································· 270
中心暗点 ··································· 215
椎弓形成術 ······························· 238
痛覚検査 ··································· 233

て・と

デイケア ··································· 241
ティルト角度 ··························· 233
ティルト・リクライニング機構
 ··· 233
できる ADL ····························· 228
デルマトーム ····························· 94
電気刺激療法 ················ 167, 173
転倒 ·· 89,
転倒予防 ··························· 80, 81
統合と解釈 ································· 52
等速性膝関節筋トルク ··········· 112
疼痛検査 ····································· 93
疼痛出現の回避 ······················· 138
動脈血液ガス分析 ··················· 247
徒手筋力検査 ··························· 198
ドパミンアゴニスト ··············· 193
努力肺活量 ······························· 247
ドロップジャンプ ··················· 113

な～の

内反捻挫 ··································· 123
二次的機能障害 ························· 51
二重膝作用 ································· 48

日本語版 LEFS (Lower Extremity Functional Scale)
 ······························ 126, 128, 134
日本脳卒中学会 ······················· 157
脳血管疾患 ······························· 174
脳血管障害 ······························· 138
脳梗塞 ······································· 138
脳出血 ······································· 174
脳卒中 ······································· 157
脳卒中治療ガイドライン ······· 157

は・ひ

パーキンソン病 ······················· 191
ハードコルセット ····················· 92
肺炎 ··· 245
肺塞栓症 ····································· 45
廃用症候群の予防 ··················· 138
破局的思考 ································· 96
跛行 ··· 66
バックサポート ······················· 240
発話明瞭度 ······························· 180
鼻指鼻試験 ······························· 216
バランス能力 ····························· 89
バランス練習 ··························· 201
膝 OA ································· 26, 41
膝 OA グレード ························· 30
膝外旋と外反 ····························· 49
膝クローヌス ··························· 171
評価期間 ··································· 178
評価の目的 ······························· 178
病的反射 ··································· 163

ふ～ほ

フィギアエイト法 ········· 127, 134
腹横筋トレーニング ················· 98
浮腫 ··· 250
不全頸髄損傷 ··························· 227
不全脊髄損傷 ··························· 226
普通型車椅子 ··························· 241
プラスチック短下肢装具 ······· 239
プログラム立案と治療経過 ··· 189

平衡機能障害 …………………… 174	右半球症状 …………………… 138	四大徴候 …………………… 191
片脚立位 ……………………… 95	水の入ったコップを持たせる試験	
変形性股関節症 ………………… 59	…………………… 216	## ら～ろ
変形性膝関節症 ……………… 26, 41	問診 …………………………… 32	ラテラルスラスト …………… 33
ホームヘルパー ……………… 241	問題点抽出 …………………… 188	リーチ検査 …………………… 181
歩行能力 ……………………… 82		理学療法評価 ………………… 187
歩行能力評価 ………………… 165	## や～よ	リスク管理 …………………… 138
歩行補助具 …………………… 202	薬剤 ……………………… 176, 186	リモデリング ………………… 110
ボトムアップ評価 ……………… 16	優先順 ………………………… 181	隣接椎体間障害 ……………… 99
	腰痛 …………………………… 96	レルミッテ徴候 ……………… 215
## ま～も	腰部脊柱管狭窄症 ……………… 90	労作性呼吸困難 ……………… 244
麻痺側肩関節の管理 ………… 146	抑うつ・不安の評価 ………… 253	ローン分類 …………………… 267
慢性閉塞性肺疾患 …………… 244	予後予測 ……………………… 168	ロッカー機能 ………………… 165

編者 Profile

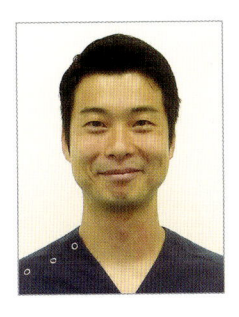

相澤 純也　Aizawa Jun-ya
東京医科歯科大学スポーツ医学診療センター
アスレティックリハビリテーション部門 部門長
資格 専門理学療法士（運動器），NSCA-Certified Strength and Conditioning Specialist

1999年 東京都立医療技術短期大学理学療法学科卒業，2001年 学位授与機構過程終了〔学士（保健衛生学）〕，2005年 東京都立保健科学大学大学院保健科学研究科理学療法学専攻修士課程修了〔修士（理学療法学）〕，2012年 東京医科歯科大学大学院医歯総合研究科老化制御学系専攻加齢制御医学講座リハビリテーション医学博士課程修了〔博士（医学）〕
1999年 東京医科歯科大学医学部附属病院理学療法部，2007年 了徳寺大学健康科学部理学療法学科専任講師，2012年 東京医科歯科大学医学部附属病院スポーツ医学診療センターアスレティックリハビリテーション部門長，2014年 首都大学東京大学院人間健康科学研究科非常勤講師を経て2014年より現職，2015年 首都大学東京大学院人間健康科学研究科客員准教授

Message 色々な方の指導を受けながらケースレポートを作成させるなかで、皆さんの知識や技術が向上し、人間的にも成長できることを願っています。

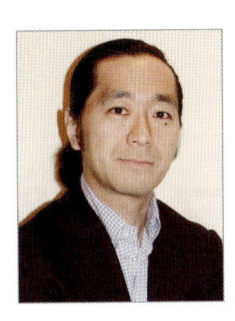

美﨑 定也　Misaki Sadaya
苑田会人工関節センター病院 リハビリテーション科 科長
資格 日本体育協会公認アスレティックトレーナー

1997年 東京都立医療技術短期大学理学療法学科卒業
1997年 駿河台日本大学病院入職，2003年 苑田第二病院入職（苑田第一病院，苑田第三病院兼務），2010年 苑田会人工関節センター病院

Message 約20年前、私も実習生でした。担当させていただいた患者様、実習指導者の方々からのご厚意、ご指導といった温かい思い出とともに、レポート作成（当時はワープロと手書き）の辛かった思い出が残っております。本書が学生ならびに実習指導者の皆さまのお役に立つことを切に願います。

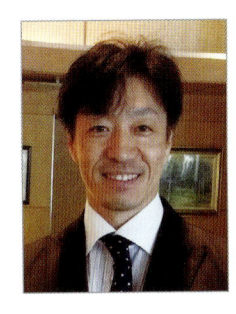

石黒 幸治　Ishikuro Koji
富山大学附属病院リハビリテーション部
資格 博士（医学），専門理学療法士（基礎系・神経系）

1994年 岐阜経済大学経済学部経済学科卒業，2000年 富山医療福祉専門学校理学療法学科卒業，2009年 富山大学大学院医学薬学教育部生理学専攻〔修士（医科学）〕修了，2013年 富山大学大学院生命融合科学教育部認知情動脳科学専攻〔博士（医学）〕
2000年 恵仁会 藤木病院，2005年 富山県高志リハビリテーション病院，2006年 富山大学附属病院
急性期から維持期まで幅広い臨床経験を有する傍ら、近年では経頭蓋直流電気刺激（tDCS）を用いた臨床研究や医工連携によるニューロリハビリテーション研究を積極的に行う。

Message 臨床実習とは、指導者と学生が二人三脚で行うものだと思っています。指導者は学生に難しさだけでなくおもしろさも体験させることで、理学療法士になりたいと強く思わせてほしいです。一方、学生は知識や技術だけでなく、指導者の後ろ姿から多くを学び取ってほしいですね。
一緒に頑張っていきましょう！

PT症例レポート赤ペン添削 ビフォー&アフター

2016年2月29日 第1刷発行
2018年4月25日 第3刷発行

編 集	相澤純也,美﨑定也,石黒幸治
発行人	一戸裕子
発行所	株式会社 羊 土 社
	〒101-0052
	東京都千代田区神田小川町2-5-1
	TEL 03(5282)1211
	FAX 03(5282)1212
	E-mail eigyo@yodosha.co.jp
	URL www.yodosha.co.jp/
装 幀	山口秀昭(Studio Flavor)
印刷所	株式会社加藤文明社

© YODOSHA CO., LTD. 2016
Printed in Japan

ISBN978-4-7581-0214-8

本書に掲載する著作物の複製権,上映権,譲渡権,公衆送信権(送信可能化権を含む)は(株)羊土社が保有します.
本書を無断で複製する行為(コピー,スキャン,デジタルデータ化など)は,著作権法上での限られた例外(「私的使用のための複製」など)を除き禁じられています.研究活動,診療を含み業務上使用する目的で上記の行為を行うことは大学,病院,企業などにおける内部的な利用であっても,私的使用には該当せず,違法です.また私的使用のためであっても,代行業者等の第三者に依頼して上記の行為を行うことは違法となります.

JCOPY <(社)出版者著作権管理機構 委託出版物>
本書の無断複写は著作権法上での例外を除き禁じられています.複写される場合は,そのつど事前に,(社)出版者著作権管理機構(TEL 03-3513-6969,FAX 03-3513-6979,e-mail:info@jcopy.or.jp)の許諾を得てください.

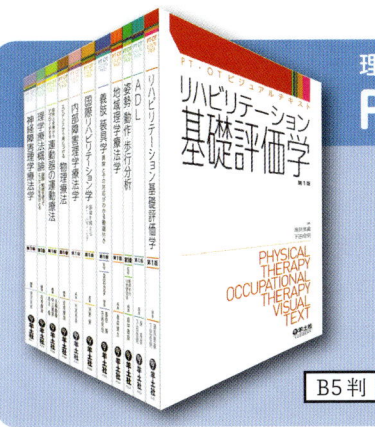

理学療法士・作業療法士を目指す学生のための新定番教科書
PT・OTビジュアルテキストシリーズ

シリーズの特徴
- 臨床とのつながりを重視した解説で，座学〜実習はもちろん現場に出てからも役立ちます
- カラーイラスト・写真を多用した，目で見てわかる教科書です
- 国試の出題範囲を意識しつつ，PT・OTに必要な知識を厳選．基本から丁寧に解説しました

B5判

リハビリテーション基礎評価学
理学療法士と作業療法士の合作による評価学テキスト．PT・OTに共通する基礎的な評価項目を厳選．よく使われる評価指標を収録した巻末付録も充実．

潮見泰藏，下田信明／編　定価（本体5,900円＋税）　390頁　ISBN 978-4-7581-0793-8

ADL
ADLの評価はもちろん，介助と指導法もカラーイラストで具体的に見える！ 脳卒中と脊髄損傷で基本を解説，さらに疾患特有のADLをまとめた，現場でも長く使える1冊．

柴 喜崇，下田信明／編　定価（本体5,200円＋税）　351頁　ISBN 978-4-7581-0795-2

義肢・装具学
異常とその対応がわかる動画付き

実際にふれなければイメージしにくい義肢・装具を，患者さんの写真と動画，現場のエキスパートによる解説で体系的にしっかり学べる！ 国試対策問題も収録．

高田治実／監，豊田 輝，石垣栄司／編　定価（本体6,800円＋税）　413頁　ISBN 978-4-7581-0799-0

国際リハビリテーション学
国境を越えるPT・OT・ST

日本のリハを海外へ．国際協力における実施マニュアル，プロジェクト立案，そのまま使える図表集など現地で役立つ要素満載．ゼロからリハを創り上げるノウハウは地域でも活きる．

河野 眞／編　定価（本体6,800円＋税）　357頁　ISBN 978-4-7581-0215-5

理学療法概論
課題・動画を使ってエッセンスを学びとる

課題・動画による能動的な講義のヒント，工夫がいっぱい．1回生に適した情報量で理学療法の重要事項がわかる入門書．

庄本康治／編　定価（本体3,200円＋税）　222頁　ISBN 978-4-7581-0224-7

局所と全身からアプローチする
運動器の運動療法

部位別の構成で，共通する評価や技術が身につく！ 理学療法に欠かせない全身の視点，姿勢や運動連鎖も丁寧に解説．操作技術向上につながる実習課題も収載．

小柳磨毅，中江徳彦，井上 悟／編　定価（本体5,000円＋税）　342頁　ISBN 978-4-7581-0222-3

エビデンスから身につける
物理療法

現場で必要な知識を集約した物理療法の超実践的な教科書が登場！ 痛みのしくみや運動療法との関連，適応や効果，禁忌と注意点がエビデンスからわかる．治療法の動画も収載．

庄本康治／編　定価（本体5,200円＋税）　301頁　ISBN 978-4-7581-0221-6

内部障害理学療法学
外見から想像しづらい内部障害が「目で見てわかる」！ 各疾患を「症状・障害の理解」「理学療法の理論と実際」の2項目から解説．振り返り学習，国試キーワードなど学びに役立つ要素も充実．

松尾善美／編　定価（本体5,000円＋税）　335頁　ISBN 978-4-7581-0217-9

神経障害理学療法学
多彩な症状を呈する脳・神経疾患を正しく理解し，評価から介入への思考プロセスを学ぶ！ 症状・障害の簡潔な解説，症例を交えた理学療法の説明で，実習で活きる知識が身に付く．

潮見泰藏／編　定価（本体5,000円＋税）　366頁　ISBN 978-4-7581-0225-4

姿勢・動作・歩行分析
「動作分析は難しい」を払拭！ 症例に基づくケーススタディで，観察・分析のプロセスがよくわかる．正常／異常動作のCG動画付き．

臨床歩行分析研究会／監，畠中泰彦／編　定価（本体5,000円＋税）　230頁　ISBN 978-4-7581-0796-9

地域理学療法学
地域をグローバルに捉えた新しい地域理学療法学．基本から予防，防災などホットトピックまで網羅．学びに役立つ自己学習・実習課題，国試対策問題も収載．

重森健太／編　定価（本体4,500円＋税）　310頁　ISBN 978-4-7581-0797-6

羊土社のオススメ書籍
PT・OT必修シリーズ

特徴
- 国家試験の必修ポイントがどんどん身につく強力テキスト
- 豊富な図で関節の動きや解剖がイメージしやすい！
- 重要語句を赤シートで消して，くり返し覚えられる
- 国家試験に対応した別紙演習問題で力試しができる

消っして忘れない 解剖学要点整理ノート 改訂第2版
井上 馨，松村讓兒／編

■ 定価（本体 3,800円＋税） ■ B5判 ■ 247頁 ■ ISBN 978-4-7581-0792-1

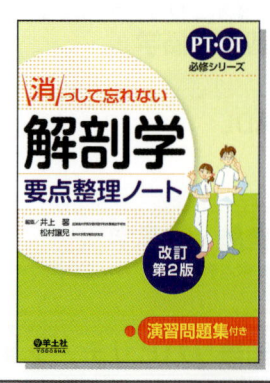

消っして忘れない 生理学要点整理ノート 改訂第2版
佐々木誠一／編

■ 定価（本体 3,800円＋税） ■ B5判 ■ 239頁 ■ ISBN 978-4-7581-0789-1

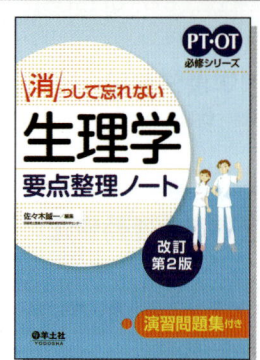

消っして忘れない 運動学要点整理ノート
福井 勉，山崎 敦／編

■ 定価（本体 3,600円＋税） ■ B5判 ■ 223頁 ■ ISBN 978-4-7581-0783-9

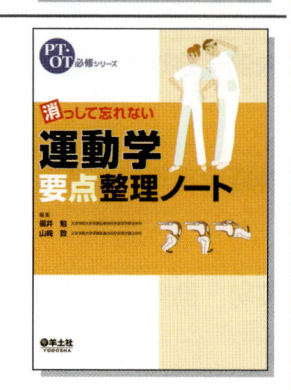

発行 羊土社 YODOSHA
〒101-0052　東京都千代田区神田小川町2-5-1
E-mail：eigyo@yodosha.co.jp
URL：www.yodosha.co.jp/
TEL 03(5282)1211　FAX 03(5282)1212

ご注文は最寄りの書店，または小社営業部まで

羊土社のオススメ書籍
ビジュアル実践リハ シリーズ

特徴
- 疾患別のリハビリの進め方を豊富な図と写真で視覚的に学べる
- 「知識の整理」「リハビリテーションプログラム」の2部構成
- 実践的な解説で，臨床で役立つ．臨床実習のテキストにもオススメ！

呼吸・心臓リハビリテーション 改訂第2版
カラー写真でわかるリハの根拠と手技のコツ

居村茂幸／監　高橋哲也，間瀬教史／編著

COPDや肺炎，心筋梗塞などの現場でよく出合う疾患のリハと，CABGなどの術後リハを厳選して解説．

■ 定価（本体4,600円＋税）　■ B5判　■ 245頁　■ ISBN 978-4-7581-0794-5

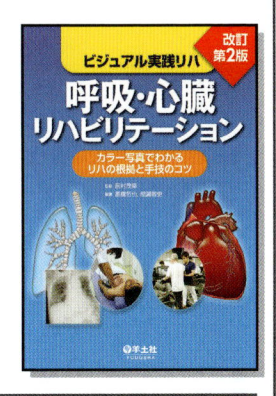

脳・神経系リハビリテーション
カラー写真でわかるリハの根拠と手技のコツ

潮見泰藏／編

脳卒中，パーキンソン病などよく出合う疾患から脊髄損傷，小児神経疾典まで，知っておくべき疾患のリハを解説．

■ 定価（本体5,700円＋税）　■ B5判　■ 365頁　■ ISBN 978-4-7581-0788-4

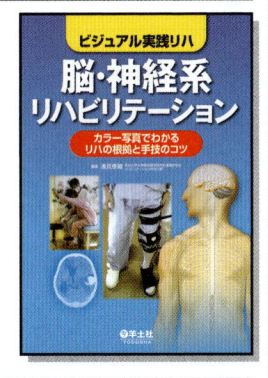

整形外科リハビリテーション
カラー写真でわかるリハの根拠と手技のコツ

神野哲也／監　相澤純也，中丸宏二／編

関節炎，脊椎疾患，骨折，スポーツ障害など現場でよく出合う外傷や疾患のリハを厳選して解説．

■ 定価（本体6,500円＋税）　■ B5判　■ 495頁　■ ISBN 978-4-7581-0787-7

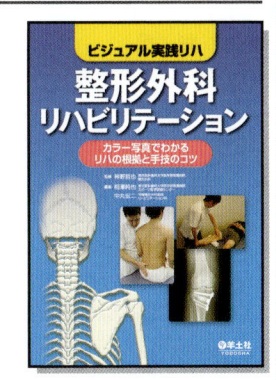

発行　羊土社 YODOSHA
〒101-0052　東京都千代田区神田小川町2-5-1　TEL 03(5282)1211　FAX 03(5282)1212
E-mail：eigyo@yodosha.co.jp
URL：www.yodosha.co.jp/

ご注文は最寄りの書店，または小社営業部まで

羊土社のオススメ書籍

ライフステージから学ぶ 地域包括リハビリテーション実践マニュアル

河野 眞／編

地域包括ケア時代に求められるリハをマニュアル化！就学支援から地域づくり，介護予防，看取りまで地域のリハ関連課題を発達段階別に整理．記載通りに進めれば即実践できるワークブック，活動例など役立つ要素満載！

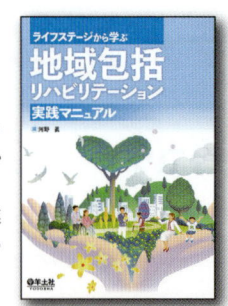

- ■ 定価（本体4,000円＋税）　■ B5判
- ■ 302頁　■ ISBN 978-4-7581-0229-2

リハに役立つ 検査値の読み方・とらえ方

田屋雅信，松田雅弘／編

各検査値の基準値をグラフ化し，異常値の原因・症状が一目でわかるよう工夫しました．リハスタッフが確認すべきこと，リハの中止基準，疾患ごとの検査値を丁寧に解説．case studyもあるので臨床ですぐ活かせる！

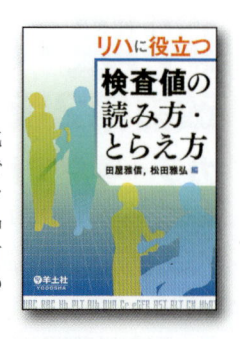

- ■ 定価（本体3,400円＋税）　■ A5判
- ■ 272頁　■ ISBN 978-4-7581-0227-8

解いて納得！身につける理学療法 内部障害の症例検討

エキスパートPTが出会った20症例の問題点と効果的なリハプログラム

玉木 彰／編
森沢知之，宮本俊朗／編集協力

臨床でよく出会う20症例を，エキスパートPTが解説．症例の概略と初期評価から「主要な問題点」と「最適な理学療法プログラム」を考える問題を解くことで，どんな患者さんに対しても適切な介入ができる応用力が身につく！

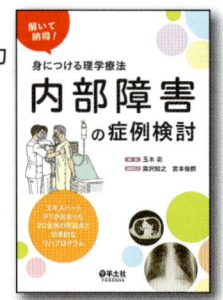

- ■ 定価（本体4,300円＋税）　■ B5判
- ■ 237頁　■ ISBN 978-4-7581-0226-1

リハビリに直結する！運動器画像の見かた

河村廣幸／編

画像診断ではなく，理学療法のための画像の見かたがわかる入門書！画像の基本的な見かたはもちろん，損傷部位の類推，運動療法の適応・禁忌，リスク管理や予後予測まで，臨床に活かせる考えかたが身につく！

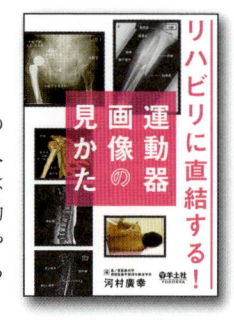

- ■ 定価（本体4,800円＋税）　■ B5判
- ■ 279頁　■ ISBN 978-4-7581-0223-0

発行　羊土社　〒101-0052　東京都千代田区神田小川町2-5-1　TEL 03(5282)1211　FAX 03(5282)1212
E-mail：eigyo@yodosha.co.jp
URL：www.yodosha.co.jp/

ご注文は最寄りの書店，または小社営業部まで